T0133275

Herausgegeben von Kurt Brust
Institut für Soziale Berufe Ravensburg

Hans-Helmut Decker-Voigt

# „… da bewegt sich was …" –
# Intermediale Musiktherapie in sozialen Berufen

Mit einem Praxisteil von Constanze Rüdenauer-Speck

Reichert Verlag

**Bibliografische Information der Deutschen Nationalbibliothek**
Die Deutsche Nationalbibliothek verzeichnet diese Publikation in der Deutschen
Nationalbibliografie; detaillierte bibliografische Daten sind im Internet über
http://dnb.dnb.de abrufbar.


Gedruckt auf säurefreiem Papier
(alterungsbeständig – pH7, neutral)


© 2018 Dr. Ludwig Reichert Verlag Wiesbaden
Lektorat: Christine Decker-Voigt, Friederike Gräfin von Schwerin
Fotos: Norbert Schultz, Constanze Rüdenauer-Speck
www.reichert-verlag.de
ISBN: 978-3-95490-383-2

# Inhaltsverzeichnis

# Vorwort des Herausgebers

Ein Buch für „Soziale Berufe", für eine Vielzahl von Berufsprofilen darin:

*ErzieherInnen,*
*Jugend- und HeimerzieherInnen,*
*HeilpädagogInnen,*
*AltenpflegerInnen,*
*HeilerziehungspflegerInnen,*
*HeilerziehungsassistentInnen …*

## Intermediales künstlerisches Arbeiten – zwei Seiten einer Medaille?

Für alle diese Berufsprofile ein weiteres spezifisches Wissen und Handelnkönnen zu vermitteln, wie es künstlerische Therapien und zentral darin Musiktherapie sind, erscheint wie die berühmte Medaille mit den zwei Seiten. Einer positiven, einer negativen, einer den Alltag in sozialen Berufen für Klienten wie Begleitungen erleichternden, bereichernden Seite – das zeigen sämtliche Forschungen aus dem Bereich der Kreativtherapien – und einer erschwerenden.

Erschwerend scheint, wie die „Intermediale Musiktherapie", in die dieses Buch einführt, in dem engen Zeitraster des sozialen Alltags den nötigen Raum findet. Zeitlichen Raum, personellen Raum. Gegenwart und nächste Zukunft machen für die sozialen Berufe inhaltliche und berufspolitische Veränderungen in einer Vielzahl nötig, wie sie in vergangenen Jahrzehnten zusammengenommen nicht stattfanden: Kompetenzspezialisierungen, Kompetenzerweiterungen, Qualifizierungsanhebungen (bis hin zu der Planung, einige der genannten Berufe in Bachelor-Studienebenen zu integrieren). Eben in dieser überall geforderten nötigen Kompetenzerweiterung für unsere Berufe liegt aber die große Chance, Musiktherapie und in dieser die intermediale Methode fester zu verankern als es bisher der Fall ist.

Die jüngste Reform der Pflegestufen in z. B. den Altersheimen erleichtert diese Verankerung der in Forschung und Praxis so erfolgreichen kreativen Therapien. Denn Begegnungsgestaltung für die Persönlichkeitsbegleitung unserer Klienten, vom Kind angefangen bis zum Hochbetagten, ohne und mit Lebensbedingungen einer oder mehrerer Behinderungen, soll möglicher sein als zuvor.

Bereits 1979 propagierten Knill und Decker-Voigt die intermediale künstlerische Arbeit als „Medienverbund" für alle therapeutischen, sonderpädagogischen, pädagogischen Berufe, die natürlich auch den Kernanspruch des „Sozialen" haben. Dennoch: Die Kernberufe der „Sozialen Berufe" haben den Künsten längst einen Raum gegeben.

Dieses Buch will die intermediale Arbeit mit den Künsten in den sozialen Berufen verstärken und entwickeln helfen.

## Was ist das – „intermedial"?

„Intermedial" bzw. „intermediale Musiktherapie" meint nicht die oft zusammenhanglose, nacheinander angebotene Aneinanderreihung von Spielen mit den Medien Musik, Bildnerischer Gestaltung von Bild und Skulptur, Bewegung, Tanz, Sprache, Poesie, Theater. Sie meint die Anwendung der Medien in verschiedenen Verklammerungen, in denen der Mensch von einem Medium in ein anderes hinein begleitet wird.

Entwickelt wurde der Begriff in den 70er Jahren von Paolo J. Knill und dem Autor dieses Buches, Hans-Helmut Decker-Voigt, und griff Raum in der „Ausdruckstherapie" Knills und der „intermedialen Musiktherapie" Decker-Voigts. Die Erforschungen der Anwendung dieser intermedialen Methode zeigen beeindruckend, wie sich unterentwickelte Ressourcen bei diesem intermedialen Wechsel zeigen, die beim Verbleiben in einem einzelnen Medium zu Mustern, zu Fixierungen würden.

## Intermediales – ein bunter, beliebiger Blumenstrauß?

Der intermediale Schritt von einem Medium in ein anderes zeigt, wie Wahrnehmungen sich erweitern, wie sich im Klienten und dem Klienten neue Fähigkeiten zeigen, Flexibilitäten entwickeln.

Der Sorge, intermediale künstlerische Arbeit mit allen Medien sei möglicherweise zu beliebig, wirke nicht so tief wie das Arbeiten mit einem Medium, sei also „eklektizistisch" (Verschiedenes miteinander verbindend), kann mit einer wichtigen Definition des Augsburger Professors Tonius Timmermann begegnet werden: „Eklektizistisches Vorgehen wählt mit Bedacht und Konsequenz die aufgrund der spezifischen Indikation erforderlichen Mittel und Wege." (2004)

Künstlerische Medien mit ihren Welten der Musik, der Bewegung, des Tanzes, der Bilder, der Poesie und stürmisch zunehmend die Welt der digitalen Gestaltungsmöglichkeiten am eigenen Smartphone und Tablet hatten und haben immer schon ihren Raum hinein gefunden in die Beziehungswelten der sozialen Berufe. Berufe also, die mit Kindern arbeiten, mit Jugendlichen, mit Betagten und Hochbetagten, mit Menschen, die ihr Leben mit einer oder mehreren Behinderungen leben und auf professionelle Begleitung angewiesen sind.

Dies Buch erweitert diesen Raum, den das einzelne künstlerische Medium immer schon einnahm, um „intermediale Schritte". Das Begleiten eines Menschen oder einer Gruppe in musikalisches Geschehen **hinein** verändert den Menschen immer in seinem seelischen, körperlichen und geistigen Erleben. Das Begleiten aus musikalischem Geschehen **heraus** in z. B. Bewegung und weiter in Tanz hinein verändert ihn nochmals, weil andere Sensorien durch andere Reize ge-reizt werden. Wahrnehmung wird erhalten oder erweitert, Flexibilität in Eindrucksvermögen und Ausdruck wird im Spiel geübt und führt zu dem, worauf alle Menschen Anspruch haben: Lebensqualität.

Oder: Ein Bild wird betrachtet, z. B. eines, das einen Steg über einen Bach zeigt, einen Übergang also. Vom Bild ausgehend wird eingeladen in einen Fingertanz oder eine Ganzkörperbewegung – wieder ändern sich das Erleben und das Empfinden darin – auch wenn das Thema Übergang weiter wirkt.

Intermedial heißt diese Methode, weil sie Begleiter und Begleiteten von einem Medium in ein weiteres hineinführt, nicht zeitgleich wie beim Sitztanz etwa, wo Musik, Bewegung und evtl. Tücher als Requisiten wichtige Rollen spielen, sondern nacheinander. Inzwischen und mit diesem Buch wissend um die unterschiedlichen Wirkungen auf die Wahrnehmung und die Ausdrucksmöglichkeit des einzelnen Menschen und in der Gruppe.

Neueste Forschungen, die in diesem Buch berücksichtigt werden, zeigen, welche Änderungen in der Persönlichkeitsentwicklung Schwerstbehinderter möglich sind, wenn diese Schritte von einem Medium zum anderen in der Beziehungsgestaltung angeboten werden. Intermediale Schritte können im Liegen gegangen werden, im Sitzen, im Rollstuhl. In Mikro – und Makro – Räumen.

Also noch mehr Wissen für soziale Berufe in einer Zeit, die teilweise an Überfrachtung von Wissen erkrankt ist? Die Antwort aus unserem Institut ist ein klares „Ja" vor dem Hintergrund unserer Erfahrungen: In den Jahren 2015–2017 engagierte das Institut für Soziale Berufe den Autor dieses Buches, Professor Hans-Helmut Decker-Voigt, für Weiterbildungen in Musiktherapie für eben die Berufsprofile unserer sozialen Ausbildungen. Nicht zuletzt deshalb, weil es im Südwesten unseres Landes keinen der sieben staatlichen Studiengänge für Musiktherapie gibt.

DozentInnen wie PraktikerInnen in dieser Weiterbildung wurden während dieser Weiterbildungen nicht MusiktherapeutInnen, sie wurden aber Fachkräfte in ihren jeweiligen Praxisfeldern, die Musik und ihre benachbarten Künste wie Bewegung/Tanz/bildnerisches Gestalten als buchstäbliches Lebensmittel für die seelisch-geistig-körperliche Dreiheit in jedem Menschen integrierten.

Die Forschungen der Entwicklungspsychologie der letzten 30 Jahre haben zusammen mit denen der Neurowissenschaften, der Hirnforschung und der Psychotherapie die Musik und überhaupt die künstlerische Gestaltung zum Thema gemacht.

Aus diesem interdisziplinären Verstehen der künstlerischen Medien heraus ist ein wesentlicher Prägefaktor für den Alltag der sozialen Berufe entstanden: Altersheime beziehen Musik und die Künste nicht nur als Hilfen für die ohnehin wichtige Atmosphären-Gestaltung ein, sondern auch als psychologisch wie medizinisch notwendig erkannten Wirkfaktor auf alle Bereiche des Organismus des Menschen, auf seinen Affekthaushalt, auf seine geistige Ansprechbarkeit, die in jedem Kindergartenkind ebenso wartet wie im noch so schwerstmehrfachbehinderten oder altersbedingt dementen Menschen.

## Wissen um Musik und Künste – selbstverständlich wie Psychologie

Wo Menschen heute professionell mit Menschen umgehen, ihre Rolle und Identität mit diesem Umgang begründen, ist psychologisches Grundwissen und die Anwendung dieses Wissens derart selbstverständlich, dass mit dem Kopf geschüttelt würde, wenn eine Ausbildung ein Grundwissen dieses Wissens nicht einbezieht und in das Handlungsrepertoire in den sozialen Berufen einfließt.

Die Position und den Appell von Hans-Helmut Decker-Voigt teilen wir: Das Wissen um Musik, ihre psychischen und physischen Wirkfaktoren auf den hörenden oder gestaltenden Menschen ist durch die oben nur beispielhaft genannte Praxisforschung zu einer ähnlich wichtigen Bedeutungsdimension gelangt wie psychologisches Wissen.

Die prägende Wirkung der Bauelemente der Musik im vorgeburtlichen Bereich, ihre Auswirkung auf die Persönlichkeitswerdung in früher Kindheit, Kindheit, Jugend und Erwachsenenzeit reichen heute hinein in jede Arbeit mit Menschen im Senium, in Palliativmedizin und Hospiz.

„Was Hänschen nicht lernt, lernt ein Hans nimmermehr" – die Aussage dieses Liedes aus den 70er Jahren kann auch so umgeformt werden: Von dem, was Hänschen einst lernte – davon zehrt Hans sein ganzes Leben. Gemeint ist damit, dass die sensorischen Anlagen und Begabungen bereits vorgeburtlich geprägt werden und bis zum „Lebensende als Ziel des Lebens" (Viktor E. Frankl – auch er greift Raum in diesem Buch) wirken. Wenn sie denn als Ressourcen immer wieder und immer neu entdeckt werden, angeboten werden, um entdeckt zu werden.

„Jedes geborene Kind ist bereits ein Künstler seiner Sinne. Wieweit es damit ein Lebenskünstler wird, entscheiden die Stufen der Kindheit und Jugend. Diese entwickeln die Anlagenflächen weiter, auf denen die Architekturen junger und mittlerer Lebensjahrzehnte entstehen und die wir in Zeiten des Alterns oder der lebenslangen Einschränkung durch Behinderung lebensqualifizierend brauchen", lesen wir in diesem Buch.

Die Begleitung von Menschen unter den Lebensbedingungen einer oder mehrfacher Behinderungen erfuhr durch Einbeziehung von Musiktherapie einen großen Schub in Richtung „Basaler Bildung", die besonders die seelisch-geistig-körperliche Ganzheitlichkeit jedes Menschen betont – unabhängig von den gesundheitlichen Voraussetzungen, die sonst für den Bildungsprozess relevant sind.

*

Der Tübinger Theologe Alfons Auer sieht als Aufgabe des Menschen in der gegenwärtigen Welt, die Wirklichkeit immer umfassender wahrzunehmen, um auf der Grundlage eines erweiterten Wissens und Könnens sein Handeln wirklichkeitsgerechter zu gestalten.

In unseren sozialen Berufen geht es immer um das Netzwerk von Erziehung, Pflege und Therapie – also Begleitung im den Klienten umfassendsten Sinne.

Die Grundlage dafür sind viele wissenschaftlich durchdrungene Bereiche, die die Erfahrungswerte aus der Realität heutigen Lebens empirisch **sammeln**.

Die zugehörige Psychologie hat die Aufgabe dabei, den zu begleitenden Menschen und sich als Begleiter von diesem zu **verstehen**, lesen wir im Ausgangskapitel dieses Buches.

Die Philosophie etwa eines Hans-Georg Gadamer (H.-G. Gadamer, 2010) zum Thema Gesundheit hat die Aufgabe, dieses Verstehen zu **erhellen**. An Gesundheit erst zu denken, wenn sie abwesend und wir krank sind – das ist unprofessionell für soziale Berufe im Blick auf die diese Berufe Ausübenden wie auf die von ihnen betreuten Menschen.

Künstlerische Gestaltung durch Ausdrucks-Medien wie Musik, Bewegung, Tanz, Poesie und Bildarbeit einschließlich digitaler Bild- und Tonproduktionsmöglichkeiten haben die Aufgabe des **Durchgestaltens** vom Gesammelten, vom Verstandenen, vom Erhellten. Diese Gestaltung ist immer eine Kreation des von uns begleiteten Menschen. Es ist ein Werk, weil es immer sein Ausdruck ist, durch den wir ihn mehr kennenlernen dürfen. Zudem vermittelt jedes Werken in jeder Kunst auch das Werkzeug, um in Würde und Kreativität das Leben weiter zu leben.

*

Mit dem Wissensstand von heute begreifen wir, mit wie viel Mangel an Wissen wir in früheren Zeiten lebten und das Leben anderer Menschen begleiteten. Heute wissen wir, dass wir in dem Zuviel des explosionsartig wachsenden Wissens ebenfalls neuen Mangel und neue Mängel produzieren.

Dieses neue Buch von Hans-Helmut Decker-Voigt will das nötige Wissen zum Arbeiten mit künstlerischen Medien streifen, das Wichtigste darin vertiefen und einmünden in ein Miteinander, das durch kleinste und kleine und große schöpferische Gestaltungen reicher wird – durch Fokussierung auf das Wesentliche.

Wesentliches dient immer auch dem Unterscheiden von Wichtigem und weniger Wichtigem. Kreatives Gestalten mit künstlerischen Medien und intermedialen Schritten ist auch eine wesentliche Erleichterung und Entlastung von ständig zunehmender Enge in zunehmenden Zeit- und Fristsetzungen. Für uns Begleiter unserer Klienten – und damit für diese.

*

Kurt Brust
Direktor des Instituts für Soziale Berufe Ravensburg
Ravensburg, im Frühjahr 2018

## Widmung

Das Buch ist den Menschen gewidmet, die in sozialen und therapeutischen Berufen in ihre Beziehung zu anderen Menschen die Kunst, die Künste einbeziehen.

*Wenn du gehen kannst, kannst du auch tanzen.*
*Wenn du reden kannst, kannst du auch singen.*
*Wenn du denken kannst, kannst du auch träumen.*

*Wenn einer allein träumt, ist das nur ein Traum.*
*Wenn viele gemeinsam träumen,*
*so ist das der Beginn*
*einer neuen Wirklichkeit.*

Die erste Botschaft kommt aus Afrika, die zweite von Dom Helder Camara. Träumen wir also von der Selbstverständlichkeit, dass einmal Gesundheit und Erkrankung, Genesung und Umgang mit behindernden Lebensbedingungen wie selbstverständlich mit den künstlerischen Therapien verbunden werden. Sie sind keine Unterhaltung, sondern wichtigster Unterhalt für den Menschen, der Begleitung braucht.

Träumen wir also davon, dass uns von der Schwangerschaft unserer Mütter an bis zu den Zeiten, in denen unsere Lebenszeit ihrem Ende, ihrem Ziel entgegengeht, also in allen Bereichen unseres Lebens, die Künste und das Spiel mit ihnen begleiten.

# Große Gedanken als kleiner Anfang dieses Buches

oder:

## Schlagwörter und Schlagsätze
(manchmal bewirken sie das Gegenteil vom Schlagen)

*„Die einzig revolutionäre Kraft ist die Kraft der menschlichen Kreativität, die einzig revolutionäre Kraft ist die Kunst."*
*(Joseph Beuys)*

*„Die Zukunft der Heilkunst liegt in der Rückkehr der Künste."*
*(James Hillman)*

*„Jedes Umweltmaterial und jede Kombination von Materialien kann in der Gestaltung zu Kunst werden."*
*(Paolo J. Knill)*

*„Der Begriff der ‚Basalen Bildung' betont besonders die seelisch-geistig-körperliche Ganzheitlichkeit jedes Menschen mit einem Bildungsanspruch, der unabhängig von den gesundheitlichen Voraussetzungen ist."*
*(Kurt Brust)*

*„Schöpferische Werte – durch sie kommt dem Menschen die Würde zu, unabhängig von Krankheit und Unheilbarkeit."*
*(Viktor E. Frankl)*

*„Therapieberufe von sozialen Berufen und beide von den Künsten zu trennen – das ist eine Schuld geworden, die der Vergrößerung der jeweiligen speziellen Wissensgebiete geschuldet werden musste.*
*Jetzt haben wir die Chance zur Zusammenführung, weil die jeweiligen Identitäten sich in Spezialisierungen genügend profilieren konnten. Die neue fachverbindende Zusammenschau erscheint jetzt ohne schmerzhafte Profilneurotizismen von Fächern bzw. ihren Repräsentanten möglich."*
*Paolo J. Knill und Hans-Helmut Decker-Voigt in einem Gespräch zum Thema „Ohne Herkunft keine Zukunft" im März 2018*

# THEORIETEIL

## 1. Definitionen

! Jemand fragt Sie danach, was Sie „so tun". Wie würden Sie antworten?
Achtung: Ihre Antwort wäre für den anderen eine Definition von Ihnen, durch die er sie von anderen abgrenzt.

Die nachfolgenden Definitionen sollen als Arbeitshilfen für dies Buch dienen, um im Dschungel der Fachsprachen auch für künstlerische Therapien gleichermaßen zu helfen, Begriffe voneinander a b z u g r e n z e n als auch überlappende Bedeutungen herauszuschälen. (De-finition stammt von lat. *de* = ab und *finis* = Grenze)

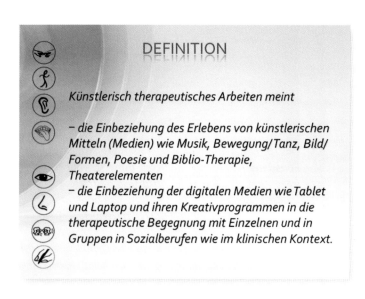

**DEFINITION**

*Künstlerisch therapeutisches Arbeiten meint*

*– die Einbeziehung des Erlebens von künstlerischen Mitteln (Medien) wie Musik, Bewegung/Tanz, Bild/Formen, Poesie und Biblio-Therapie, Theaterelementen*
*– die Einbeziehung der digitalen Medien wie Tablet und Laptop und ihren Kreativprogrammen in die therapeutische Begegnung mit Einzelnen und in Gruppen in Sozialberufen wie im klinischen Kontext.*

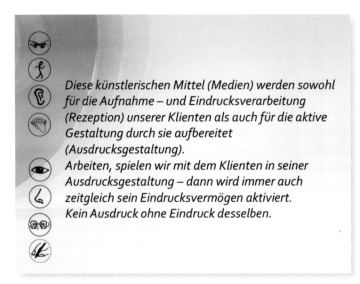

Diese künstlerischen Mittel (Medien) werden sowohl für die Aufnahme – und Eindrucksverarbeitung (Rezeption) unserer Klienten als auch für die aktive Gestaltung durch sie aufbereitet (Ausdrucksgestaltung).
Arbeiten, spielen wir mit dem Klienten in seiner Ausdrucksgestaltung – dann wird immer auch zeitgleich sein Eindrucksvermögen aktiviert.
Kein Ausdruck ohne Eindruck desselben.

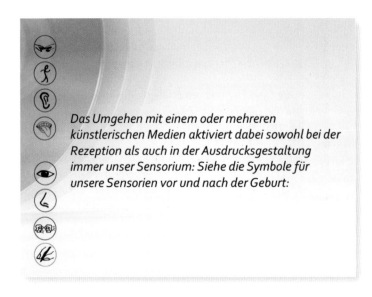

Das Umgehen mit einem oder mehreren künstlerischen Medien aktiviert dabei sowohl bei der Rezeption als auch in der Ausdrucksgestaltung immer unser Sensorium: Siehe die Symbole für unsere Sensorien vor und nach der Geburt:

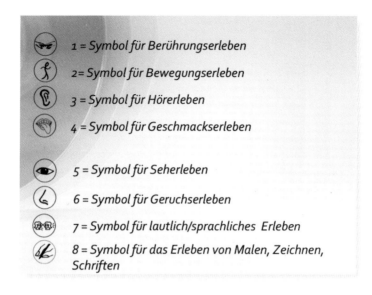

1 = Symbol für Berührungserleben

2 = Symbol für Bewegungserleben

3 = Symbol für Hörerleben

4 = Symbol für Geschmackserleben

5 = Symbol für Seherleben

6 = Symbol für Geruchserleben

7 = Symbol für lautlich/sprachliches Erleben

8 = Symbol für das Erleben von Malen, Zeichnen, Schriften

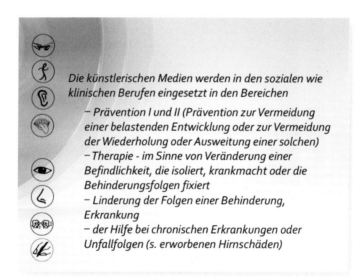

Die künstlerischen Medien werden in den sozialen wie klinischen Berufen eingesetzt in den Bereichen

– Prävention I und II (Prävention zur Vermeidung einer belastenden Entwicklung oder zur Vermeidung der Wiederholung oder Ausweitung einer solchen)
– Therapie - im Sinne von Veränderung einer Befindlichkeit, die isoliert, krankmacht oder die Behinderungsfolgen fixiert
– Linderung der Folgen einer Behinderung, Erkrankung
– der Hilfe bei chronischen Erkrankungen oder Unfallfolgen (s. erworbenen Hirnschäden)

Die Symbol-Kolumne auf der linken Seite der Kästen wird alle unsere Folien in diesem Buch begleiten als Erinnerungshilfe daran, was für Aktivitäten wir mit unseren Einladungen zum Spiel mit den Künsten immer auslösen. Ob wir dafür Signale aufnehmen – oder nicht.

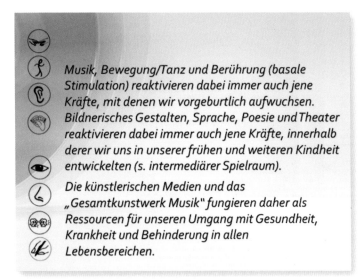

Musik, Bewegung/Tanz und Berührung (basale
Stimulation) reaktivieren dabei immer auch jene
Kräfte, mit denen wir vorgeburtlich aufwuchsen.
Bildnerisches Gestalten, Sprache, Poesie und Theater
reaktivieren dabei immer auch jene Kräfte, innerhalb
derer wir uns in unserer frühen und weiteren Kindheit
entwickelten (s. intermediärer Spielraum).

Die künstlerischen Medien und das
„Gesamtkunstwerk Musik" fungieren daher als
Ressourcen für unseren Umgang mit Gesundheit,
Krankheit und Behinderung in allen
Lebensbereichen.

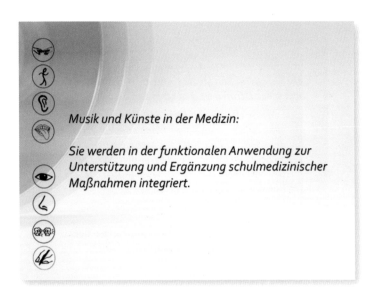

Musik und Künste in der Medizin:

Sie werden in der funktionalen Anwendung zur
Unterstützung und Ergänzung schulmedizinischer
Maßnahmen integriert.

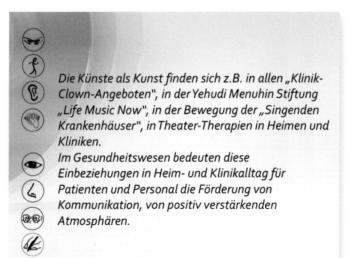

*Die Künste als Kunst finden sich z.B. in allen „Klinik-Clown-Angeboten", in der Yehudi Menuhin Stiftung „Life Music Now", in der Bewegung der „Singenden Krankenhäuser", in Theater-Therapien in Heimen und Kliniken.*

*Im Gesundheitswesen bedeuten diese Einbeziehungen in Heim- und Klinikalltag für Patienten und Personal die Förderung von Kommunikation, von positiv verstärkenden Atmosphären.*

## 2. Künstlerische Medien

! Wenn Sie aus dem Vielerlei kreativen Schaffens ein Kunstwerk gestalten könnten, das es schon gibt, welches wäre das?

Künstlerische Medien sind in unserer Arbeit:
- in der Musik und Musiktherapie die Instrumente, unsere Stimmen
- in der Kunst- und Maltherapie die Bleistifte, Filzstifte, Ölmalkreiden, Farbtuben, Farbpaletten, Pinsel und die Papier-, Stoff- und Glasflächen, auf denen gemalt werden kann
- die Postkarten, Bildbände, Fotobände, Filme, die andere gestalteten
- in der Theatergruppe die Bühne (Ausschnitt auf dem Fußboden), die Requisiten, das Licht eines Spotlights, unsere Bewegungen, Mimik, Gestik und unsere Worte
- im kleinen Schattentheater (wo wir mit Händen, Fingern vor einer Lichtquelle Figuren an die Wand zaubern), im großen Schattentheater (Bettlaken auf Seilen durch den Raum spannen) sind es die Bewegungen des ganzen Körpers, Tanz
- in der Poesie-Therapie die Silben, die zu Wörtern werden, die Wörter, die zu Sätzen werden, die Sätze, die zu Gedichten oder Geschichten werden; still gelesen oder hörbar vorgelesen oder selbst gesprochen
- in der Biblio-Therapie das Vorlesen von Szenen aus der Bibel, das Nachspielen der Rollen, die menschliche Bedürftigkeit und Hilfe thematisieren
- die „neuen" technischen Medien Smartphone, Tablet, Laptop, Keyboard, mit deren Programmen komponiert, gemalt, gezeichnet, Bild/Fotographie gestaltet und digital animiert und Ton/Filme arrangiert werden kann

Doch was heißt „neue" Medien? Das Tablet zieht schon ins Altersheim ein. In den Heimen für Jüngere lebt es schon lange ein Leben, das entweder Brücken zu anderen bauen kann oder zu sich selbst, vorausgesetzt, dass die Zeitdimension im Umgang mit digitalen Medien deren Missbrauch und Einladung zur Gewöhnung, dann Abhängigkeit, dann Sucht verhindert.

Und dann noch einsamer macht.

Künstlerischer Ausdruck will das Gegenteil. Gleich in welchem Medium jemand seinen Ausdruck findet – es ist die Chance für sein Gegenüber in Kontakt zu kommen, Kontakt aufzunehmen.

Medien dienen
- unserem Eindrucksvermögen, mit dem wir die nächste Umgebung, die weitere Welt, in der wir und unsere Klienten leben, erleben. Unsere Empfangshalle, unsere Rezeption sind dafür unsere Sensoren, die die Reize dieser Welt und unserer kleinen Umgebung darin aufnehmen.

Medien dienen
– unserem Ausdrucksvermögen, mit dem wir das Erlebte ausdrücken.

In den Symbolkolumnen jeweils am linken Rand der durch einen Kasten hervorge-
hobenen Texte finden sie sich: Unsere Sensoren – und einige der wichtigsten Medi-
en, die die Sensorien aufnehmen und uns Ausdruck ermöglichen.

Jeder Mensch, wie eingeschränkt seine Sensorien, sein Ausdruck, seine Lebensbedingungen erscheinen mögen, verfügt über Sensorisches und Ausdrucksvermögen – und über Bildung und Anspruch auf weitere. In dieser Botschaft trifft sich
Viktor E. Frankl mit den meisten mir bekannten Therapeuten im Schwerbehinder-
tenbereich und mit führenden Rollenträgern im Sozialwesen wie u.a. Kurt Brust,
der dieses Buch herausgibt.

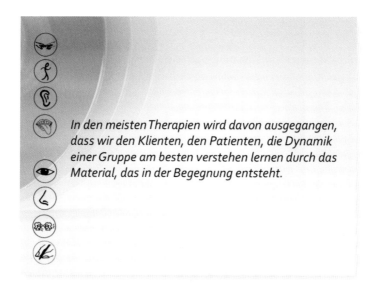

*In den meisten Therapien wird davon ausgegangen,
dass wir den Klienten, den Patienten, die Dynamik
einer Gruppe am besten verstehen lernen durch das
Material, das in der Begegnung entsteht.*

In den Begegnungen, in die Paolo J. Knill und ich mangels Kenntnis voneinander
erst getrennt, später in gemeinsamen Gruppen künstlerische Medien einbezogen,
wurde deutlich: Im Prozess des Gestaltens mit Musik, Bewegung/Tanz, Bild, Film,
Wort und Poesie wird sehr viel deutlicher, als außerhalb der künstlerischen Therapien.

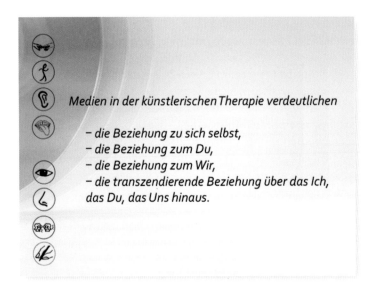

Medien in der künstlerischen Therapie verdeutlichen

– die Beziehung zu sich selbst,
– die Beziehung zum Du,
– die Beziehung zum Wir,
– die transzendierende Beziehung über das Ich,
das Du, das Uns hinaus.

Mehr Beziehungsebenen gibt es nicht, aber zusammen mit allen unzählbaren Vermischungsmöglichkeiten ist die Welt kompliziert genug. Und lebendig.

# 3. Von den Sinnen

**!**
**•**
Schauen Sie auf die Symbole für unsere Sinne in einem der blauen Kästen: Es sind mehr als fünf …
Wenn Sie einen davon verlieren müssten – welcher wäre das?
Vielleicht stellen Sie sich diese Frage auch nochmals am Ende des Kapitels.

Diese Motive in der Abbildung begleiten uns durch das Buch:

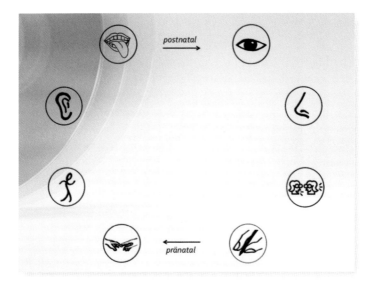

Die Anordnung im Kreis stellt auch die Reihenfolge dar, mit der wir vorgeburtlich und als Säugling unsere Sensorien entwickeln – und die uns den Embryo, den Fetus, den Säugling entwickeln helfen.

Die weiteren Motive stehen für die Medien, mit denen wir gestalten können (Töne/Musik, Malen/bildnerisches Gestalten, Schreiben, Tanzen und Gestaltungen am Keyboard).
In Gestaltungen mit ihnen entsteht immer Kunst, die wir für uns selbst im Kämmerchen gestalten, für das Gegenüber, für kleine und riesige Gruppen. Kleinste Kunst durch einzelne gestaltete Töne und Klänge, durch Lufttänze mit den Fingern, durch Formen/Farben auf Papier und anderen Stoffen, durch Skulpturen aus dem Ton, den die Töpfer nutzen.

Tonus, wie ihn die Medizin als (Körper-) Spannung definiert, bedeutet in der weitergehenden Übersetzung aus dem Lateinischen entsprechend „Leben". Solange wir am Leben sind, erfüllt uns Spannung und so sind wir dem Ton in der Musik ebenso verwandt wie mit dem Bild, dessen Entstehung von unserer Finger-und Handspannung ebenso abhängig ist wie von dem, was an seelischer Spannung auf dem Papier sichtbar wird.

In allen therapeutischen Zusammenhängen ist der Prozess der Gestaltung wichtiger als das Produkt.

## 3.1 Berührungserleben

Das griechische Herkunftswort *taktein* meint unser Empfinden, wenn wir auf unserer Haut berührt werden. Das Wort „Takt" in der Musik schließt unzufällig das Berührtsein des hörenden Menschen mit ein – durch die Schallwelle berührt zu werden, durch den Schalldruck auf der Haut berührt zu sein, das seelische Berührtsein. Unsere Alltagssprache verbindet diesen Zusammenhang mit Verhalten: „Taktvollsein". Oder taktlos …

*Haptein*, auch griech., meint das Berührungserleben, wenn wir jemanden anderen aktiv berühren. Zart, zärtlich, behutsam, fest, mit übergroßer Kraft, die Gewalt wird.

In Pflegeberufen setzt man das Wissen um Berührungserleben inzwischen in bewusster Körperpflege ein („Basale Stimulation").

Erich Kästner beschreibt in seinem Roman „Fabian" eine wunderschöne Szene der Annäherung zwischen einem bis dahin einander unbekannten Paar. Der junge Mann fasst im Stummfilmkino der 20er Jahre Mut, tastet im Dunkeln nach der Hand der Nachbarin, streichelt ein bisschen. Sie schrickt nur anfangs zusammen, lässt ihn …

Auf der einen Buchseite beschreibt Kästner präzise die Merkmale des Berührungserlebens der Frau (rezeptives, taktiles Erleben), auf der anderen die des Mannes (aktives, haptisches Erleben). Wenn wir uns den Film weiter vorstellen (weil wir selbst oft genug im Kino oder im Fernsehsofa sitzen) – dann kommt vielleicht eine allzu spannende Krimi-Szene und der andere klammert sich fest am ersten. Das Wechselspiel der Berührungswelten (Reize) und das Erleben daraufhin (Reaktion) beginnt. Dass all dies nach der Geburt auch mit den Folgen biologisch rasant schneller Reiz-Reaktionen verbunden ist, bedenken wir später. Jetzt reicht uns unsere Sprache, die mit den Reizen der Berührung auch gleich deren seelischen Folgen beschreibt (im positiven Fall): Rührung. Es rührt sich etwas im seelischen Empfinden, was ohne den haptischen Reiz un-berührt bliebe.

Überhaupt „Haut und Berührung": Mit der ununterbrochenen Berührung im Mutterleib wachsen wir zunächst als Embryonen heran und erleben diese Berührtheit in einer Vorstufe der späteren Wahrnehmung (Protowahrnehmung) bis zur Geburt. Zu diesem ununterbrochenen taktilen Erleben kommt in der zweiten Schwangerschaftshälfte das haptische Erleben: Das Embryo ist nun ein Fetus und tritt, boxt …

Spielbegabte Elternteile und Geschwister des entstehenden Kindes drücken auf die sich beulende Mutterhaut und der Fetus „antwortet". Diese Frühstform taktiler-haptischer Kommunikation merkt sich unser verlässlichstes Gedächtnis, das wir haben, das Körpergedächtnis, und nimmt es nach der Geburt mit in die Außenwelt.

Vielleicht erinnert dieses einfache Symbol für Berührungserleben den Betrachter an die Sixtinische Kapelle des Vatikans mit Michelangelos Malermotiv mit dieser Berührung der Fingerspitzen? Sein Motiv soll erinnern an die Fingerspitzen von Gott und dem Menschen in ihrer fragilen Nähe. Michelangelo kann dies Motiv jedoch nicht gemalt haben ohne im Fingerspiel hand-feste oder vielmehr hand-zarte Berührungserfahrungen mit einem anderen Menschen erlebt zu haben. Dass wir in dem anderen und in uns selbst das Göttliche sehen könnten – das predigen dann erst spätere Theologien und meinten nicht das Anfassen und Halten und Be-Handeln wie dieses Buch es – zunächst – meint.

Das Leben geht weiter mit vielen Fingerspielen: In Mutter-Kind, Vater-Kind-Dialogen, weiter in den Anbahnungen erster und weiterer erotischer Dialoge lebenslang – bis in das hohe Alter des Seniums.

Apropos: *Senium* (lat). meint übersetzt schlicht das Hirnschwinden. Selbst das größte klinische Wörterbuch, der „Pschyrembel" lässt die Übersetzung so gelassen stehen: Die Veränderung unseres Hirns im Alter hängt mit seinem „Schwinden" zusammen. Allerdings fehlt im lexikalischen Übersetzungstext der Kon-Text. Denn erst im Zusammenhang wird deutlich, dass zwar die „fluide Intelligenz" nachlässt (das schnelle Erlernen von Neuem, von Zahlen, Namen, Sprachen, welches das kindliche Lernen und das des jüngeren Menschen kennzeichnet), aber dafür die „kristalline Intelligenz" zunimmt (das schnellere Erkennen von komplexen Zusammenhängen, das analytische Verstehen). Diese Begriffe wie „fluid" und „kristallin" sind – wie alle Begriffe, die den jeweiligen Forschungen folgen – auch im Schwinden, kaum dass sie in die Welt kamen. Im Gegensatz zu Begriffen schwinden aber bestimmte Geschichten uralter Geschichte nicht. Z. B. der aus der chinesischen Ming-Dynastie, dass Haushalte mit über 70jährigen Mitgliedern mehr Steuerabgaben hatten. Wegen des „Schatzes der Weisheit", der sie zu Vorteilen brächte, die eine Gruppe ohne Alte nicht hätte.

Das „Schwinden" des Hirns ist nicht der Beginn seines Verschwindens, sondern meint eine Akzentverschiebung, eine Änderung der Aufgaben und Möglichkeiten.

Berührungserfahrungen nehmen im Altern eine ähnlich enorme Bedeutung für das Kommunikationsvermögen ein wie in der Säuglings- und Kleinkindzeit. Beim Säugling bedeutet viel Berührungserfahrung eine entscheidende Entwicklungshilfe für seine gegenwärtige und spätere Kommunikation (*communicare*, lat. = verstehen). Beim alt werdenden Menschen bedeutet sie die Erhaltung derselben, Aktivierung, oft genug Re-Aktivierung. Denn Berührung bedeutet immer auch Bewegung, Bewegen, Bewegt-Sein, Bewegt-Werden.

Und dies „bei-Leibe" nicht nur in der Basalen Stimulation, dem „Waschen von Jung und Alt", sondern in deren seelischen und geistigen Empfindungswelten.

*Kleine Übung:*

*Sie schließen nach dem Lesen dieses kursiv gedruckten Absatzes die Augen, legen eine Hand bequem ab mit dem Handrücken oben: Die andere Hand nähern Sie langsam und berühren den Handrücken der anderen, streichen ihn ein wenig.*

*Es ist gar nicht so einfach, dieses Fühlen zu empfinden.*

*Das gleiche wiederholen Sie einmal so, dass die erste Hand die Innenfläche nach oben zeigt. Fühlen Sie den Unterschied?*

*Jetzt stellen Sie sich vor, ein Ihnen vertrauter Mensch nimmt diese Berührung vor, streichelt diese linke Hand. Oder Sie erinnern bestimmte Berührungskontakte – frühere, kürzliche?*

*Jetzt schließen Sie die Augen …*

Wenn wir über Berührung nachdenken, sind wir die ganze Zeit auch mit der Bewegung als weiterem Sensor beschäftigt:

## 3.2 Bewegungserleben

Das Stammwort mit derselben Bedeutung ist wieder griechisch: *Kinesik.* Seit den 70er Jahren sprechen wir von Kinästhetik = Lehre von den Bewegungsempfindungen.

Der Mensch im Mutterleib erfährt ebenso ununterbrochen Bewegung wie Berührung. Ebenso wie in das Berührungserleben fließt in die Protowahrnehmung des Embryo und Fetus die Bewegung zunächst empfangend: das Bewegt-Werden. Dann das Sich-Bewegen. Wieder speichert unser Körpergedächtnis diese frühesten Bewegungserfahrungen und entwickelt sie nach der Geburt weiter: In das Geschaukelt-Werden und Schaukeln, das freie und regulierte Bewegen, in den Tanz im Sitzen und im Stehen zu Musik, in den Tanz aus inneren Tönen heraus, inneren Stimmen folgend („Stimmung").

Als Kind vereinen wir schon beides in der Nähe einer langsam lauter werdenden Musik vom Rummelplatz oder Umzug einer Musikkapelle: Wir halten die Hand des Erwachsenen (regulierte Bewegung) und hüpfen, tanzen dabei drauflos.

Nur der inneren Stimme, der Stimmung folgend, ohne hörbare Musik, tanzen und hüpfen wir als Kinder jemandem entgegen, den wir lieben, ihm erfahrene Vertrautheit buchstäblich entgegenbringen. Als Erwachsene, die das Kind in sich gerettet haben, spüren wir diese Bewegungen „dem anderen entgegen" auch. Nur dass wir sie nicht mehr durch äußeres Hüpfen und Tanzen zeigen, sondern dieses unserer Seele überlassen.

Wiedersehensfreude in einem Pflegeheim zeigt sich durch Bewegung. Kleinste und größere, die manchen Rollator, manchen Rollstuhl, manche Bettdecke mit vibrieren lassen – in äußeren Schwingungen, die die seelischen des Wiedersehenden spiegeln.

Durch das Weglassen eines Buchstabens im Wort „Wiedersehen" geraten wir in das Gegenteil: Widersehen. Mit Bewegung im Kleinen wie Großen drücken wir als Säuglinge und Kleinkinder den Widerwillen aus, jemanden sehen zu müssen, den wir nicht sehen wollen.

Manche „Bewegungslosigkeit" ist auch Bewegung. In der Erstarrung als scheinbarer Bewegungslosigkeit bündeln sich enorme Energien, um „still zu halten". Weil der Mensch sich durch scheinbare Bewegungslosigkeit zu halten versucht. Solches Verhalten zeigt der Säugling ebenso wie mancher Hochbetagte und dahinter können extrem unterschiedliche Empfindungswelten sein: Die Erstarrung vor Entsetzen, vor Schreck (Schock, Moro-Reflex), die Erstarrung angesichts eines verloren geglaubten geliebten Menschen.

Bewegungsimpulse werden dann vorübergehend wie in ein Gefäß gegossen, in dem ein Guss entsteht. Welche enorme Fülle sich dabei an Mikro-Bewegungen innerhalb des „erstarrten" Menschen ereignet – davon später, wenn wir über neurologische Forschungsergebnisse z.B. aus dem Koma-Bereich nachdenken. Oder über den „lebenden Leichnam" (V. E. Frankl, 2009), den es mit Gestaltungen kleinster und kleiner Kunst mit Worten, mit Tönen, mit Bewegungskunst – und gestischer Kunst „aufzuwecken" gilt wie einen Lazarus.

Wobei es eine Verwandtschaft gibt zum „vom Tod auferwecken", dem „Aufwachen" aus dem Schlaf als dem „kleinen Bruder des Todes" und dem „Aufleben" eines Menschen, dem Wieder-Aufleben.

Zurück zum undramatischer (auf-)lebenden Menschen in einer gelingenden Schwangerschaft.

Als „frühe Kleinkunst", d. h. wenn wir sie gestalten, wenn wir sie angeboten erhielten, erinnern wir uns an die frühen Grimassenspiele, an Pantomime, allein vor dem Spiegel. Oder als Imitationsspiel mit dem Gegenüber. Oder alle anderen Ereignisse im ersten Spielraum, den wir erleben: Dem „intermediären Spielraum", den wir gleich nach der Geburt füllen mit Hin und Her, Call-Response – Dialogen, mit unsichtbarem Spielzeug wie Tönen und sichtbarem wie die heutzutage vom TÜV abgenommenen Kuscheltiere.

An „Hohe Kleinkunst" erinnern wir uns vielleicht aus der Filmgeschichte mit Charlie Chaplin, wie er mit zwei aufgespießten Brötchen tanzt. Und die Zuschauer zu Lachen und zu Tränen rührt. Tränen zeigen allergrößte, innere Bewegung. Und unsere Sprache lässt uns „zu Tränen gerührt" sein und Anrühren. Berühren.

*Kleine Übung:*

*Dirigieren Sie mit den zehn Fingern so gut wie die es können „Chaos": Alle Finger bewegen sich völlig frei und so schnell wie möglich. Denken Sie dabei an das Flattern eines aufgeregten kleinen Vogels oder die Ungeduld des Gastes kurz bevor ein heiß ersehntes Essen serviert wird.*

*Dann dirigieren Sie sanften Wellenschlag, denken Sie vielleicht an eine liegende Acht.*

*Schließlich stellen Sie sich eine Gruppe vor, der Sie Hilfen beim Beginn eines Kanons geben durch Einsatz (Zeigefinger = oftmals Taktstock, nicht nur Prügelstab) – und dann einen deutlichen Schluss.*

*Vermutlich zeichnen Sie ganz von selbst mit den Fingern einen Kreis, der an einem fixen Punkt in der Luft beginnt und an dem Ausgangspunkt endet.*

*Wiederholen Sie diese Figur einmal mit der rechten Hand, dann mit der linken Hand, dann mit beiden zusammen.*

*Sie werden diese kleinen Bewegungen im Dirigier-Repertoire aller großen Dirigenten sehen können, wenn sie die mal von vorne oder der Seite im Konzert oder von vorne im Video sehen.*

*Bewegungen erleben wir unbewusst – und als hohes Mittel der Kunst im freien Tanz, im Ballett, beim Dirigieren – und an jeder Trommel, an jeder Saite eines Saiteninstrumentes, auf jedem Loch eines Blasinstrumentes und auf jeder Taste eines Klaviers, wo die Bewegung wieder dem Spieler unbewusst wurde, aber der Hörer sie auf den Flügeln der Schwingung erlebt.*

Womit wir die ganze Zeit schon beim dritten Symbol sind: der Musik.

## 3.3 Hörerleben

Von unten nach oben gelesen ergibt sich eine bedeutende Entdeckung: Der Mensch entwickelt sich vom Mutterleib an gewisser Weise in der Reihenfolge, wie die musikalischen Bausteine hier aufgelistet sind:

**Rhythmus**: Der Rhythmus des mütterlichen Herzschlages prägt den vorgeburtlichen Menschen zusammen mit den Frequenzen der mütterlichen Stimme bei ihrem Reden, Summen, Singen als ersten Erfahrungen mit Melodie am meisten. Zwischen 96 und 98 Millionen Mal schwingen wir in der Rhythmusfigur der „Herzensmutter" mit. Die anderen Bausteine nimmt unsere Protowahrnehmung auch auf, aber weniger markant und weniger ununterbrochen wie den Herzrhythmus und die Geräuschwelt der Atmung.

**Dynamik**: Nach der Geburt beobachten wir beim Säugling hauptsächlich seinen Umgang mit der Dynamik (dynamos=griech. = Kraft), mit der Kraft zwischen sehr laut und sehr leise, die er jetzt hört. Oder in den spielerischen Dialog mit der Mutter mit seiner Stimme einbringt. Oder brüllt. Manches Schreien ist kein Appell zum Kommen, sondern Experimentieren, Spielen mit der eigenen Stimme.

**Klang**: Geradezu süchtig erscheint dann das Kleinkind im Verschmelzen seiner Stimme mit der der Mutter, des Vaters, der weiteren Bezugspersonen beim *zeitgleichen* Summen, Singen, Spielen auf Geräuschinstrumenten. Es entstehen Zweiklänge, Dreiklänge, Akkorde, in deren Zeitgleichheit das Kind jetzt die Freude, die Sehnsucht nach Eins-Sein ausdrückt.

**Melodie**: Etwa im vierten Halbjahr zeigt das Kind eine ebensolche „Sucht" nach Melodie. Alle Eltern, die gerne singen, erfahren diese Sucht nach Wiederholung ein und desselben Liedes. Eine Melodie ist zumeist der Baustein, mit dem wir ein Musikstück wieder erkennen und mit dieser „Sucht sucht" das Kind in der Wiederholung – Identität, das Eigene, das Wiedererkennbare. Zeitgleich wächst das Kind in die Welt der Worte hinein und spricht.

Kein Mensch sagte zuerst „Ich". Wir alle sagten den Namen, mit dem wir angeredet wurden und was ist unser Name anderes als Symbol für unsere Identität.

Ebenso wie die wiedererkennbare Melodie eines Musikstücks seine Identität zeigt.

*Kleine Übung:*
*Setzen Sie sich bequem, aber aufrecht, in einen ruhigen Raum. Erlauben Sie sich ein Stillsein, durch das Sie jetzt auch leise und leiseste Geräusche hören. Und dann*

*vielleicht sogar die Stille hören. Sie hören dies Stillersein oder die Stille im Wissen,*
*dass neben der Stille gleich etwas zu hören sein wird.*

*Jetzt sagen Sie klar und deutlich und nicht schnell Ihren Vornamen. Sagen Sie ihn*
*lauter, dann rufen sie ihn. Mehrmals. Machen Sie sich bewusst, dass dieser Name*
*die Stellvertretung von Ihrer Persönlichkeit für andere ist. Und für sich selbst,*
*denn Sie unterschreiben auch nie mit „Ich".*

*Dann singen Sie Ihren Namen leise, lauter, freundlich, zärtlich – und erinnern sich*
*vielleicht an die frühen Rufe Ihres Namens durch andere …*

Kinder sagen ihren Namen längst vor dem Wort „Ich". Und meinen sich selbst.
Wir Erwachsene sagen unseren Namen viel seltener, als wir ihn als Kinder nutzten,
und nehmen dafür das Wort „Ich". Eines, das alle benutzen, ein Wort, mit dem wir
uns zwar selbst meinen, aber das wir durch das Wort „Ich" austauschten, obwohl
dies alle um uns herum auch für sich selbst, für ihr ureigenst entwickeltes Selbst,
nutzen.

Die Melodie, die wir wieder erkennen, zeigt dasselbe wie unser Name: Identität.

### Kleine Übung:

*Summen Sie sich die Melodie eines Liedes, eines Songs, den Sie gut kennen und mö-*
*gen (was nicht dasselbe sein muss). Vielleicht gehören Sie sogar zu denen, die ohne*
*Summen in sich hören und dabei diese Ihnen vertraute Melodie hören …*

*Gleich, ob Sie ihr Lied*

- *„netto", rein vokal, stimmlich gestaltet erinnern,*
- *oder mit klassischer Liedbegleitung auf Gitarre oder Klavier,*
- *oder arrangiert in einem Pop-Stil durch elektronisches Instrumentarium*
- *oder geblasen von einer Allgäuer Blaskapelle,*
- *oder gestrichen von der Kammermusikvereinigung der Wiener Symphoniker*
  *oder Elbphilharmoniker.*

*Sie werden die Melodie immer gleich oder bald heraushören: Die Identität dieses*
*Liedes oder Stückes. Melodie ist das „Ich" nur eines bestimmten Tonablaufes.*

*Andersherum: Unser „Ich", mit dem wir von uns erzählen oder das Ich, für das*
*wir im Restaurant bestellen, ist die Melodie unserer Persönlichkeit.*

*Manchmal erkennen wir die Identität einer Musik nicht sofort wieder. Es bedarf*
*nur eines einzigen Sprunges von einer Tonstufe zur anderen – dann ist sie „da"!*
*Komplett, in alter Vertrautheit.*

*Kennen Sie die Melodie des schwäbischen Volksliedes „Auf de Schwäb'sche Eise-*
*bahne …"? Summen Sie sie bitte sich einmal an – oder imaginieren Sie sie sich mit*
*dem inneren Ohr.*

*In Vorträgen über „Identität" mache ich aus dieser Melodie zunächst ein Rate-*
*spiel, in dem ich am Klavier oder Metallophon oder Xylophon einen Ton anschlage.*

*„Kennen Sie die Melodie?" Lachen. Kopfschütteln.*

*Ich spiele den gleichen Ton nochmal. „Jetzt?" Nochmal Lachen. Beim fünften An-*
*schlag des gleichen Tones wird es spätestens langweilig oder erste fühlen sich pro-*
*voziert. Ich tröste, dass nur noch ein bisschen Geduld nötig ist, spiele den Ton ein*
*sechstes Mal – dann springe ich im hartnäckig beibehaltenen Takt vier Töne höher,*
*eine Quart, wiederhole den Ton – und da erkennen die Zuhörer die alte, meist ge-*
*liebte Melodie.*

*Die dann herausgearbeitete Erkenntnis: Es dauert manchmal lange bis zur Identi-*
*fizierung des Musikstücks – und bedarf nur kleinster Zutat, um das bisher Unbe-*
*kannte in längst Vertrautes zu wandeln.*

*So geht es Menschen mit der Absicht, das Zusammensein mit einem anderen zu ei-*
*ner Begegnung von Identitäten, von Persönlichkeiten werden zu lassen und in de-*
*nen das Zusammensein beide verändert. In therapeutischer Atmosphäre uns, die*
*Begleiter, ebenso wie unsere Gegenüber. Es sind manchmal lange Zeiten bis zum*
*Verstehen, wer der andere ist. Und manchmal winzige Zeitschritte.*

Form: Sie ist der Baustein der Musik, in dem sich die anderen Bausteine finden wie
in einem Gefäß. Es kann winzig sein, klein, größer, riesig. Der sich entwickelnde Mensch wird immer mehr Formen erleben: Einstimmigkeit, Mehrstimmigkeit,
Vielstimmigkeit. Die Verwandtschaft zwischen der kleinen Form eines langsam
ausschwingenden einzelnen Klangschalentones, eines Kinderliedes oder eines tas-
tenden Spiels der Fingerkuppen auf dem Fell einer Trommel zum großen Tschingderassa tschingderassa bum ist eine im ersten Grad.

Als Musik verstehen wir sie hier alle, die Erscheinung von Rhythmen, Lautstär-
ken, Klängen/Akkorden, Melodien in kleinsten wie großen Formen.

Der weiter wachsende Mensch wird je nach seinem Bedürfnis diese oder jene
Kombination von musikalischen Bausteinen in den verschiedenen Formen hören
wollen. Rhythmus– und Melodiebetonung oder fließende Akkorde, die Rhythmen
und Melodien auflösen oder Rhythmus– und Lautstärkebetonung, der Hörer oder
Spieler zeigt immer auch etwas von seinem Innenleben.

Musikverfügbarkeit heute. Wir „ziehen sie in uns rein" über die Kopfhörer, mit
denen wir uns von der Außenwelt abschirmen, uns einhüllen. Eine gar nicht ferne Verwandtschaft zum Dasein im Mutterleib mit dessen Höreindrücken. „Au-
tismusklammer" werden die Kopfhörer auch genannt, weil wir mit ihnen schwer
oder gar nicht mehr erreichbar für die soziale Umwelt erscheinen.

Ob wir sie nun hören oder auch spielen, diese verschiedenen Baustein-Kombi-
nationen in ihren Formen – immer hängen sie auch mit der gegenwärtigen Befindlichkeit unserer Persönlichkeit zusammen.

Dem Mutterleib als erstem begrenzten Raum folgen später Bettdecken, Zelte,
Häuser, Schiffe, Flugzeuge. Alles Räume, die unseren Raum begrenzen, umhüllen.
Und die alle wachsen, die immer größer werden.

## 3.4 Lautliches/sprachliches Erleben

„Die Welt wurde herbei gesungen" – so ein australischer Schöpfungsmythos. Im Schöpfungsmythos der Bibel, der für unseren Kulturkreis steht, taucht kein „Wort von der Musik" auf.

Nicht Mythos, dagegen „messbar" ist, dass wir umgeben von der mütterlichen Hülle vor der Geburt über die Haut Schwingungen aufnehmen, dann nach der Entwicklung der Gehörgänge (u. a. der „Schnecke") „hören".

Das Bild von der herbei gesungenen Welt steht für die auditive Welt, die Welt, die wir hören und die wir mit jedem Laut füllen. Sei es ein Geräusch, sei es unsere Stimme, sei es ein Instrument, mit dem wir Schwingungen in die Welt schicken. Und sei der Laut noch so leise – eine Schwingung wird geboren und nie mehr sterben, weil sie sich mit anderen Schwingungen vermischt, weiterlebt.

Mutterleib und die Welt, die wir hören, haben jedoch Besonderes gemeinsam: Wir erleben beide als unbegrenzte Räume.

Im Mutterleib: Die Psychoanalyse spricht vom „kosmischen Leben", vom „fetalen Narzissmus" und vermutete, was die heutige Pränatalforschung in Teilen bestätigt: In unserer frühesten Lebenszeit vor der Geburt erlebt der Körper keine Außengrenzen, ist eins mit dem Uterus. Der Körper speichert diese „Grenzenlosigkeit" in seinem Gedächtnis.

Unser Leben lang werden wir uns nach dieser Grenzenlosigkeit sehnen und in winzigen Augenblicken ansatzweise nachspüren können: Beim Hineingleiten in angenehm temperiertes Wasser, in Momenten des Schwimmens im Wasser (als Nachfolger des Fruchtwassers, das uns auch dauerhaft berührend „umspülte"), in orgiastischen Momenten und in homöostatischen Zeiten, in denen wir uns gesättigt, „total" (*totaliter*, lat. = ganz, ganzheitlich) entspannt fühlen.

❉

Dies sind die Bausteine, aus denen unsere hörbare Welt einschließlich Musik besteht:

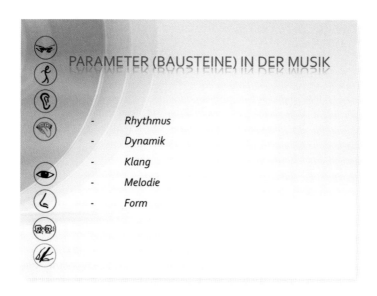

In der Hörwelt und der des Musikmachens können wir wieder zu kleinen und kleinsten Formen zurückkehren – und von denen zu den größten.

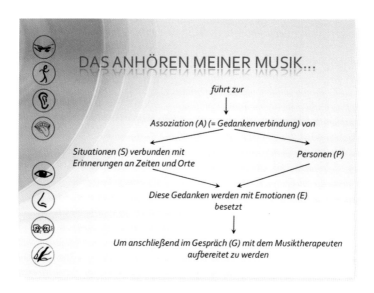

Musik fasst auch in ihrer kargsten, einfachsten Erscheinung immer Bewegung und Bildhaftigkeit mit ein.

Unsere Sprache spiegelt diese Untrennbarkeit von Musik mit anderen Medien:
- FarbTon/Farbtöne (im Kinderbild wie bei Chagall oder Graffitis)
- TonFarbe (in jedem Klang)
- Be-Tonung (in jeder Wortgestaltung)
- Tönung (in allem, was wir sehen)
- Usw.

## 3.5 Seherleben

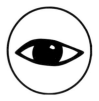

Unser Sensor Sehen sieht, d. h. zunächst, dass er optische Reize „nur" aufnimmt. Interessant für die Einseitigkeit vom Sehen: Als erstes *werden* wir gesehen und unsere direkte Umgebung im Kreißsaal und zu Hause spricht dann, wenn wir aus dem Geburtskanal getreten sind, unsinnigerweise davon, dass wir dann diese Welt „erblicken".

Dabei wollen wir zunächst diese Welt nicht sehen und halten die Augen geschlossen.

Zudem: Solche bloßen optischen Reize sind auch schon vor der Geburt, pränatal, Spiel- und Übungsmaterial für die physischen Bahnen, die unser „Sehen" nach der Geburt, postnatal, ermöglicht. Unsere Wahrnehmungskompetenzen vor der Geburt nennen wir Proto-Wahrnehmung (Vorstufen) und Sehen gehört in Vorstufen dazu: Wir lernen nach dem embryonalen Stadium im fetalen Stadium durch die sich langsam ausprägenden Augenlider (unsere späteren „Fensterläden für die Augen") die feinen Unterschiede von verschiedenen Lichtstufen und Schatten kennen und differenzieren. Vermutlich genauer, als wir es später nach der Geburt aufgrund der optischen Überreizung vermögen. Auch erste schwache Profile von Formen nimmt unser sich entwickelndes Auge auf, das im doppelten Sinne noch „inneres Auge" ist: Es ist bedeckt von unseren Augenlidern und alles bedeckt von der Schutzhülle der Mutter. Von dieser Schutzhülle, dem mütterlichen Skelett, inneren Organen „sehen" wir erste, blasse Formenprofile.

Spannend wird es nun nach der Geburt, eben wenn gesagt wird, dass unsere Augen an dem und dem Datum um so und so viel Uhr „die Welt erblickten". Denn wenn wir es dann tatsächlich tun und sich unseren Sehorganen die allerkleinsten Ausschnitte dieser Welt zuallererst zeigen, beginnt die Arbeit des Gehirns, indem es die Unmenge von optischen Reizen in uns sortiert in Wichtigkeiten und Unwichtigkeiten. Das Gehirn sieht und wird uns sehr bald bestimmte optische Reize vermitteln, die wir ab dann als unsere wichtigste Bezugsperson erkennen. Und von da ab wieder erkennen.

✳

Diese sensationelle Fähigkeit des Sehens können wir ein bisschen nacherleben, wenn wir in Muße und ohne Wecker ausgeschlafen erwachen: Zuerst ist da die Erkennung von optischen Elementen, die uns unser Gehirn zu Hause und in vertrauten Räumen als wiederholt ‚meldet‘, als wieder geholt. Oder als neu, neugierig machend oder befremdend.

Alle unsere Patienten, die wir im Schlaf antreffen oder sediert mit geschlossenen Augen sitzend sehen, werden mehr oder weniger herausgerissen aus dieser Folge der Arbeitsschritte ihres Sehens.

Wie unsere Klienten oder auch Familienmitglieder ihr Sehen, ihre visuelle Wahrnehmung wieder einbringen in den Tag oder Tagesabschnitt liegt an uns Begleitern und unserer Stimme, die sie hoffentlich fürsorglich hören, bevor sie wieder sehen. Ob sie sehen müssen oder sehen wollen – das steuert die Musik der Stimme des Weckenden.

Dieser komplexe Zusammenhang führt dazu, dass wir in der Psychologie eben nicht vom Sehen allein sprechen, von optischer Reizverarbeitung, sondern von *visueller Wahrnehmung* (vgl. das auf andere Weise ebenso komplexe Hören als auditive Wahrnehmung).

Das Herkunftswort stammt wie so viele in der Sprache der Medizin und Psychologie aus dem Lateinischen: *videre* = Sehen. In Verbindung mit unserer „Wahrnehmung", die nun keine Protowahrnehmung mehr ist, ist das Gesamt des Sehens und seiner Folgen gemeint. Denn Sehen entwickelt sich – wie das Hören , die auditive Wahrnehmung und andere Sensorien – zusammen mit der Verarbeitung des Gehirns zu dem Instrument, aufgrund dessen wir immer mehr filtern, was für uns aus dem ganzen Reizspektrum gilt, wichtig ist. Filterung relevanter Daten heißt das Stichwort. Noch später lernen wir, dass auch unser Sehen wie das Hören interpretiert, diese und jene Möglichkeiten abwägt, vergleicht.

Visuelle Wahrnehmung geht somit wie die anderen Wahrnehmungsorgane weit über die Sammlung von Informationen hinaus.

Spannend ist weiter für unser frühes Sehen und jedes spätere Sehen: Wir blicken vorzugsweise dahin, woher wir etwas hören. Eine Stimme, einen Laut, ein Sprechen, Singen, einen Ton, Klänge, Geräusche. Wenn wir später Menschen sagen, dass wir sie nur einmal kurz hören wollen, weil wir sie nicht sehen können, zeigt die noch höhere Rangstufe des Hörens vor dem Sehen.

Unsere Verabschiedungen „Wiederhören" und „Wiedersehen" zeigen heute eher das Gegenteil: Jemandem, der uns nah ist, vertraut, sagen wir nicht „Wiederhören". Er/sie würde sich wundern.

## 3.6 Geschmackserleben

Wie empfindsam dieser bereits beim Säugling ist, lässt sich beobachten durch dessen klare Vorliebe und ebenso klare Ablehnung bestimmter „Geschmäcker". Dieser gustatorische Sinn hat längst vor der Geburt seine Funktion begonnen und es lohnt sich immer, über Ernährung intrauterin nachzudenken im Blick darauf, wie einseitig sich die Mutter ernährt. Die Körperchemie der Mutter ist der erste Supermarkt für das Ungeborene. Tabletten, Drogen, Alkohol, Tabak – der Fetus schmeckt mit ….

Die wechselseitige Einwirkung innerhalb der Sensorien ist auch bekannt: Bei manchen Motiven und deren Farben oder ihrem Geruch läuft uns das Wasser im Mund zusammen (zum Geruchssinn kommen wir noch).

Bei wieder anderen Motiven für das Auge oder „Motiven für den Riecher" widert uns etwas an und der Widerstand bleibt oft unbewusst.

Ein Seitenthema nur, dass eigentlich verdient, Hauptthema zu sein für uns, die wir primär mit den Wörtern der Sprache auf Reize reagieren bzw. Reize aussenden, um Aufmerksamkeit zu produzieren. Das ungerechterweise nebensächliche Thema ist der Zusammenhang zwischen unserer Sprache, deren Wörtern und unserem Geschmackssinn, dem gustatorischen Sensor.

*Kleine Übung*

*Sie haben wahrscheinlich schon einmal ein Nahrungsmittel auf dem Teller gehabt, das Sie nicht kannten. Und entweder gar nicht gegessen („Wat de Buer nich kennt, det frett hei nech") oder sehr vorsichtig probiert und das Weiteressen erst mit dem Geschmacksinn beschlossen haben.*

*Andersherum bestellen wir auf einer Speisekarte Wörter. Nur Wörter – ohne dass wir gleich den Geschmackssinn spüren. Das im Mund zusammenlaufende Wasser beginnt die Mahlzeit, ohne dass das Essen vor Ihnen steht. Oder Sie kommen zuhause an und jemand Freundliches hat gekocht und ruft herüber, was es ist: „Tomaten-Schinken-Nudeln". Oder „Weißwurst mit dem berühmten Senf", „Königsberger Klopse" oder „Gemüsesuppe mit Kräutern unten aus dem Garten"…*

*Wir speisen schon bei den Namen der Speise. Wir essen meist Wörter bevor wir essen, was sie symbolisieren.*

*Wie machtvoll das Wort den gustatorischen Sinn steuert sehen wir auch hieran: „Weißwurst mit Ananas-Sauce".*

*Wenn der Mensch kein ewig neugieriger Gourmet ist, wird er ablehnen.*

*Die Worte, mit denen wir in der Pflege unseren appetitlosen oder aus atmosphärischen Gründen widerwilligen Klienten Speisen servieren, können Wunder wirken, wenn wir sie als Kunstmittel einsetzen.*

Und indem wir beim gustatorischen Sinn sind, sind wir auch immer beim Geruchssinn, dem olfaktorischen Sinn:

## 3.7 Geruchserleben

Zwischen Wohlgeruch und Gestank breitet sich sein Spektrum aus und betrifft mitnichten nur Speisen, Getränke, Umgebungen der Stadt, auf dem Land, an der See. Sondern wesentlich bezieht unser olfaktorischer Sinn auch uns Menschen ein. Es gibt kaum ein soziales Großereignis wie Sehnsucht nach vollkommener Nähe und Vereinigung oder nach dem Gegenteil, dem heftigen Wunsch abzurücken vom Nachbarn oder aus einem Raum, von einem Ort zu fliehen, das nicht von unserer Olfaktorik mitgeprägt wird.

In der Nachkriegszeit gab es kaum ein anderes Duftwasser als Eau de Cologne. Geliebt von den einen und verachtet von den anderen und als „Parfüm" degradiert, war es der (Wieder-) Anfang einer ganzen Industrie, die sich dem Überdecken der Haut widmete, wo diese nicht gut duftete oder noch viel besser auf die olfaktorischen Sinne einwirken sollte.

※

Betonen wir nochmal: Der Geschmackssinn (gustatorische Sinn) hat sich längst vorgeburtlich entwickelt. Wie Berührung, Bewegung und Musik nehmen wir ihn auf einer Vorstufe späterer Wahrnehmung „wahr", der Protowahrnehmung.

*Pro – toto* (lat.) meint sinngemäß „vor der Ganzheit der entwickelten Wahrnehmung". Den Geruchssinn (olfaktorischer Sinn) werden wir erst später ganz entwickeln. Beiden Sinnen ist gemeinsam, dass unsere sonst so reiche Sprache auffällig wenige Wörter kennt, mit denen wir unser Schmecken und unser Riechen beschreiben oder auch nur umschreiben können.

Töne, Musik, Bilder, Bewegung, Tanz und „Szenen ohne Worte" wie etwa Pantomime sagen uns etwas direkt oder sagen uns gar eine Menge – ohne dass wir uns darüber mit Worten austauschen müssen.

Aber unsere Sprache spricht und sagt herzlich wenig, lässt uns schnell im Stich, wenn wir jemandem unser Schmecken, einen Geschmack schildern wollen. Einen Geruch. Wir müssen oft umschreiben, vergleichen.

*„Diese Erbsen sind so weich wie … ".*
*„Die frisch geerntete Kartoffel ist hart wie … ".*
*„Das Eis zergeht auf der Zunge … ".*

Bitter, süß, salzig – wenige Wörter haben wir. Wenn wir nicht gerade Gourmets sind oder Profis im Küchenbereich.

Noch magerer beschreibt unsere Sprache unser Riechen, was wir an Gerüchen aufnehmen. Probieren Sie es aus. Sammeln Sie ein bisschen:

*„Das riecht gut."*
*„Das stinkt."*
*„Es beißt in die Nase."*

Wir kommen schneller an die Grenzen des Beschreibens als anderswo in unserem Sensorium.

Amodale Wahrnehmung wird diese Kreuzung von Wahrnehmungen genannt und das a-modal meint: Das Kind nimmt auf einem anderen Modus die Reize auf, als dem, aus dem die Reize stammen. Es schmeckt das Licht. Es entwickelt innere Bilder beim Hören von Tönen. Beim stummen, lautlosen Tanz hört es Musik …

Amodale Wahrnehmung wird immer wichtiger, wenn wir Menschen im betagten oder hochbetagten Alter begleiten. Menschen, deren Erinnerung immer stärker auf Kindheit und Jugend fokussiert und die beim Betrachten von Fotos Gerüche und Geschmacksempfinden entwickeln – oder Stimmen hören.

Ihre Seelenlandschaft gerät in Bewegung. Wir wissen nur nicht immer genau, welche äußeren Reize sie innerlich wie aufnehmen, wahr-nehmen.

Was wir aber wissen: Jede Reizaufnahme aus den Bereichen Musik, Bild, Bewegung, Tanz bewegt den „ge-reizten" Menschen innerlich, verändert ihn. Mehr oder weniger.

Veränderung ist unser Anspruch in jeder Therapie, in die jemand zu uns kommt oder wir zu ihm, zu ihr. In einer festgefahrenen Situation und in entsprechender Gefühlsfixierung beim Gegenüber können wir mit einer Postkarte, einem Foto, einem gesprochenen Vers, einem Streicheln, zu dem wir summen, verändern.

Immer.

## 3.8 Gleichgewichtssinn

Bisher sind es fünf Sinne, die wir bedachten. Einen „sechsten Sinn" ordnet unsere Umgangssprache eher Menschen zu mit einer besonderen, unerklärlichen Gabe des Erkennens, Findens.

Dabei ist dieser sechste Sinn ein zwar komplexer, aber sehr erklärlicher Sinn und wenn er einmal aussetzt – dann ist das Gegenteil da vom sechsten Sinn wie wir ihn idealisieren: der Gleichgewichtssinn.

Wer einmal gründlich seekrank wurde, der weiß, dass man sich durchaus ernsthaft den Tod als Erlösung von diesem Zustand wünscht. Derart eng hängt der Gleichgewichtssinn (mit seinen mehreren Einzelsinnen) mit allen anderen zusammen. Sein Zentrum ist unsere vestibuläre Wahrnehmung und diese ist mit ihren drei Bogengängen eingebettet in unserem Innenohr. Dieser sechste Sinn bestimmt die Richtung, mit der wir auf dieser Erdkruste vorankommen. Seekrank oder völlig trunken wollen wir zu einem angestrebten Punkt am Ende des Ganges, erreichen ihn aber nicht. Das Tempo unserer Fortbewegungsabsicht können wir nicht realisieren ohne die Funktion des Gleichgewichts.

Unsere visuelle Wahrnehmung hängt eng ab vom Gleichgewichtssinn, unser Tastsinn … alles.

Solange das Gleichgewichtsorgan funktioniert, machen wir uns keine Gedanken beim Gestalten unserer Bewegung im Tanz, im Spiel des Instruments, im Malen eines Bildes, in der Szene im Theater. Im Sinne des Philosophen Gadamer, der auf die „Abwesenheit der Gesundheit" hinweist in dem Sinne, dass wir erst an sie denken, wenn sie uns verlässt, geht es uns mit dem sechsten Sinne ebenso. Er ist auch abwesend, weg. Wir denken nicht an ihn – erst wenn uns der erste *Schwindel* erfasst, ist er da, denken wir an ihn. Weil seine Funktion sich gerade entzieht.

Die Sensorien, unsere Sinne, fungieren nie für sich, sondern immer im Verbund mit den anderen.

Das werden wir bedenken, wenn wir in der Arbeit mit Klienten einen Sensor besonders be-tonen wollen, wenn wir eine einzelne Gestaltung beabsichtigen.

Es gibt die einzelne Gestaltung innerhalb künstlerischen Tuns und seiner Therapien und der einzelnen Medien, die wir darin einbeziehen (Musik, Malen, Bewegen/Tanzen) ebenso wenig, wie es den vereinzelt fungierenden Sensor gibt.

Ein weiterer „Sinn", der in der Schilderung unseres Sensoriums nie vorkommt, aber in unserer Sprache, wäre rechnerisch der „siebte Sinn". Ihm ordnet unsere Umgangssprache in etwa die gleiche Bedeutung zu wie dem sechsten Sinn, also die Fähigkeit eines Menschen, aufzuspüren, was kein anderer aufspürt, zu entdecken, was vorher keiner entdeckte, zu finden, was keiner sonst mehr fand.

Es ist derjenige Sinn, den wir begrifflich benutzen, wenn wir von Sinngebung sprechen, von Sinnvollem, von Sinnleerem.

Die Logotherapie des Psychiaters Viktor E. Frankl nutzt anstelle des deutschen Wortes vom „Sinn" sein Urwort. Im Griechischen der Antike meinte „Logos" den

Sinn. Erst in weiterer Bedeutung meint Logos das „Wort", weil sich das Geistige im Menschen nun mal in der Kommunikation über das Wort, die Sprache äußert.

Das Entscheidende für unsere Arbeit der Sozialen Berufe in der Begleitung von Menschen mit und ohne gesundheitliche Beeinträchtigungen ist dieser „Sinn".

Therapeutische Begleitung meint, dem Leben unseres Gegenübers nicht nur einen „Sinn" anzubieten, sondern davon auszugehen, dass in jedem der Gegenüber einschließlich der schwerstmehrfachbehinderten Mitmenschen, einschließlich der Koma- und Wachkoma-Patienten dieses Warten auf Angebote, die neuen Sinn geben, vorhanden ist.

Veranschaulichen wir uns nochmals, was in unseren Praxisfeldern in der Diagnostik als „betroffene Funktionen" unserer Patienten und Klienten bezeichnet werden muss, weil ihre Funktionen getroffen wurden von angeborener Behinderung, erworbener Hirnverletzung, von psychischer oder Geisteskrankheit. Oder durch Altwerden, durch hoch betagt Werden, was nur einigen ohne merkbare „Hirnschwindung" gelingt.

Apropos „Geisteskrankheit" oder „Geistesschwäche" oder „geistige Verkümmerung": Viktor E. Frankl hat in seinen späteren Praxisforschungen begründet bestritten, dass es die Behinderung oder Krankheit des Geistes gibt. Dies wird in seinen „Zehn Thesen zur Persönlichkeit" deutlich – und verbindet sich heute mit den Erfahrungen und Studien aus der Schwerst- und Mehrfachbehindertenarbeit, die zur „Basalen Bildung" als Recht jeder Persönlichkeit führen.

Weiter gedacht im vermuteten „Sinn" von Viktor E. Frankl, der seine wichtigsten Erfahrungen als Gefangener und gleichzeitig als Arzt für Psychiatrie im Konzentrationslager des Nationalsozialismus sammelte und auf „lebende Leichname" stieß:

In jedem Gegenüber, das uns als Patient, als Klient begegnet, können wir immer auch das Geistige, das den Sinn seines Lebens mit all den gegenwärtig vielleicht unmöglich erscheinenden Bedingungen der Gefangenschaft, der Behinderung, in dem Gegenüber voraussetzen.

Sinn – wir können ihn durch kleinste Formen des künstlerischen Gestaltens für unser Gegenüber anbieten – und darauf bauen, dass ein Sensor unseres Gegenübers immer auch mit einem anderen Sensor aufnimmt, was wir anbieten. Die „Betroffenheit der Funktionen" werden wir wenn nicht ändern, so doch neu verstehen.

Die Beispiele aus KZ und Gefängnissen stimmen überein mit den Beispielen, die Viktor E. Frankl und Karl Jaspers schildern und die wir als ihre Nachfahren in der Praxis der gegenwärtigen Therapien und sozialen Begleitungskonzepten unseren Gegenübern anbieten. In Einzelsettings, Gruppensettings.

Die Begleitung zieht einen langsamen Kreis wiederholt im Gesichtsfeld eines schwerstbehinderten Gegenübers, zieht dieses Gegenüber heraus aus dem vorigen Augenblick, weil sich ihm eine Gestaltung bietet, die einen Anfang, eine Mitte, einen Schluss ausweist.

Bleiben wir in der Szene: Wenn wir diesen Kreis mit einer gesummten Melodie oder einer gesungenen Melodie (ohne Text) begleiten, sprechen wir unser Gegenüber in weiteren Teilen dessen an, was wir als „geistige Ebene" bezeichnen, als Basale Bildung.

Transportieren wir statt eines Liedtextes den Namen unseres Gegenübers auf einer kleinen Melodie, dann sprechen wir ihn direkt und anders an, als unser Gegenüber dies gewohnt ist.

Verlagern wir diese sichtbare Kreisbewegung mit dem Summen, Singen mit oder ohne Namen auf eine Körperpartie unseres Gegenübers, von der wir wissen, dass unser Gegenüber darauf sanfte Berührung annimmt. Wenn wir dies nicht wissen, beginnen wir an einem kleinen Abschnitt des Unterarms, dann an der Hand, bei Liegenden an der Wade, später am Fuß – dann werden wir in uns fühlen, wie das Gegenüber sich fühlt.

Es gibt unendliche Möglichkeiten, dem Leben inmitten von äußeren Unmöglichkeiten Sinn anzubieten, weil wir eben eine Sinngebung in jeder Persönlichkeit voraussetzen dürfen und müssen. Sinn. Logos. Die Therapie dazu nannte Viktor E. Frankl Logo-Therapie. Sinn Therapie. Dem Gegenüber Sinn für sich und seine Welt vermittelnde Therapie.

# 4. Individualisierung – Sozialisierung

! Wenn Sie im Blick auf Ihre Geselligkeit oder Vereinzelung etwas an sich ändern könnten – was wäre es?

Es gibt kaum Kritik an unserer inhaltlichen künstlerisch-therapeutischen Arbeit, schon gar nicht bei denen, die sie als Betroffene und betroffene Angehörige kennenlernten.

Wohl aber steigt die Kritik an den Kosten dort, wo sie auch aus Steuergeldern stammen und die Begründung ist oft (Zitat eines an sich wohlwollenden Vorstandsmitglieds einer der großen Pflichtkrankenkassen):

*„Dies Zufriedensein mit kleinsten Fortschritten der Vitalisierung einzelner sensorischer Fähigkeiten ist gut und schön, aber schlicht zu teuer. Entertainment wie Musik und Musiktherapie, wie Kunst und Kunsttherapie, wie Klinik-Clowns, Heimkonzerte, Heimtheater können wir einfach nicht zusätzlich zu dem immer mehr sich aufblähenden Allernötigsten halten, müssen streichen."*

Entertainment …

Das Enter von *to enter* war klar: einbringen, hineinbringen, eintragen. Die Mittelsilbe „tain" kennen wir vom Container, und „Con-taining" meint in allen Psychotherapien der Humanistischen Psychologie die Grundposition der Helfenden, Therapeuten wie Heil-, Sozial-, und Sonderpädagogen sowie Inklusions-Begleitern. Containing umschreibt die innere Einstellung der Begleitung eines Klienten zu sich selbst in Bezug zum Gegenüber:

Wir haben uns als Gefäße aufzufassen (Container). Wir sind Gefäße, die wir zunächst leer anbieten – um vom Gegenüber aufzunehmen, wie es derzeit lebt, was es zeigt an Abwehr, an Sehnsucht, an Distanz, an Nähe. Um daraufhin dann über Intuition und Wahrnehmungshintergrund ein Angebot in das Gefäß zu legen. Eine Intervention. Einen ersten Schritt einer Methode. Ein Spiel.

Dieses Bild vom Containing hat als Ursprung Mütterliches, die Mutter, die das Kind hält, leiblich-seelisch-geistig, physisch-psychisch-mental.

Entertaining, Entertainer ist im ursprünglichen Sinne ein Mensch, der in die Beziehung zum Gegenüber das Angebot des Haltens hineinbringt, hineinträgt.

Die letzte Silbe des Entertainments im umfassenden, eigentlichen Sinn stammt aus dem Lateinischen „mens": Sinn.

Was wir als Entertainer in die Beziehung zum Klienten als ihn haltendes Angebot einbringen, hineintragen, dient also der Sinngebung für das Leben dieses einzelnen Klienten wie für die Gruppe.

✻

Wir zeigten ein aus der Arbeit einer Unfall-Reha datenschutzrechtlich freigegebenes Video. Darin saßen sich zwei Frauen gegenüber. Die Therapeutin war leicht vorgebeugt zu der anderen im Rollstuhl, dessen kleine Ablagefläche zwischen den beiden sie gleichermaßen verband und trennte.

Mitsamt den Spasmen in Armen und Händen hielt die Patientin eines dieser kleinen Schüttelgefäße umklammert, die zur Winterzeit im Handel sind und die beim Schütteln Schnee aufstäuben, der dann langsam nach unten „schneit" und ein Hänsel-und-Gretel-Häuschen bedeckt.

Das Video zeigte die langsam sich steigernde Vitalität der Patientin, die das Gehäuse schüttelt, betrachtet, schüttelt, betrachtet.

Mit Hilfe der Hand der Therapeutin wurde die Mini-Schneelandschaft unter Plastikhimmel auf der kleinen Tischfläche abgestellt. Mit dem Fallen der letzten Flockenimitate in dem Mikrokosmos werden die Bewegungen der Klientin langsam, kommen zur Ruhe. Die Hörwelt, die auditive, wird still. Die Blickrichtung der Patientin ist nicht starr fixiert auf die jetzt ebenfalls ruhige Plastik-Landschaft, sondern es liegt Aufmerksamkeit darin. Kein passiver Zustand. Vielmehr einer der aktiven Zurücknahme, hinter der wir innere Bilder ahnen. Die Atmung wird ruhig. Die Gesichtszüge entspannen sich.

Nach dieser Stille von langen zwei Minuten singt die Therapeutin die Melodie des Kinderliedes vom Schneeflöckchen, Weißröckchen, das weit aus den Wolken kommt – verbunden mit einer langsamen Streichelbewegung auf dem Oberarm der jungen Frau im Rollstuhl, die langsam den Arm und die Hand hebt, senkt, ablegt, hebt, senkt, ablegt.

Manche Spasmen und Unklarheiten im Schneegestöber des Lebens lassen sich lösen, zunächst vorübergehend, manchmal auf Dauer. Immer jedoch dem Leben einen kleinen Sinn gebend, dann einen größeren, einen immer größeren …

Unser Gast aus dem Krankenkassenvorstand nickte. Er war so weit, sich zwei Folien aus der medizinischen Perspektive anzuschauen, eine Studie, welche Auswirkungen das Spiel mit visuellen und/oder musikalischen Reizen auf der biophysischen Ebene des Patienten hat. Welche Verringerungen von Medikationen, welche Änderungen durch das Vegetativum auf Herz-Kreislauf, auf Atmung, auf Hautwiderstand möglich sind …

Danach zeigen wir ihm noch eine Folie mit den Wörtern:

## Individualisierende Wirkung – Sozialisierende Wirkung

Mit dem Besuch zusammen beziehen wir diese Schlüsselwörter auf die Video-Szene eben. Lernen nochmal, wie der Blick der Patientin auf die sich beruhigende Schneelandschaft unter Plastik ruhiger wird, konzentriert, übergeht in die Blickqualität, die wir von Menschen in erster Trance-Stufe kennen, wenn sie in Musik eintauchen, in ein Bild, in eine Bewegung.

Wir lernen mit unserem Gast zusammen nochmals, dass das Medium, das auf das Auge wirkt, innere Bilder auslöst, die Wahrnehmung einengt, auf sich selbst bezieht, auf das eigene Individuum, auf das Unteilbare in diesem Menschen. Individualisierung …

Dann das Lied mit der Berührung zusammen: Es verbindet wieder die Blicke der beiden, die Berührung. Der Nachbar, der Sozius, die Nachbarin, die Sozia, wird in die Wahrnehmung einbezogen.

Manche Medien, z. B. die Musik, kann beide Wirkungen auslösen: Allein mit sich in der modernen Kammer eines Kopfhörers wirkt die Musik individualisierend, die Wahrnehmung des Hörenden auf sich richtend.

Dieselbe Musik kann im Zusammensein mit einem Zweiten oder in einer Gruppe sozialisierend wirken, Nähe zum anderen aufbauen. Oder stören.

Wir sprechen dann von der Zwangssozialisierung durch Musik.

✻

Der Krankenkassenmächtige merkte, dass wir so weitermachen könnten mit seiner unerwarteten Weiterbildung.

„Ich verstehe. Ich verstehe – glaub ich – wirklich." Fast dieselben Worte – nur ohne das „glaub ich" – schrieb er noch hinterher in einem persönlichen Brief.

Es gab keine Gesetzesänderung, keine Riesensumme für neue Projekte. Aber es gab keine Streichungen von Stellenkapazitäten. Und eine kleine Aufstockung der ambulanten Nachsorge soweit sie im Einzugsbereich seiner (Ersatz-) Kasse beantragt wurde.

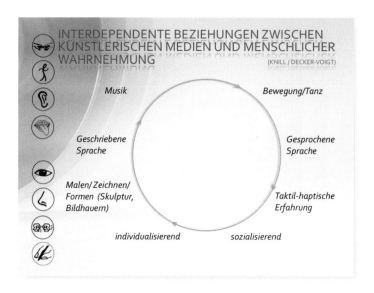

# 5. „Wetterbericht unseres Innenlebens"

! Es gibt äußeres Wetter und inneres. Wenn Sie an Ihr inneres Wetter-Erleben denken und
• daraus etwas weglassen könnten – was wäre das?

Stern etablierte in der modernen Entwicklungspsychologie neben den kategorialen Affekten – wie froh, traurig, zornig – den Begriff der „Vitalitätsaffekte".
Zwar sind die Vitalitätsaffekte Teil des affektiven Erlebens, aber sie können nicht mit dessen Kategorien beschrieben werden.

Vitalitätsaffekte sind Erlebnisqualitäten, die mit der Dynamik (*dynamos*, griech. = Kraft) verheiratet sind. Ohne „Scheidungsmöglichkeit" dieser wundersamen Ehe. Erst im Erreichen des „Zieles vom Leben" – dem Tod – endet diese Verbindung von Erleben und der Kraft unseres Erlebens.

Botschaften wie „Freudigkeit" oder „Beruhigung" können hüben wie drüben (Mutter und Kind, Therapeutin und Klient) durch Streicheln oder Summen geäußert und in einem anderen Modus aufgefangen werden. In dem einen Modus wie dem anderen und bei dem einen wie dem anderen wird dieselbe Botschaft verstanden.

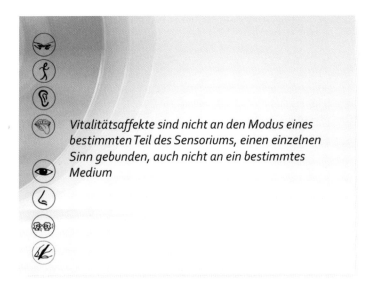

*Vitalitätsaffekte sind nicht an den Modus eines bestimmten Teil des Sensoriums, einen einzelnen Sinn gebunden, auch nicht an ein bestimmtes Medium*

Vitalitätsaffekte sind nicht sofort da oder sofort wieder weg, sondern ereignen sich in der Zeit.

Sie lassen sich gut mit dem Wetterbericht in jeder Funk- oder Fernsehnachricht veranschaulichen:

*zunehmend – abnehmend,*
*annähernd – abziehend,*
*kommend – gehend.*

Der Säugling erlebt seine Umgebung allermeist durchgehend und unmittelbar in seinen Vitalitätsaffekten:

*Anregendes – Beruhigendes,*
*Bedrohliches – Tröstendes,*
*Füllendes – sich Leerendes.*

Das früheste Mensch-Sein fühlt nicht, WAS eine Umgebung ausmacht, sondern WIE die Atmosphäre dieser Umgebung ist. Das Mensch-Sein im Alter und hohen Alter fühlt ebenso das WIE einer Atmosphäre stärker als das WAS.

Der Mensch, der mit den Bedingungen einer oder mehrerer Behinderungen lebt, lebt am meisten mit dem WIE einer Atmosphäre.

Unsere Begegnungen mit einem einzelnen Gegenüber oder einer Gruppe als Gegenüber werden unser Leben lang auf diesen Erlebensebenen der Vitalitäten erlebt.

# 6. Wie Kommunikation „funktioniert"

**!** Denken Sie an jemanden, mit dem Sie besonders gerne kommunizieren. Der oder die fragt
sie nun nach Gründen dafür. Welche Antwort(en) geben Sie ihm oder ihr?

Schlüssel schließen Schlösser auf, Schlüsselwörter das Verstehen. Verstehen wie
Kommunikation „funktioniert". Gelingende, beglückende Kommunikation – und
misslingende, entgleisende.

*Szene (eine ganz und gar untherapeutische)*

*Sie wollen eine Ihnen liebe Person vom Bahnsteig abholen. Der Zug fährt ein, öff-
net die Türen und spuckt erste Gepäckstücke samt ihren Besitzern aus. Der Bahnsteig ist schnell voll und voller Rufe von sich suchenden oder findenden Menschen.
Da entdecken Sie denjenigen Menschen, den Sie abholen wollen, ziemlich weit
hinten, wie er als einer der letzten aus dem Zug steigt, was den Vorteil hat, dass
Raum zwischen Ihnen ist und nicht nur Menschenknäuel. Sie gehen schneller, Ihr
lieber Mensch auch, trotz seines Gepäcks. Sie beginnen zu laufen und rufen den
Namen mit einer Stimme, die sich langsam hochschraubt. „Wolfi, hallo, Wolfi!"
oder „Uschi, Uschi, hier, hier!". Dabei laufen Sie bereits und der andere Mensch
läuft auch und lässt kurz vor Ihrer beider Umarmung das Gepäck fallen. Die letzten Sekunden haben Sie beide nicht nur den Namen gerufen, gesungen, sondern
auch die bekannten Sätze gesungen, gerufen. „Mensch Wolfi, da bist du ja!", „Toll,
Uschi, dass du da bist!", „Nein, sowas, ganz pünktlich!"*

Sätze, Rufe, die die Freude der Begegnung ausdrücken sollen. Einen Höhepunkt.
Es macht überhaupt nichts, dass keiner von den beiden während des aufeinander
Zulaufens und Anrufens etwas versteht vom anderen. Denn sie rufen ihre Freude
oder flüstern ihr Glück gleichzeitig dem anderen in die Ohren und gleichzeitiges
Reden oder Rufen heißt: Man hört nichts vom anderen.

Aber man fühlt dafür jede Menge.

Starke, deutliche Gefühle wie in der Szene eben nennen wir Affekte. *Inter*
(lat. = zwischen) bedeutet zwischen zwei oder mehr Menschen. Interaffektivität
bedeutet, dass zwei oder mehr Menschen ein und dasselbe starke Gefühl teilen. Sie
fühlen beide dasselbe und zwar synchron, in derselben Zeit. Und sie äußern sich
zeitgleich, flüstern oder brüllen sich an vor Begeisterung.

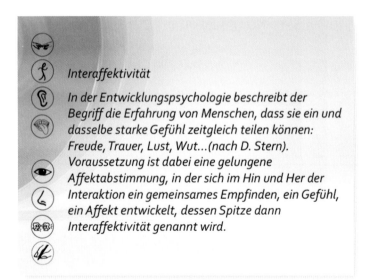

*Interaffektivität*

*In der Entwicklungspsychologie beschreibt der Begriff die Erfahrung von Menschen, dass sie ein und dasselbe starke Gefühl zeitgleich teilen können: Freude, Trauer, Lust, Wut...(nach D. Stern). Voraussetzung ist dabei eine gelungene Affektabstimmung, in der sich im Hin und Her der Interaktion ein gemeinsames Empfinden, ein Gefühl, ein Affekt entwickelt, dessen Spitze dann Interaffektivität genannt wird.*

Die Zeitstrecke bis zum Erleben von Interaffektivität nennt Stern in seiner Entwicklungspsychologie „Affektabstimmung", die auch schon wunderschön ist und meistens „ankommt". Es ist die Zeitstrecke, in der zwei oder mehr Menschen sich abstimmen und dies im Hin und Her von kleinen und kleinsten Aktions- und Reaktionsschritten – solange bis Aktion und Reaktion nicht mehr zu unterscheiden sind.

Gehen wir mit diesem Wissen um Affektabstimmung und Interaffektivität in eine Situation mit therapeutischer Atmosphäre:

*Szene (mit der 86 jährigen Frau Z., die unter progredierender Demenz leidet)*

*Die Begleiterin betritt das Zimmer von Frau Z. und sieht diese zunächst von hinten, weil Frau Z. von ihrem Sessel aus in den Garten des Pflegeheims schaut.*

*Die Begleiterin singt in den Raum ein leises „Da bin ich wieder--- für Sie da --- Frau Z. ...---".*

*Sie singt den Namen von Frau Z., singt alles im Tonabstand einer Kuckucksterz und geht auf den Rollstuhl zu. Frau Z. antwortet mit einem „Ja-ha" auf denselben Tönen, hebt den Arm und deutet mit der Hand ein Winken an. Das Winken ist ein Heranwinken.*

*Die Begleiterin geht um den Rollstuhl herum, geht in die Hocke vor Frau Z. und schaut sie an, Frau Z. schaut freundlich zurück. Eine Weile ist Stille und wird gefüllt mit dem wechselseitigen Betrachten des Gesichts vom Gegenüber. Lächeln erst auf dem Gesicht der Begleiterin, dann auf dem von Frau Z., beide nicken und das Nicken entwickelt sich zu einem Spiel. Hin und Her wandert das Nicken beider. Aus der Stille heraus regt sich Frau Z. in ihrem Sessel, tauscht das Nick-Spiel aus durch ein erneutes Winken, diesmal mit beiden Händen. Die Begleiterin nimmt eine bequemere Sitzhaltung auf dem „Besucherstuhl" ein, wie ihn Frau Z. nennt und dabei langsam die Silben trennt: „Be-su-cher-stuhl".*

*Der Begleiterin ist bei dem offenen Bewegungsspiel mit den Händen eines der Lie-der eingefallen, die die beiden jüngeren Schwestern von Frau Z. genannt hatten, als es um Musikstücke und Lieder aus der gemeinsamen Kindheit und Jugend ging.*

*Sie sitzen sich jetzt gegenüber und die Begleiterin greift das Winken von Frau Z. auf, rhythmisiert es mit den ersten Tönen der Melodie von „Lustig ist das Zigeunerleben …". Frau Z. setzt präzise bei dem „Faria-Faria-Ho" ein. Sie imitiert die Bewegungsabläufe, die die Begleiterin zum Lied anbietet: Zwei Male mit beiden Händen auf die Oberschenkeln klatschen, dann das zweimalige Klatschen der Hände in der Luft … dazu die ganze erste Strophe.*

*Die Begleiterin wiederholt die erste Strophe und erweitert das Bewegungsspiel zum gegeneinander Klatschen der Hände beider Spieler – Frau Z. beginnt zu strahlen.*

*Nach dem dritten Mal dieses aus dem ersten Winken entwickelten Sitztanzliedes beugt sich Frau Z. vor, hält die Hände der Begleiterin fest und zieht sie zu sich heran und flüstert „Lustig ist es im grünen Wald, wo des Jägers Büchse knallt" – eine Textpassage, die die Begleiterin gar nicht mehr kannte, aber sofort aufgreift.*

*Dann lachen beide kräftig, halten die Hände des anderen fest. Lachen und Festhalten beginnen zeitgleich und ohne Absprache hört das Lachen auf, die Hände lösen sich. Frau Z.s Augen strahlen hinter der Brille, die Augen der Begleiterin ohne Brille auch.*

*Die Stunde schließt mit einer CD, die sie beide anhören. Naturgeräusche. Die vier Hände liegen jetzt mit den Fingerspitzen auf einem Kissen und Frau Z. streichelt dabei eine Hand der Begleiterin in einem Tremolo, während gerade die Wassermusik eines Baches hörbar wird. Jetzt streichelt auch die Begleiterin mit der freien Hand die andere Hand von Frau Z.*

Die Szene zeigt eine andere Dynamik, weniger Kraftvolles, weniger Lautes, kleine Bewegungen, die vorsichtig wachsen. Und doch zeigt die Szene dieselben Phänomene der gelingenden Affektabstimmung. Das langsame Annähern durch die vokale Ankündigung der Therapeutin „Da bin ich wieder --- für Sie da --- Frau Z. … ---", das Heranwinken, die Stille, das vorsichtige Händespiel, das in das lebhafte Liedspiel übergeht mit dem Ostinato des Tanzes der Hände zeigen dieselben Merkmale einer gelingenden Affektabstimmung, bei der beide investieren, sich die Grenzen von Agieren und Reagieren verwischen und die Affektabstimmung in die Momente einer Interaffektivität münden. Dem Teilen eines gemeinsamen starken Affekts, der in der ersten Szene laut und plakativ ist, in der anderen Szene leise, verhalten sein kann – und ebenso interaktiv wirkt.

Denken wir nur an Szenen anfänglicher Verliebtheit, bei denen die Worte immer spärlicher fließen, während die ersten Berührungen zunehmen … Auf unserem Bahnsteig passieren diese Aktionen und Reaktionen, die investiert werden durch die Motorik des Laufens, durch die Feinmotorik der sich aufeinander abstimmenden Bewegungen der Arme, die schließlich in der Umarmung enden mit den Zutaten der erst sich abwechselnden, dann zeitgleichen Rufe, dem Spiegeln der Freude im Gesicht des sich nähernden Anderen, bis man sein Gesicht gar nicht mehr sieht in der Umarmung.

Gelingende Affektabstimmung führt zur Interaffektivität. Wenn wir in unseren frühen Beziehungen und in den späteren der therapeutischen Begegnungen interaffektive Erfahrungen mit dem Gegenüber erlebten und erleben, dann basiert das auf einer intakten Bindungskraft aus unserer frühen Zeit. Sowohl das Paar auf dem Bahnsteig als auch Frau Z. mit ihrer Begleiterin können Frustrationen miteinander erleben, Zorn über den anderen fühlen, den Wunsch nach Distanz, nach Trennung …

Wenn die Bindungskraft intakt und stabil aus der frühen Kindheit mitgenommen wird, dann werden die späteren Beziehungen auch halten durch das berühmte „dick und dünn" hindurch. Beziehungen werden durch-halten und durch-gehalten durch die Bindungskraft.

Therapie kann auch durch das Con-Taining der Therapeutin ermöglichen, eine verschüttete, verstörte, gestörte Bindungserfahrung in eine neue, vertrauensvolle einfließen zu lassen.

Der Vollständigkeit halber: Begriffe wie Affektabstimmung und Interaffektivität beziehen sich auf das Hin und Her der Investition in die Beziehung und das Erreichen eines gemeinsamen Affekterlebens, also auch auf alle Situationen des Konflikts, des offenen Streitens.

Ein „gepflegter Streit", der mit starker Dynamik, also Lautstärke, von beiden geführt wird, endet nach vielen „Nein!" und „Doch!"- Dialogen ebenso in einem zeitgleichen streitbaren Reden oder gar Anbrüllen, in dem keiner dem anderen zuhört. Wie in der Szene auf dem Bahnsteig. Nur dass es in der um konstruktive, positiv besetzte Affekte ging, im lauten Streit um destruktive, negativ besetzte Affekte, die ebenso in eine Interaffektivität führen. In einer solchen fühlen dann die Partner ebenfalls denselben Affekt zeitgleich, teilen ihn sich. Und verstehen beide nicht, wie sie sich jemals lieben konnten …

Gute Bindungskraft bedeutet, dass die Partner aus Krisen reifer hervorgehen können, d. h. krisenfester werden und mit gestärkter Zuwendung auf das Gegenüber zugehen.

Sterns Entwicklungspsychologie bietet noch weitere Begriffe als Ergebnis seiner Forschungen an, die außerordentlich hilfreich für das Verstehen des Gegenübers sind. Denn in jedem älter gewordenen Menschen sind die Erfahrungen der frühesten Kindheit und Kindheit, die Erfahrungen der Pubertät und Adoleszenz gespeichert und reaktivierbar.

In den künstlerischen Therapien zeigen sich diese frühen Ressourcen und Resilienzen häufig klarer und eindeutiger, nutzbarer als in der Welt, in der ausschließlich Worte die Beziehungen starten, durchtragen und rituell schließen sollen.

Das nächste Kapitel beschäftigt sich mit einigen dieser weiteren Begriffe, die uns das Verständnis für unsere behinderten und nicht behinderten Gegenüber erheblich erleichtern helfen und zudem in kollegialen Situationen und interdisziplinär arbeitenden Behandlungsteams die Beschreibung unseres Klienten vereinfachen und gleichzeitig vertieft schildern lassen.

Wie jede Fachsprache, wenn sie von allen Beteiligten gesprochen wird.

# 7. Melodien sehen können

! Wenn Sie eine bestimmte Melodie hören wollen, um zur Ruhe zu kommen – welche würden Sie sich anhören?
Und welche Farbe(n) könnten diese Melodie begleiten?

Weiteres Schlüsselwort: Amodale Wahrnehmung. Wir füllten im vorigen Abschnitt das Schlüsselwort von der Affektabstimmung und der Interaffektivität mit demjenigen Leben, das wir in die Begegnungsgestaltung mit unserem jeweiligen Gegenüber in sozialen Berufen immer schon einfließen lassen, aber auch beschreiben können müssen. In Dokumentationen, in Kollegial-Sitzungen unserer Teams, in Gesprächen mit Angehörigen.

Ein weiteres Schlüsselwort der neuen Entwicklungspsychologie von Daniel Stern, das uns vertiefter verstehen lässt, wie nicht nur zahlreich, sondern reich die Zugänge zu unseren Klienten sind. Und wie reich deren Erleben sein kann – und unseres.

## Amodale Wahrnehmung

Bisher verbanden wir die Wahrnehmungen eines Menschen mit seinen jeweiligen Sensorien, den Kanälen seiner Sinne: Die Augen mit der visuellen Wahrnehmung, die Ohren mit der auditiven, die Haut mit der taktil-haptischen usw.

Dabei sind die Anfänge unserer Wahrnehmungsentwicklung noch spannender, denn als Säuglinge und noch als Kleinstkinder leben und erleben wir „amodal": Sichtbare Reize kann der Säugling in der einen „reiz-enden" Situation „schmecken", gustatorisch auffangen. In einer anderen Situation nimmt er die hörbaren Reize auf der Haut entgegen, in wieder einer anderen die sichtbaren mit dem Geruchssinn, dem olfaktorischen.

Wir leben und erleben in diesen frühen Stadien sinneskanal-übergreifend. Die Forscher um Stern sprechen auch von transmodal, wenn sie dies Phänomen beschreiben, in dem die Aufnahme von Reizen in der einen Sinnesmodalität mit einer anderen Sinnesmodalität verstanden wird.

Die Fähigkeit der Wiedererkennung und damit einhergehender Vertrautheit wird dadurch entwickelt. Durch diese wiederum entstehen in dem Kind die Gerüste, an denen seine Wahrnehmung sich festhalten und entwickeln kann: Strukturen also.

Das Erleben von Strukturen wird so mit dem gefüllt, was wir „Sinn" nennen und auch dieser entwickelt sich immer weiter, höher – bis zu dem, was die Logotherapie von Viktor E. Frankl mit ihrem aus dem Griechischen stammenden „Logos" meint. Er, der erkennbare Sinn in etwas, ist die Basis für die Kontaktaufnahme mit der Welt, die dies Kind umgibt. Besonders der sozialen Welt.

In der spielerischen Schreibweise vom Wort „Kon-Takt" wird auch die tiefe Bedeutung deutlich, die die Wiederholung – die „Wieder-Holung" – der Reize einnimmt. Takt meint in der Musik die rhythmische Maßeinheit, weiter gefasst die regelmäßige Bewegung. Noch weiter die Deutlichkeit der unserem Gegenüber in der Begegnung angebotenen Reize durch Musik, Bild, Bewegung, Wort.

Auch wenn diese Forschung über die Wahrnehmungsstrukturen nie abgeschlossen sein wird, weil sie sich ständig verändert, dürfen und müssen wir dies Wissen über kindliche Entwicklung auch als Möglichkeit übertragen in unsere Arbeit mit schwermehrfachbehinderten Klienten oder mit Senioren, die mit progredienter Demenz leben.

Wenn der Liederdichter Matthias Claudius das heutige Wissen bei der Dichtung seines Liedes „Der Mond ist aufgegangen" gewusst hätte, hätte er die 5. Strophe wahrscheinlich anders geschrieben. Dort heißt es „… lass uns einfältig werden (…) wie Kinder …".

Die „Einfalt" des Kindes, die wir auch im Umgang mit hochbetagten Menschen zu beobachten glauben, ist jedenfalls im Blick auf Wahrnehmungsstrukturen des Säuglings und Kleinstkindes „vielfältig".

Treffen wir diese Vielfalt in der amodalen Wahrnehmung des nachgeburtlichen Lebensbeginns nicht – wie alles sonst – auch später und erst recht im Umgang mit Menschen an, die im 3. und 4. Lebensbereich leben?

Die Praxiserfahrungen in diesen Bereichen sind sehr ermutigend:

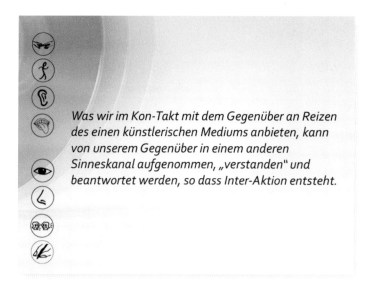

*Was wir im Kon-Takt mit dem Gegenüber an Reizen des einen künstlerischen Mediums anbieten, kann von unserem Gegenüber in einem anderen Sinneskanal aufgenommen, „verstanden" und beantwortet werden, so dass Inter-Aktion entsteht.*

Allein die Möglichkeit, dass unsere Gegenüber in einem anderen Sinnesbereich Strukturen durch Wiederholung aufbauen und erkennen könnten, als in dem, in dem wir Angebote machen (wir singen jemandem ein „Für-Lied" – er erlebt es als innere Bilderfolge) sollte uns zu einer Fülle neuer Kontakte zum Gegenüber ermutigen.

Die Forschungsrichtung der Hirnphysiologie mit den digitalen Untersuchungsinstrumenten bewies die Vielfalt statt der Einfalt der Wahrnehmung.

Vielleicht beweist sie in naher Zukunft auch, dass unsere Patienten, unsere Klienten, die unter besonders einschränkenden Bedingungen ihr Leben leben, diese Vielfalt in ihrem Sensorium bieten und auf das Anbieten von uns mit unseren Medien im Rahmen künstlerischer Therapien warten.

Den emotionalen und affektiven Haushalt zu verändern im Blick auf eine größere Lebensqualität gehört zu den Zielen unserer Arbeit.

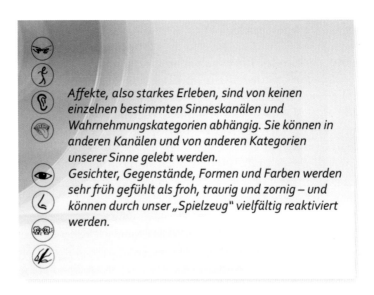

*Affekte, also starkes Erleben, sind von keinen einzelnen bestimmten Sinneskanälen und Wahrnehmungskategorien abhängig. Sie können in anderen Kanälen und von anderen Kategorien unserer Sinne gelebt werden.*
*Gesichter, Gegenstände, Formen und Farben werden sehr früh gefühlt als froh, traurig und zornig – und können durch unser „Spielzeug" vielfältig reaktiviert werden.*

# 8. Grundsätzliches

**!** Sie begegnen einer Ihnen neuen Person in einem Raum und es geht um Vertrauensbildung.
Was gehört für Sie dazu?

## 8.1 Vom Gegenüber der Helfer

*Klienten, Patienten, Bewohner – und alle sind Persönlichkeiten*

*„Um das ganze Schloss zog sich eine Dornenhecke hoch
und immer höher, so dass man gar nichts mehr davon sah." (Dornröschen)*

Wir begegnen Menschen in sozialen Berufen, die aufgrund von Umpflanzung z.B.
in ein Heim, die durch Krankheit oder Behinderung nichts mehr von sich selbst, von
ihrem Selbst, sehen lassen. Scheinbar.

Und wir begegnen Menschen, die ihr Selbst auf dem Tablett vor sich herzutragen
scheinen – und sich oft genug ebenfalls dahinter verbergen.

Therapeutische Begegnung bedeutet, Dornenhecken durchzuarbeiten – mit dem,
der sich dahinter verbirgt. Prinzen und Prinzessinnen warten in den Landschaften
der Seele unserer Klienten hinter den Hindernissen. Immer.

※

Mit drei zentral wichtigen Bereichen beschäftigt sich dieser Abschnitt:
- die innere Einstellung des Helfers gegenüber dem Gegenüber
- die Atmosphären, die uns umgeben und die wir gestalten
- der Umgang mit Methoden, Techniken, Interventionen, die die künstlerischen Medien wie Musik, Bewegung, Bild usw. in die Beziehung einbeziehen

### Die innere Einstellung des Helfers

Unsere innere Einstellung in den künstlerischen Therapien und hoffentlich immer
mehr auch allgemein wird heute überwiegend von den Erkenntnissen geprägt, dass
wir mit keiner Methode und keinem Medium derart verlässlich Vertrauen aufbauen können, wie mit der inneren Einstellung authentischer Partnerschaft zu unserem
Klienten, zu den Patienten.

Innerhalb dieser Partnerschaften zwischen Helfern und ihren Klienten wissen wir
jedoch inzwischen, dass die Einbeziehung von künstlerischen Medien in diese Beziehung eine besondere Berührtheit im Klienten auslöst, eine besondere Sensibilität.

Diese Sensibilität im Klienten wird im Pflegealltag oft genug durch zu knappe
oder zu inflationäre oder zu eilige verbale Sprache zugedeckt – und wartet auf Entdeckung.

Einer der Gründe für diese Sensibilität, für diese basale Bildungserwartung im Klienten liegt daran, dass die Sensorien für Berührung, für Hören, für Bewegen im vorgeburtlichen Lebensbereich ausgeprägt werden und uns mit den nachgeburtlich entwickelten Sensorien für das Sichtbare, für das Lautlich- Sprachliche, für das bildnerisch Gestaltbare und Beschreibbare ein Leben lang begleiten.

„Singen, was man nicht sagen kann" – dieser frühe Buchtitel von Rosemarie Tüpker gilt auch für das Verhältnis von Sprache/Sprechen zu den anderen künstlerischen Medien:

- malen, gestalterisch formen, was man nicht sagen kann
- gestisch zeigen, was man nicht sagen kann
- in Spielformen mit Puppen, mit Figuren aus Bilderbüchern zeigen, was man nicht sagen kann

Die Exklusivität unserer Behandlung besteht in den Spielräumen mit reiz-vollen, reiz-enden „Spielsachen".

Neben diesen exklusiven Materialien in unserem Therapieraum, die allein schon auf den Klienten wirken, wirkt immer auch die Autorität unserer Rolle (als Therapeutin, als Pflegerin, als Erzieherin, als Ärztin) auf den Klienten und die Angehörigen.

Noch mehr wirkt und bewirkt jedoch unsere innere Einstellung „gegenüber dem Gegenüber".

### Containing und Authentizität

Der Begriff „Containing" beschreibt eine solche innere Einstellung auf „Augenhöhe der Seelen".

Ein Container ist in der Alltagssprache für uns der Behälter für materielle Waren, der die Waren fest zusammen hält, während des Transportes sichert. Die eigentliche Sprachherkunft meint Containing im vielumfassenderen Sinne: Zusammen (Con-) halten (tainment von lat. *tenere* = halten).

Der erste Container in jedes Menschen Leben ist der Mutterleib. Er trägt uns als Zygote in den ersten Tagen, als reifenden Embryo, als Fetus, bis wir sicher genug sind, um den haltenden Container zu verlassen. Den physischen Container. Heute wissen wir, dass die innere Einstellung der Mutter während der Schwangerschaft zu ihrem Kind – bewillkommnend, vorfreudig oder belastet, widerwillig – auch zahlreiche Körperparameter prägt, die das Kind umgeben. Z.B. wird die Körperchemie der Mutter, die über die Placenta das Kind ernährt, wesentlich mit von der inneren Einstellung geprägt.

Noch mehr entscheidet nach der Geburt, nach dem Wegfall des verlässlichen Dauercontainers Mutterleib, die innere Einstellung der Mutter gegenüber dem geborenen Kind über dessen Wohl – und Wehe.

In der Therapie verstehen wir unter „Container" durchaus uns selbst: Wir sind die Behälter, in die unser Gegenüber, das sich uns anvertraut hat oder uns anvertraut wurde, seine emotionalen, psychischen und körperlichen Bedürfnisse hineinlegt.

Unsere Aufgabe ist, diese in unseren Container gelegten Botschaften zu verstehen – und in konstruktiver, positiv verstärkender Weise, Zeit und Raum zu geben für das annähernde Verstehen.

Und – wo nötig – Veränderungen zu bewirken, die dem Klienten das Leben in seinem Rahmen erleichtern, bereichern können.

Gerade, wenn unsere Klienten uns nach Verlassen der eigenen Wohnung oder inmitten ihrer Lebensbedingungen einer Behinderung oder Erkrankung mit Widerstand begegnen, haben sie nur eine Chance: Dass wir mittels des Containers unserer Beziehung zu ihm, diesem Widerstand durch unser Containing Zeit und Raum dafür zu geben imstande sind.

## Vignette

*In einem Seniorenheim wurden anlässlich des Liedersingens die Geschichten aus den Biographien der Teilnehmer immer wichtiger. Ein älterer Herr verschloss sich mehr und mehr.*

*Dann ein „Nein, ich mache nicht mehr mit". Er zeigte Signale der Verächtlichmachung aller sozialen Events wie Sitztanz oder Malen nach Musik oder Töpfern, Bildbetrachtung. Begründung: Ich liebe Richard Wagner und die flämischen Meister.*

*Es brauchte Umwege durch lösungszentrierende Einzelgespräche, um die Hintergründe für die Widerstände zu verstehen – und aufzulösen: Die Angst vor Nähe, nach der er sich sehnte. Eigentlich war es ihm gleichgültig, womit man ihn einlud – seine Sehnsucht galt der Erfahrung von Nähe, von Austausch. Beides war in den früheren Beziehungen eine Täuschung gewesen. Eine Ent-Täuschung, die jetzt überlagert werden konnte durch veränderte Erwartungshaltung. Statt Wagner-Opern Neugier auf andere.*

*Umgekehrt häufen sich auch Erfahrungswerte: Jemand bevorzugt den Rückzug und die Beschäftigtheit mit sich selbst im Zimmer mehr als Gruppenaktionen und „blüht" auf über seinen Fotoalben und 30 cm-Schallplatten – wenn sich die Begleiterin ihm allein widmet.*

## Last but not least

Manchmal sind die Abwehrsignale eines Klienten im Alltag oder die des Widerstandes in der therapeutischen Begegnung dazu da, dass wir mit ihnen folgendermaßen umgehen: Wir umgehen sie.

Denn neben allem psychologischen Verstehen, das viel Abwehr und Widerstand dämpfen und auflösen kann, gibt es auch die destruktive Seite in jedem Menschen, in unseren Klienten wie in uns und dieses Destruktive braucht seinen Platz, ist zu respektieren. Indem wir es umgehen und im Container unserer Beziehung mittragen.

Der russische Dichter Alexander Solschenizyn fand einfache Worte für das Phänomen der Aufteilung von Gut und Böse, von Konstruktivem und Destruktivem:

> *„Wenn es einfach nur böse Menschen gäbe, die irgendwo hinterhältig böse Taten vollbringen, und es genügte, sie von uns anderen zu trennen! Doch die Trennlinie zwischen Gut und Böse verläuft mitten durch das Herz eines jeden menschlichen Wesens. "*

Damit folgt Solschenizyn den Auffassungen der Psychoanalyse ebenso wie der Bibel, dass der Mensch von Grund auf böse sei. Wir folgen hier eher der Auffassung der humanistischen Psychologie, die im Menschen Ressourcen wecken will, die in ihm liegen und die konstruktiv auf ihn selbst und andere wirken.

Containing – ein äußerlich freundlich-liebevolles Bild zur Beschreibung von der Grundposition therapeutischer, pflegerischer, sonderpädagogischer und inklusionsassistierender Beziehung, wo diese das Gegenüber, den Einzelnen, die Gruppe mit dem Anspruch auf Begegnungsgestaltung sieht.

## 8.2 „Be much comfortable"

Von den scheinbar nur äußeren Rahmenbedingungen einer therapeutischen Begegnung mit künstlerischen Medien

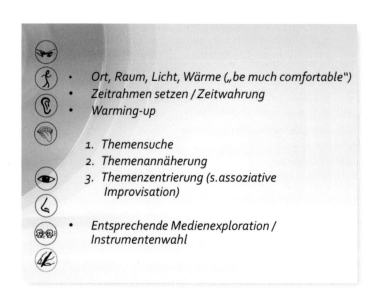

- Ort, Raum, Licht, Wärme („be much comfortable")
- Zeitrahmen setzen / Zeitwahrung
- Warming-up

1. Themensuche
2. Themenannäherung
3. Themenzentrierung (s. assoziative Improvisation)

- Entsprechende Medienexploration / Instrumentenwahl

Die künstlerischen Medien und wir, die Personen, die sie „in die Beziehung einbeziehen" brauchen einen **Raum**, der der für alle „Seelenarbeit" dringenden Empfehlung **„be much comfortable"** entspricht.

Denn: Der Raum, seine Wärme, sein Licht – sie sind Äußerlichkeiten, die ebenso in die Atmosphäre jeder Art von Therapie hineinwirken, wie die Beziehungsqualität zwischen den Beteiligten. Alle diese „Äußerlichkeiten für die Innereien" haben möglichst diesem „be much comfortable" zu folgen.

Im Hintergrund dieser dringenden Empfehlung des „be much comfortable" in allen Therapien steht die rote Couch von Sigmund Freud. Auch er nutzte den Zusammenhang zwischen Komfort für den Körper, der den Komfort der Seele beeinflusst: Im Liegen tagträumt es sich besser. Im Liegen fließen die inneren Bilder leichter in das Bewusstsein und werden dort formulierbar, so dass der Analytiker oder phänomenologisch arbeitende Therapeut mit den Worten des Liegenden arbeiten kann und ihn im erhofften, günstigen Fall vertiefter verstehen lernt.

## Raum

Eine Couch ist ein Möbel in einem Raum und wir arbeiten in den künstlerischen Therapien selten mit Couch und der analytischen Methode eines Sigmund Freud. Aber die Aufgabe der Raumgestaltung und die Dimension dieser Aufgabe sind zwischenzeitlich enorm gewachsen, weil die Bedeutung gewachsen ist:

Den Raum, den der Klient oder die Gruppe heute betreten, so zu gestalten, dass er dazu verführt, sich in ihm aufhalten zu wollen. Was dem Klienten heute gut tut, was ihm wichtig ist, wie er sich heute fühlt – das wird er umso spürbarer und sichtbarer, hörbarer und in seiner Gestik auszudrücken vermögen, je durchdachter diese scheinbar einfachen Äußerlichkeiten sind: Raumgestaltung.

Wir lernten bei allen künstlerischen Medien, wie wichtig ihr „Appellspektrum" ist. Die äußeren Profile der großen Trommel oder einer kleinen Leier oder der Tastatur eines Klaviers oder Keyboards appellieren bereits an die Wahrnehmung des Klienten – lange vor einem möglichen Bespieltwerden.

Ausgestellte Tonfiguren, Holzskulpturen, Puppen, das Desktop eines Laptops, ein ganz altmodisches hölzernes Kasperletheater – sie alle senden Reize aus, die an die Wahrnehmung des den Raum Betretenden appellieren. Lockend oder befremdlich oder angstauslösend – je nach vorheriger Erfahrung des Umgangs mit ihnen oder des Umgangs mit Neuem.

Alle Raumgestaltung hat sich an den geplanten Setting-Dimensionen zu orientieren.
- Einzelbegegnung/Einzeltherapie, Gruppenbegegnungen/Gruppentherapie
- Klientel: Kinder, jüngere Jugendliche, Jugendliche (Letztere setzen alles daran, endlich erwachsener zu werden, also können wir sie nicht einfach sofort mit „Spielen" abholen, weil sie das in die Kinderwelt zurückzieht, der sie endlich entfliehen wollen).

–  Spiel-Materialien: Malen zu Musik oder Malen während einer Musik braucht viel mehr Raum als das gemeinsame Sammeln von Gefühlen/Gedanken und Aussprechen derselben zu einem Poster mit dem Thema „Sehnsucht nach Vergangenheit" oder „Neugier auf Neues in der nächsten Zukunft?". Ein Rollator-Tanz im Altersheim mit Tüchern oder freier Ausdruckstanz zu einer Trommelmusik brauchen mehr Raum als das gemeinsame Anhören von Musik.

Was wir auch immer mit unseren Klienten erleben aufgrund einer Spieleinladung an sie zum Circle-Singing oder Circle-Playing oder in einer Vokalimprovisation zum Thema „Wir spielen lieber ohne Programm" – immer entstehen auch innere Bilder, Gefühle und neue Handlungswünsche in den Teilnehmern, die anschließend im Sitzkreis ein Gefäß für das Ausdrücken in Worten brauchen. Wenn denn Verbalisierungsfähigkeit besteht.

Und wie es uns in einem solchen „Sitzkreis für Worte nach dem Spiel" ergeht, hängt auch wieder von der Eignung des Raumes ab.

Immer empfiehlt sich die durchdachte Gestaltung von:
–  der Farbe der Decke, der Wände, des Bodens. Möglichst warme, gedeckte Farben sind von den Erfahrungswerten her atmosphärisch hilfreich: Helles Braun, blasses Gelb bis zu getöntem Weiß u. ä.
–  der Größe/Kleinheit. Für größere Räume empfiehlt sich ggf. ein Vorhang als Unterteiler, wenn darin auch Einzel – und Gruppentherapien stattfinden.
–  Die Möblierung des Raumes folgt immer auch den möglicherweise verschiedenen Funktionen des Raumes für andere Mitarbeiter für andere Zwecke und Ziele. Idealerweise sollte die Institution einen gesonderten Raum für das künstlerisch-therapeutische Arbeiten bereit stellen.
–  Die zu große Überfüllung des Raumes mit den „appellativen" Reizen der Medien ist für die therapeutische Arbeit ebenso hinderlich wie die zu karge Einrichtung.
–  Die früher gültige Theorie, dass die Flächen des Raumes frei sein („klinisch wirken") sollten, damit die inneren Bilder des Patienten oder der Gruppenteilnehmer freier und unbeeinflusster fließen können, hat sich für die künstlerischen Therapien nicht durchgesetzt. Es hätte bedeutet, Therapieräume standardisiert, mindestens aber ähnlich zu gestalten. Schwer vorstellbar, weil die wirksamen Therapieräume auch immer etwas Persönliches seitens der gestaltenden Therapeutin ausdrücken sollten. Die Therapeutinnen sollten sich in dem Raum wohlfühlen, weil dies sonst der Klient nicht kann.
–  Gut durchdachtes ergonomisches Sitzmobiliar steuert den Erfolg einer Wirtschafts-Konferenz ebenso wie die komfortable Raumgestaltung die Atmosphäre einer therapeutischen Sitzung.

Der Raum um den Raum

Einer der Hauptstörfaktoren für jegliche Art der therapeutischen Atmosphäre und der darin angebotenen Methoden, Interventionen und Techniken ist eine störende Schallquelle.

Ich arbeitete eine Zeitlang in einem großzügig eingerichteten Gemeinschafts-raum eines Kinderheims mit Blick auf den Rasen des umgebenden Parks. Der Hausmeister fuhr jedoch ab Frühjahr alle drei Tage auf dem Sitzrasenmäher an meinem Fenster vorbei, winkte uns bei seinen Runden freundlich zu, bevor er wei-terfuhr …

Zunächst habe ich versucht, mich an den Mäh-Tagen zu orientieren, indem ich keine großen Angebote mit „Stille-Erfahrungen" machte. Stille immer als Basis für das nachfolgende Tun, in dem ein Bild oder eine Musikimprovisation ganz anders entsteht als ohne vorherige Stille. Diese Einflussnahme des Rasenmähers auf das Geschehen im Therapieraum ließ mich dann umziehen in einen weniger störungs-anfälligen Raum.

Der Raum um den Raum ist daher mitzudenken bei der Planung. Hörbare Nachbarschaften von Küchen oder Verkehrskreuzungen mit Ampeln, an denen dann bei Grün Tausende von PS hörbar werden, wirken so, dass keine Therapie besser ist als eine derart gestörte.

Zeit und Stille

Gemeint ist nicht die Therapiezeit, die oft vorgeschrieben ist von den Leistungs-trägern der Kassen oder Versicherungsträger (40 Minuten Einzelbegegnung, -the-rapie, 75 Minuten Gruppenbegegnung, -therapie), sondern die Eignung der Zeit
  – im Tagesablauf der Klientin bzw. der Gruppe,
  – im Tagesablauf der Institution oder Praxis,
  – im Blick auf die akustische Umgebung des Therapie-Raumes.

Wenn akustische Störfaktoren in der Nähe eines Therapie-Raums zeitlich bere-chenbar sind, dann ist es durchaus denkbar, die Zeiten der Therapien, der Be-gegnungen mit unseren Klienten so zu terminieren, dass Stille nicht mit Störung kollidiert.

Hat eine dem Therapieraum benachbarte Werkstatt (z.B. in Lebenshilfe-Ein-richtungen) feste Arbeits- und Pausenzeiten, dann lassen sich Therapien auch mit ihnen abstimmen und akustische Störungen vermeiden.

Die Möglichkeit des Erlebens von Stille ist für Therapeutin und Klientin/Grup-pe von derart zentraler Bedeutung, dass immer mehr Autoren Gindl folgen, die da meint, *dass Stille die Voraussetzung dafür ist, der Resonanz im Therapiegeschehen Raum zu bereiten.*

Re-Sonanz und Sonanz: Wir widmen diesem wichtigsten Phänomen in jeder Beziehung und erst recht in der therapeutischen ein extra Kapitel. Hier so viel:

Die Entscheidung der günstigen Zeit für eine Therapie entscheidet gleichzeitig über das Ja oder Nein von Stille als Raum für Resonanz.

*Sonare* = lat. heißt klingen. Der SONY-Konzern basiert auf diesem lateinischen Urwort. Re-sonare meint entsprechend zurückklingen. Jedes Hin und Her, gesprochenes oder gespieltes Hin und Her, jeder Call-Response im Blick ohne Worte und Spiel bedeutet das Schwingen der Schwingungen zwischen zwei oder mehreren Personen. Schwingungen, die man heutzutage auch messen kann, aber auch ohne diese Messbarkeit wissen wir, wann eine Atmosphäre dicht und dichter wird – aus der Stille heraus.

*In der Stille etwas gestalten*

Eher empfinden Patienten wie Therapeutinnen, dass etwas „aus der Stille heraus geboren" wurde. Aus der Stille heraus ein Bild hervorholen und gemeinsam betrachten, eine Fotografie, eine Postkarte. Aus der Stille heraus ein Bild malen, aus der Stille heraus das Summen einer Melodie, dann das Singen. Aus der Stille heraus erste Worte setzen …

Jeder, der meditiert oder betet, weiß um die Steigerung der Bedeutung von Wort, Ton, Bild, Theaterszene, wenn sie sich aus der Stille heraus entwickeln.

Manchmal entstehen künstlerische Gestaltungen aus dem Gegenteil von Stille heraus: einem intensiven, lauten Chaos. Wenn dieses ein kreatives Chaos wurde, dann dürfte der Anfang des lärmenden Chaos auch wieder – Stille gewesen sein.

Welche Zeit ist für einen suchtgefährdeten Jugendlichen im betreuten Wohnen oder für eine demente alte Dame im Altenheim oder für die Gruppen dieser Klienten im Tagesablauf geeignet?

Die Antwort wird individuell sein wie alles im therapeutischen Kontext.

*„Ich will diese Maltherapie nicht mehr missen – aber meine Mittagsruhe auch nicht …"* (Ein 74jähriger mit Alzheimer-Symptomen).

*„Klar komme ich zum Malen mit Musik, aber nicht nach 18 Uhr! Da trommeln wir in der Gruppe."* (Ein 16jähriger im Suchtentzug).

Wärme und Licht

Die Wärme im Raum, in den der Klient gehend oder fahrend kommt, ist die erste Hülle um seinen Körper nach seiner Haut. Der Raum ist die Hülle für diese Wärme und beide bestimmen die seelische Befindlichkeit derer mit, die in diesem Raum handeln. Ebenso wie sich die Beleuchtung des Raumes unterscheiden sollte von dem grellen Licht in Krankenhäusern oder in Heimen und Wohl-Befinden erzeugen hilft.

## 8.3 Wie ist die Luft hier?

### Atmosphären in therapeutischen Zusammenhängen

Die Bedeutung der Gestaltung von therapeutischer Atmosphäre ist in den letzten Praxisforschungsjahren aller sozialen und therapeutischen Berufe eminent gestiegen. Das „Instrument Atmosphäre" wird inzwischen als wichtiger angesehen als einzelne Methoden oder Interventionen oder „Techniken". Das Instrument Atmosphäre ist untrennbar mit dem „Containing" des Therapeuten verbunden, seinem Rollenanteil des Container-Seins.

> *„Eine konstruktive, vertrauensvolle, liebenswürdige Atmosphäre mit vielleicht allerlei Ungeschicktem in den Angeboten behandelt unsere Klienten besser als jede perfektionistische Methoden-Virtuosität ohne Wärme."*

Die amerikanische Therapeutin Elizabeth (E.McKim,1981) vermittelte dies eindrücklich als Person wie als Ausbilderin. Jan Sonntag formuliert in seinem Buch „Demenz und Atmosphäre" (2013) in einer nahezu poetischen Sprache einige der Atmosphären, die in allen Praxisfeldern künstlerischer Therapien wesentlicher Faktor der Beziehung und damit der Begleitung und Behandlung sein können, sein sollten.

### Die wichtigsten Funktionen in therapeutischen Atmosphären:

– Die Funktion der „Ummantelung"
  • Sie stimmt überein mit dem, was wir zum „Containing" als innerer Einstellung erarbeiteten. Ein verwandtes Wort wäre das „Umhüllen", das wir dem Gegenüber durch unsere Einstellung anbieten. Beides assoziiert den Schutzraum, der wir sein wollen und der Nachfolge des Mutterleibs ist.
– Die Funktion der „Bergung" gegenüber Unverstandenem und Angedeuteten
  • Von der Bergung zum Angebot der Geborgenheit findet sich wieder die Brücke zum Mütterlichen, zum Schutzraum.
– Die Funktion des Dezenten
  • Vom lat. *decere* („sich gehören") ist mit Dezentem im erweiterten Sinne die Unaufdringlichkeit gemeint, eine gedämpfte Atmosphäre. So wie der Literaturkritiker Marcel Reich-Ranicki „Eleganz" als etwas definiert, was dazu da ist, eine kleine Abweichung im „Schönsein" zu überlagern durch eben eine Verdeckung – so lässt sich das Dezente in einer Atmosphäre als behutsamer, takt-voller Umgang sehen mit dem, was unser Gegenüber in seiner Selbstwahrnehmung stört.
  • In jedem Altenheim, in jedem Heim für hirnverletzte Patienten, in jeder Reha für Schlaganfallpatienten wird dieser dezente Umgang Thema, weil in jedem Alterungsprozess oder jeder Verletzung die mehr oder weniger kleinen Schritte des Abschieds vom bisherigen Selbst-Bild Thema sind.

Abschiede, die durch Entdeckungen der Freude am eigenen kreativen Tun mit künstlerischen Medien ausgeglichen werden können.

- Wenn wir das lat. „sich gehören" auseinandernehmen und den Kernbegriff „Hören" bedenken, dann ist das Dezente, die Unaufdringlichkeit unserer Einladungen an die Gegenüber, wieder rückführbar auf unsere Fähigkeit des Hinhörens, Zuhörens auf das, was das Gegenüber in den Container seiner Beziehung zu uns hineintut. So wenig spürbar es sein mag.
– Die Funktion des gemeinsamen Anwesend-Seins
- Oft genug sind unsere Besuche mitsamt den Künsten als unserem „Spielzeug" für den hochbetagten Besuchten die letzte Repräsentanz seiner früheren kulturellen Identität.
- Oft genug sind sie für die Kinder und Jugendlichen und Adoleszenten in den Institutionen öffentlicher Sozialisation oder in Heimen die Brücke zu neuem inneren Erleben anlässlich und ausgelöst durch Bild, Klang, Form, Bewegung.

Die Funktionen des Einladenden, des Verbindenden, des Freundlichen, des Ausgleichenden, des Entlastenden, wie Sonntag sie ausführt, sind weitere Ringe um den Stamm der Kernatmosphäre.

Sammeln wir weitere Funktionen von Atmosphären zu denen von Jan Sonntag, die auf Geborgenheit, auf Sicherung, auf mütterliche Prinzipien (die auch in jedem Mann wirken) abzielen:
– Die Atmosphäre des Dynamischen, Kraftvollen
– Die Atmosphäre des Komischen
– Die Atmosphäre des Vergnügens
– Die Atmosphäre des Ausdrucksstarken
– Die Atmosphäre des Leisen, des Flüsterns, der Stille.

### Ergotrope und trophotrope Atmosphären

Diese beiden Begriffe kommen im Blick auf die künstlerischen Medien bisher nur auf Musik bezogen vor. Wir werden hier die beiden Begriffe als Beschreibungsmöglichkeiten auch auf andere künstlerische Medien beziehen. Besonders dort, wo diese Medien (Malen, Bewegung, Tanz, Film, Szenisches Spielen) in Verbindung mit rezeptiv gehörter oder aktiv gespielter Musik „spielen".

Ergotrope Musik hat im vegetativen Haushalt der meisten Menschen (der Haushalt in uns, auf den wir keinen willentlichen Einfluss haben) über den Sympathikus eine aktivierende, stimulierende Wirkung. Wir kennen das „ergo" (von ergein, griech.= aktivieren) von der Ergotherapie. Physisch messbar sind dabei sich verengende Pupillen, zunehmendes Atmungstempo, beschleunigter Kreislauf, erhöhter Hautwiderstand u. a. Entsprechend wirkt trophotrope Musik über den Parasympathikus und gegenteilig auf die soeben genannten physischen Reaktionen.

In der Praxis beobachten wir nun auch Atmosphären, die ergotrop wirken auf den Einzelnen und auf eine Gruppe: Bewegungsspiele, in denen sich die Bewegungsfiguren wiederholen, gleich ob mit den Fingern getanzt wird vom Rollator aus (Sitztanz) oder mit dem ganzen Körper im Stehen, wirken ergotrop.

Dasselbe gilt für freien Ausdruckstanz zu bestimmten Stimmungen oder für Malen zeitgleich zu Musik. Dynamisch kräftiges Singen einzelner Tonfiguren oder Lieder bewirkt eine ergotrope Atmosphäre. Selbst dann setzen die ergotropen Reaktionen des Körpers ein, wenn das Lied nicht gefällt.

Trophotrop – der Begriff der Biologie kommt ebenfalls aus dem Griechischen (trophein) und umschreibt Nahrung, Ernährung, Sättigung, Füllung und die ruhige Auswirkung auf den Menschen.

Wenn wir also künstlerische Medien in die Beziehung hineinholen, dann wirken diese sich immer auch direkt auf die Atmosphäre aus. Beispiel: Wenn wir einen Filmausschnitt auf dem Tablet mit dem einzelnen Gegenüber oder in der Gruppe zusammen ansehen, gleich ob Comic oder Spielfilm, ob mit Sprache oder ohne, mit Musik oder ohne – die Atmosphäre wird damit geladen: Ergotrop oder trophotrop.

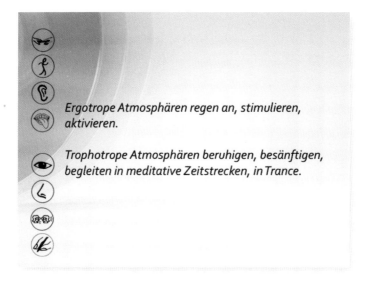

*Ergotrope Atmosphären regen an, stimulieren, aktivieren.*

*Trophotrope Atmosphären beruhigen, besänftigen, begleiten in meditative Zeitstrecken, in Trance.*

Die praktische Nutzung dieser Begriffe zeigt, dass wir uns auch der biologisch-medizinisch wichtigen Reaktionen unserer Klienten auf Atmosphären bezogen bewusst sind.

Der berühmteste Wirkfaktor ist dabei die Stimme der Begleitung: unsere Stimme. Zwischen dynamischer Schärfe, „Kommandoton", und ruhiger, zuwendender „An-Sprache" ohne den Stil einer Ansprache liegt für therapeutisch orientierte Begleitungen ein breites Spektrum der Gestaltung von Nähe und oft auch nötiger Distanz.

✳

Bei unseren intuitiven Entscheidungen, welche Medien wir *während* der therapeutischen Begegnung oder bei unseren Planungen *vor* der Begegnungsgestaltung einbeziehen, wird immer eine entscheidende Rolle spielen, was für eine Atmosphäre unserem Klienten, unserer Klientel dann gut tun wird in der Begegnung.

Immer haben wir diese Möglichkeiten:
- Wir können eine Atmosphäre unterstützen, die der Befindlichkeit unseres Klienten entspricht.
- Wir spielen (musikalisch, im Ausdruckstanz, auf dem Papier mit Farbe, mit Maske oder Puppe/Stofftier) etwas zum Lachen, zum Vergnügtsein, wenn wir dieses in der heutigen Befindlichkeit beim Gegenüber antreffen. Und treffen uns so mit ihm.
- Oder wir spielen Trauriges, Enttäuschtes, weil wir dieses in und um das Gegenüber fühlen.
- Oder wir spielen das eher Verhaltene, Traurige, Enttäuschte, weil wir das Lachen, das Fröhliche im Gegenüber als Decke empfinden, mit der etwas zugedeckt werden soll.

Dann wäre das ein komplementäres Spielen. Wir tun zu dem Einen, was wir antreffen, das Andere, was wir auch fühlen im Gegenüber.

✻

Die Vorstellung, was Atmosphären alles transportieren können, schafft schon für sich eine Atmosphäre des Kreativen, das wir im Sinne des neuen Verständnisses von Basaler Bildung in jedem Gegenüber voraussetzen dürfen. Dann ist es auch da und wartet, was Viktor E. Frankl in seiner Logotherapie mit „Geistigem" meint und das er seit seinen Erfahrungen als Gefangener und Psychiater im KZ reaktiviert sah durch kleine und kleinste künstlerische Formungen und Gestaltungen (Gedicht, Lied, Bild, Pantomime).

Therapeutische Atmosphärenschaffungen sind das denkbare Gegenteil von „maligner Atmosphäre" (*malus,* lat. = schlecht). Auch sie ist weiter in dieser Welt und meint menschenunwürdige Begleitung, die Persönlichkeit des Gegenübers störende, verstörende und zerstörende Begleitung, die den Begleiteten nicht sieht, sondern nur den Job der Dienstaufgabenerfüllung.

„Maligne" stammt eigentlich aus der Tumorforschung (maligne Tumore) und meint die Milliarden entarteter, bösartiger Zellen, die in gesundes Gewebe eindringen und dieses zerstören.

Im übertragenen Sinne sind therapeutische Atmosphären die Gegenwelt zu „entarteten" Schnell-Schnell-Pflegeaktionen, die der Art des Menschseins widersprechen.

Einen Moment noch für ein Wort:
Was heißt „entartet" genauer? *Ars* (lat.= Kunst) steckt darin und entartete Kunst war ein finsterer Begriff des Nationalsozialismus, der den Künstlern die rechte Kunst

vorschrieb. „Entartete Kunst", also Kunst, die keine ist, haben wir aber auch weithin außerhalb jeder Politik. Dort, wo wir die Gestaltung der Beziehung als kunstvolle Aufgabe vergessen oder nie kennengelernt haben, wirkt sie auch: die entartete Kunst. Die Rückkehr der Künste in die Heilberufe (frei nach Hillman) bewirkt dort, wo dies geschah und geschieht, eine sofort spürbare Änderung der Atmosphäre.

Stellen wir uns folgende Szene vor:

Eine Therapeutin, die ein großes Vierfarb-Poster mit lauter abgebildeten Türen vor sich her trägt, bunte Bauernhaustüren, verfallene Türen, geschmückte Türen, schlichte Türen, betritt das Patientenzimmer einer Palliativstation, in dem sich Klient und Angehörige aufhalten. Sie nickt freundlich in die Runde. Es verändert sich sofort etwas. Bevor die Therapeutin etwas sagt. Bevor nach der Begrüßung die Worte zum Thema geformt werden „Was sind Türen? Was ist hinter den Türen? Vor den Türen?"

Die Therapeutin könnte auch mit einer Gitarre den Raum betreten und versehentlich beim Schließen der Tür die beiden unteren Saiten des Instruments gestreift haben, so dass ein Zweiklang durch den Raum schwingt. Auch das würde die Atmosphäre sofort ändern.

Die allernächste Zukunft ist durch die Person der Therapeutin und ihr Spielzeug (Bilder, Gitarre) für alle offenbar anders, als erwartet. Ob wir nun eine Überraschung ankündigen („ich habe Ihnen heute etwas mitgebracht …") oder ob wir aus einer Stille heraus erste Töne in den Raum summen oder singen oder einen Besuch zu unserem Klienten begleiten, der ein Kuscheltier aus dem früheren Zuhause unseres Klienten mitgebracht hat – es verändert die Atmosphäre.

Ziele sind nur dazu da, eine Richtung zu weisen, nicht, sie zu erreichen. Die Ziele unserer Begleitungsarbeit mit künstlerischen Medien sind sich immer ähnlicher geworden in den sozialen und klinischen Berufen:

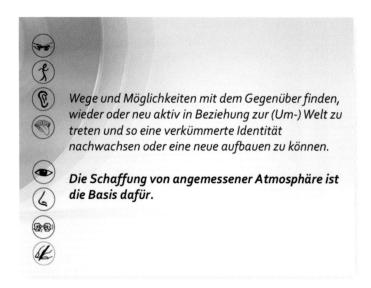

*Wege und Möglichkeiten mit dem Gegenüber finden, wieder oder neu aktiv in Beziehung zur (Um-) Welt zu treten und so eine verkümmerte Identität nachwachsen oder eine neue aufbauen zu können.*

**Die Schaffung von angemessener Atmosphäre ist die Basis dafür.**

## 8.4 Ressource und Resilienz

Bei Resilienz und Ressource denken wir zunächst an die Stärken und Kräfte, die ein Mensch mit therapeutischer Begleitung wieder oder neu entdecken kann (Fähigkeiten, Begabungen).

Ressource meint allgemein Hilfsmittel. Auf den Menschen in therapeutischen Zusammenhängen bezogen sind dies seine inneren Stärken und Kraftquellen (Erfahrungen, Kenntnisse, Begabungen), von denen die meisten nicht wissen oder sie gar anwenden.

Ressource kommt aus dem Lateinischen (*resurgere* = hervorquellen) und lässt uns Ressourcen in einer Persönlichkeit suchen. Ressourcen sind verwandt mit Resilienzen. Auch hier hilft das lateinische Ursprungswort: *re-silire* = abprallen, zurückspringen.

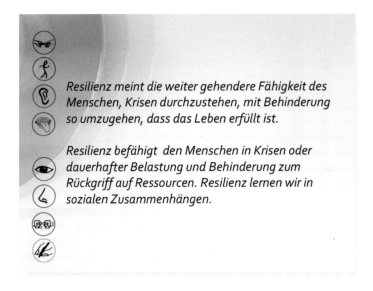

Resilienz meint die weiter gehendere Fähigkeit des Menschen, Krisen durchzustehen, mit Behinderung so umzugehen, dass das Leben erfüllt ist.

Resilienz befähigt den Menschen in Krisen oder dauerhafter Belastung und Behinderung zum Rückgriff auf Ressourcen. Resilienz lernen wir in sozialen Zusammenhängen.

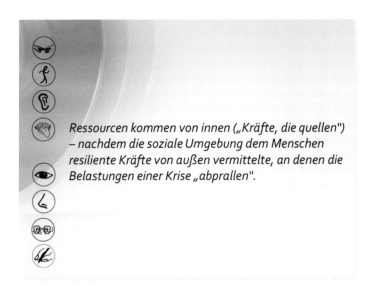

Ressourcen kommen von innen („Kräfte, die quellen") – nachdem die soziale Umgebung dem Menschen resiliente Kräfte von außen vermittelte, an denen die Belastungen einer Krise „abprallen".

Resilienz – was prallt nun von ihr ab, wenn sie Ressourcen zu Tage fördert? Abprallen können Isoliertheit, Resignation, Depressivität, Teilnahmslosigkeit.

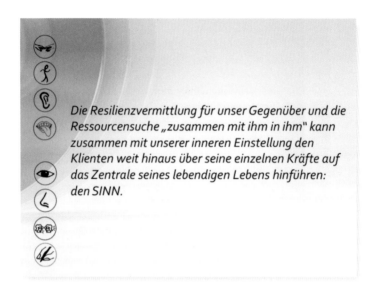

Die Resilienzvermittlung für unser Gegenüber und die Ressourcensuche „zusammen mit ihm in ihm" kann zusammen mit unserer inneren Einstellung den Klienten weit hinaus über seine einzelnen Kräfte auf das Zentrale seines lebendigen Lebens hinführen: den SINN.

Sinn, Sinnvolles, Sinngebendes kann von unseren Klienten erfahren werden, indem wir mit ihm zusammen sind und Beziehung gestalten. Unabhängig von Können, Begabung, Talenten und Stärken kann jedem noch so verletzten und behinderten Menschen Sinn für sein Leben vermittelt werden.

*Sinngebung ist das übergeordnete Ziel auch der kleinsten künstlerischen Gestaltung in Gegenwart des Klienten. Der Nachfolgebegriff der Basalen Stimulation – „Basale Bildung" – meint eben diesen Sinn, der in jedem Gegenüber ist und auf Entwicklung durch weitere „Gaben" wartet, die nur von wieder seinem Gegenüber kommen können: uns.*

„Mikro-Momente" des Geistigen möchte ich sie nennen und sie ereignen sich im kleinsten Lied, in kurzen Melodien, in Gedichten ob lang oder zweizeilig, in winzigen Szenen, in Zeichnungen. Sinn ereignet sich in der Kunst immer. Selbst wenn sie sich scheinbar „un-sinnig" zeigt, so zeigt jede kreative Äußerung mittels der künstlerischen Medien einen Sinn.

Erwachsene staunen, sind manchmal tief bewegt, wenn sie auf der Station einer Kinder-Onkologie erleben, wie die kleinen Patienten auf die rote Pappnase reagieren, die sich die Ärzte während einer Visite aufsetzten.

Angehörige einer dementen Patientin glauben ihren Ohren nicht trauen zu können, wie viele Strophen ihre Großmutter von dem Lied „Ein Vogel wollte Hochzeit machen …" auswendig weiter sang, als der Musiktherapeut und zwei hospitierende Studierende aufgehört hatten und in die instrumentale Begleitung flohen, weil sie nur die ersten drei Strophen kannten. Vierzehn Strophen hat das Lied und die alte Dame kam bis zur neunten Strophe.

Wichtiger aber war im therapeutischen Gespräch nach dem Vogel-Hochzeitslied die Erinnerungskraft an die eigene Hochzeit, an die Gäste, die einfachen Gäste und die schwierigen.

Erinnerung an die Liebe, an die erste, an die letzte – an die jetzige, die oft die Therapeutin, den Therapeuten meint, ohne diese zu meinen. Übertragungsbeziehung nennt die Psychologie es, wenn die Gefühlswelten aus einer früheren Beziehung auf die Therapeutin, die Pflegerin, die Erzieherin, die Heilpädagogin buchstäblich über-tragen werden. Übertragen werden können Gefühlswelten positiver, offener, herzlicher, liebevoller Prägung – und die zugehörige Gegenwelt der Abwehr, des Widerstandes, des Misstrauens, des Versteckens, Verbergens aufgrund miserabler Erfahrungen. Und miserabel meint elende Erfahrungen, unglückliche, beklagenswerte.

Alles soll Platz haben in uns als Container, als Zusammenhalter der Beziehungsfähigkeit, das Liebevolle, das Beklagenswerte.

Halten wir diese Welten und Gegenwelten unseres Gegenübers (auch eine Gruppe ist ein Gegenüber) aus – dann zeigt sich für unseren Klienten, dass die Beziehung „trotz"dem hält, trotz seines Trotzes. Und dies Aushalten verändert seine Beziehungserfahrung, lässt ihn eine andere machen. Im Gegensatz zu mancher in der Vergangenheit.

✳

*Bei Rückzug, Zurückhaltung von Einladungen: Es gibt keinen passiven Zustand, sondern nur aktive Zurücknahme. Aktive Zeichen von Abwehr (im allgemeinen Tagesablauf) oder Widerstand (in der therapeutischen Begegnung) sind immer auch Schutzfunktionen.*
*Diese sind nie statisch. Sie warten auf Veränderung in der bisherigen Atmosphäre.*

Atmosphäre lebt von der Beziehung von uns zum Gegenüber, zum Klienten. Diese Beziehung lebt nicht nur aus der Gegenwart der jetzigen Begegnung heraus, sondern auch aus den Erfahrungen heraus, die unser Gegenüber in der Vergangenheit machte. Eine der wichtigsten Erfahrungen war die Erfahrung der Bindung an frühe und folgende Bezugspersonen.

Welch unpersönliches, Persönliches ausschließendes Wort: Bezugsperson … Die Literatur dazu meint eigentlich damit die Person(en), an denen der kleine Mensch die Erfahrung von Bindung anband.

Diese Erfahrungen bringt unser Klient mit in die Gestaltung der Beziehung zu uns, den Helfern, den Begleitern.

Entsprechend geht es in einem späteren Kapitel um Beziehung und Bindung.

## 8.5 Sprache im Gespräch

### Gedanken zum Sprechen im Umgang mit nichtsprachlichen Medien

Gerade beim Gestalten mit künstlerischen Medien, die wenig, weniger oder gar keine Worte einbeziehen, ist unser Umgang mit Worten umso wichtiger.

Natürlich lernten wir noch, dass Sprechen und die Entwicklung zu Sprache nötig sei für das Überleben des Menschen, der ohne Sprache nicht versteht und nicht verstanden wird. Natürlich lernten wir noch, dass die Neandertaler und andere Vorfahren deshalb untergingen, weil sie sich noch zu wenig austauschen konnten. Das ist nicht nur rasant überholtes Wissen von damals, sondern auch falsches: Die Verstehensmöglichkeiten des Menschen würden durch die zwischenzeitliche Erforschung seiner Mikro-Kommunikationssignale die damaligen Lehrer nicht nur staunen lassen, sondern beschämen, wie wenig sie beobachteten.

Dennoch gilt die Sprache der Wörter als Medium Nr. 1.

Für die in jeder Welt verborgene Poesie, die es überall zu entdecken gelte, formte der Dichter Joseph von Eichendorff die Zeile „Triffst du nur das Zauberwort". Musiker und Musiktherapeuten variieren es natürlich mit eigenem Bezug: „Triffst du nur den richt'gen Ton …". Maler hoffen auf den richtigen Farb-Ton.

Eine weitere Nutzung dieses „Tons" finden wir in Benimm-Schulen wie Knigges „gutem Ton" und auch noch ein bisschen in der Frage des Friseurs an die gewünschten Farbtöne seiner Kunden für deren Haartracht. Das „Treffen" von Zauberwörtern ist hier nicht gemeint. Wohl aber die Hilfestellung durch ein bewussteres Umgehen mit den Worten der Alltagssprache. Gerade dort, wo wir sie inflationär oft nutzen oder zu karg.

Jedes Wort umschreibt eine Welt. Und die will verstanden sein. Von dem, dem wir die Worte sagen. Von uns, die wir Worte verstehen wollen.

Eine wahrlich enge Verwandtschaft pflegt Eichendorffs Anspruch an das Wort zum musikalischen Ton. Denn der Ton macht nicht nur die Musik, sondern der Ton macht auch das Wort. Unsere Stimme nutzt dieselben Bausteine wie die Musik: Dynamik, Rhythmus, Klang, Melodie. Nur lassen wir unsere Stimme diese Bausteine zu wenig nutzen.

Aber die Stimme bei Informationen, die alle im Raum hören sollen, zu erheben oder zu senken bis zum Flüstern, also Dynamik (*dynamos,* griech. = Kraft) einzusetzen, gibt dem, was wir sagen wollen Klarheit, Nachdruck, Nachhaltigkeit. Unsere Stimme geht in das Melodiöse, singt oft genug von selbst, wenn wir uns einer

Wiege nähern, mit einem Kind spielen. Da hören wir unsere Stimme jauchzen, albern, theatralisch trauern oder traurig mitfühlen, wenn das Kind sich verletzte.

Apropos Kleinstkind und Atmosphäre. Längst vor dem wachsenden Erwerb der Sprache (ab ca. Ende 2. Lebensjahr) „versteht" das Kind zwar nicht die Bedeutung der Worte, aber es versteht schneller und tiefer als in den Folgejahrzehnten das Wichtigste: Wie die Worte des Erwachsenen klingen, wie die Atmosphäre damit beeinflusst wird. So oder so.

Für in welcher Weise auch immer sprachlich beeinträchtigte oder behinderte Gegenüber gilt dies auch: Die Wirkung des Gesagten in seiner Umgebung auf die Atmosphäre wird von ihnen schneller, sensibler verstanden als von denen, die die Sprache beherrschen.

Die eigentliche musikalische Bandbreite, die unsere Stimme noch in der Kindheit besaß, wird meistens zur Bandenge, wenn wir erwachsen werden. Wir bewundern die Profis der Stimme auf der Bühne des Theaters, im Film – dabei waren wir selbst einmal Profis und drückten alles, was uns drückte und beglückte, stimmlich aus.

Das englische Wort für Erwachsene (adult) oder erwachsen sein (to be adult) heißt in der weiteren Bedeutung des alten Langenscheidt-Lexikons „Verfälschter", „verfälscht sein". Im Blick auf die Un-Befangenheit unserer Stimme, die mit dem Älterwerden befangen wird, trifft dies Verfälschtsein ebenso zu wie auf unsere frühere Fähigkeit zum Spiel, zum Spielen.

Die Einladung zum kreativen Spiel mit künstlerischen Medien in den Praxisfeldern der sozialen Berufe, die sich allen Altersstufen widmen, ist immer eine Wiederkehr und Aktivierung zu den enormen gestalterischen Potenzialen, die wir hatten – und wir wieder haben können. Im Kleinen wie im Großen.

❊

Es geht um bewussteren Umgang eben auch mit dem Medium, das unser aller Leben leider am meisten beherrscht: das Wort, die Wörter, die Sprache. Nicht um den Verzicht auf Spontaneität, ABER um den Verzicht auf Wörter und Formeln, die eben unsere Bewusstheit und Authentizität und oft genug vitale Spontaneität abbremsen, erschweren.

Wer Liederbücher wie den alten „Kilometerstein" oder „Die Mundorgel" kennt oder ihrer habhaft werden kann, kennt auch das hinreißend komische Spiel der Sprache mit ihren Worten. Und lädt zu kleinen Wechselgesängen ein wie diesen:

*„Oh hängt ihn auf, oh hängt ihn auf,*
*oh hängt ihn auf, den Kranz von Lorbeeren.*
*Oh hängt ihn auf, oh hängt ihn auf,*
*ihn unsern Fürst, den wollen wir heut ehren.*
*Oh hängt ihn auf,*
*ihn unsern Fürst,*
*oh hängt ihn auf,*

*ihn unsern Fürst,*
*ihn unsern Fürst, den wollen wir heut ehren."*

*„Es grüßt dich Schwein –, es grüßt dich Schwein –*
*Es grüßt dich Schweinfurts edle Bürgerwehre ..."* usw.

Solches Verständnis und der Gebrauch von unserer Sprache zwischen Alltag, Spiel, im „Theater auf der Bettdecke", Singen und Poesie mit Witz und Nachdenklichkeit (Erich Kästners Gedichtsammlung „Die dreizehn Monate" oder die von Christian Morgenstern) verändern uns ganz von selbst. Weiten unsere Sprache, weiten deren Musik. Erweitern uns und unsere Gegenüber.

## 8.6 Kleine Hilfen fürs Gespräch

Diese Hilfen sind dann umso wichtiger, wenn weniger gesprochen wird – wie im Handeln mit künstlerischen Medien. Oder dort, wo sehr viel und oft genug zu viel gesprochen wird.

### „Aber ..."

Wenn wir das Wort „Aber ..." hören, von anderen oder von uns selbst gesprochen, bedeutet das immer – immer! – eine Zurückweisung des vorher Gesagten.
    Bekannteste Beispiele:

*„Ich bin ganz deiner Meinung, aber ..."* und dann folgt die andere Meinung.
*„Ich will Ihnen nicht zu nahe treten, aber ..."* und dann tritt jemand nahe, oft über eine Grenze.

Sogar, wenn wir uns selbst im freien Redefluss „be-abern" ist dies so:

*„Ich meine damit Folgendes, aber wenn ich es recht bedenke ..."* und das Folgende weicht zumindest ab vom vorher gesagten.

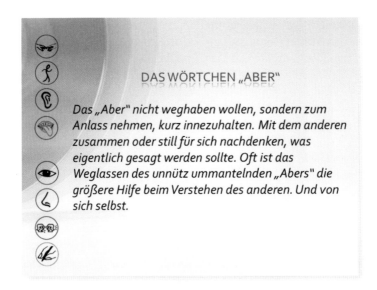

**DAS WÖRTCHEN „ABER"**

*Das „Aber" nicht weghaben wollen, sondern zum Anlass nehmen, kurz innezuhalten. Mit dem anderen zusammen oder still für sich nachdenken, was eigentlich gesagt werden sollte. Oft ist das Weglassen des unnütz ummantelnden „Abers" die größere Hilfe beim Verstehen des anderen. Und von sich selbst.*

Mit Freundlichkeit, Höflichkeit, Respekt können wir anders formulieren. Etwa

*„Ich verstehe gut, was du meinst. Jetzt will ich meinen Gedanken dazu tun ..."*

*„Ich sehe unruhigere Bewegungen bei Ihnen – und möchte gerne verstehen, was sie meinen. Ist es vielleicht ...?" So vorsichtig gefragt engen wir keinen ein, laden ein zum Mehr an Ausdruck.*

„Eigentlich"

Wie das „Aber" ist das Wörtchen „eigentlich" immer spannend und regt zur Untersuchung ein, zum Suchen, was gemeint ist.

*Jemand redet. Und redet. Plötzlich taucht es in der Rede auf. „Eigentlich ..."*

Was war dann das, was vorher geredet, gesagt, gemurmelt, geflüstert wurde? Uneigentlich? Nicht richtig, nicht vollständig gemeint?

Wenn wir „eigentlich" auseinandernehmen, dann geht es richtig in die Tiefe: Eigen – Eigenes – Eigentum ...

„Vorsicht, Junge, mit der Vase. Tante Ulrike geht mit ihr besonders eigen um ..." Mit dem oder ähnlichen altmodischen Sätzen wuchs ich noch auf. Aber das Eigensein, das Eigentliche wächst in unserer heutigen Sprache mehr denn je.

Es sind nicht nur Gegenstände, weit mehr sind es Gedanken, noch mehr sind es Gefühle, die jemandem eigen sind. Eigen-tlich.

Es zeigt etwas Possessives, etwas Besitzorientiertes. Etwas, was mit Eigen-tum zu tun hat.

Manchmal wollen wir Eigentum teilen. In Beziehungen, in denen uns Sympathie nicht nur leicht fällt, sondern ein Bedürfnis ist. Es gibt sie weiterhin, die Liebeslieder, in denen wir uns mit Haut und Haaren, mit unserem Eigentum dem anderen schenken wollen. „Dein eigen will ich sein …"

Weniger großzügig damit, sich selbst mit der eigenen Eigentümlichkeit dem anderen zu-eignen zu wollen, gehen wir mit Geschenken um. Bücherwürmer, Kunstfreunde, Komponisten, Nippes-Sammler sind es, die dem anderen etwas „zu-eignen"…

Oft verbinden sich „aber" und „eigentlich":

*„Aber eigentlich will ich sagen …."*

Es lohnt sich wieder, dass wir uns selbst zuhören und anderen. Und dann uns selbst befragen: „Was ist das mir eigentlich Wichtige?"

Weiter führt der Austausch von „Was" und „Wie": „Wie ist es mir (dir, Ihnen) eigentlich wohl?"

Mit dem Wort eigentlich umschreiben wir etwas Kernhaftes, was vorher noch nicht Raum hatte. Warum auch immer …

Die Antwort auf Warums ist meistens wieder die Erforschung des „Wie". Wie war das vor dem „eigentlich" Gesagten? Hinführung zum Kern, zum Eigentlichen? Oder Ablenkung, Unklares, Irritation durch die Art des Zuhörens, das bis jetzt nicht bereit war für „Eigentliches"? Für etwas, was dem anderen „eigen" ist. Womit er „eigen" umgeht.

„Vorsicht, Junge, mit der Vase aus China. Tante Ulrike ist mit ihr sehr eigen …"

Das ist zwar eine vergehende, altmodische Sprache, aber (merken Sie: „Aber", ich schränke gerade vorher Gesagtes ein …), aber die Funktion des „Eigentlichen" ist verwandt mit der Hütung von Gegenständen.

Die Vase von Tante Ulrike: Ich ging mit ihr so übervorsichtig um, dass ich sie natürlich eines Tages umrannte. Genauer: Es war unser Dackel. Aber für Tante Ulrike war ich es, der sie zerdepperte. Zuviel Fixierung auf Vorsicht, auf Innehalten, auf Behutsamkeit, Aufpassen und Reflektieren führt leider auch wieder zu deren Gegenteil.

„Wollen Sie heute nicht mehr mitmachen?"

Angenommen eine Gruppensituation – oder eine Einzelbegegnung:

*Wir sehen Signale beim Gegenüber, die wir als Zeichen des Widerstandes oder von Unlust oder auch nur des Rückzuges aufgrund von Müdigkeit lernten: Jemand lehnt sich zurück, verschränkt die Arme, schüttelt ein bisschen oder ein bisschen mehr den Kopf oder verdreht die Augen. Oder wird mit der Stimme langsam immer leiser …*

*Manchmal auch sehen wir nur mehr oder weniger zurückgehaltene Tränen und interpretieren sofort.*

*Wir hören uns oft fragen:*

*„Wollen Sie nicht mehr?"*

*„Machen Sie nicht mehr mit?"*

*„Wird es Ihnen zu viel?"*

Oft genug mag unsere Aufmerksamkeit stimmen und es ist so. Dann nickt der Betreffende und ist froh, verstanden zu sein.

Noch häufiger irrt sich unsere Wahrnehmung und wir erleben uns im Projizieren. *Pro-iacere* (lat.) meint die Übertragung dessen, was eigentlich in mir steckt, auf das Gegenüber oder die ganze Gruppe. Denken wir an den guten, alten Diaprojektor. Wir Menschen sind oft wie die: Das große, projizierte Bild an der Wand – stammt vom kleinen Dia im Apparat. Wir projizieren Gutes und noch mehr, was das Gute bremst.

Hinter dem Vorwurf, den wir manchmal innerlich jemandem machen („du magst mich nicht …") steht dann die eigene Ablehnung dessen, der gar nichts gegen uns hat. Hinter den Signalen, die wir aufnehmen, steckt ganz etwas anderes: Die Angst vor dem Abschied aus dieser Begegnung (weil wir vielleicht auf die Uhr schauten).

Oder der Wunsch, nicht weiter in der Gruppe zusammen kreativ sein zu wollen. Weil der Betreffende in der Einzelbegegnung erhofft, mit Ihnen allein malen zu können, mit Ihnen allein zu Fotos im Album Lieder erinnern möchte, sich allein alte Briefwechsel vorlesen lassen will, in denen Persönliches steht und auf Meinung wartet, auf lange vermissten Austausch, auf Teilung durch Mitteilung.

Eigenes Denken gehört nicht direkt in die Frage, sondern muss überprüft werden.

*„Ich sehe, dass Sie die Schlegel vom Vibraphon zurückschieben …?" Eine kleine Pause vor dem Fragezeichen dahinter führt oft genug dazu, dass das Gegenüber von sich aus mehr ausdrückt. Verbal oder lautlich (Mmh, „Jo …") oder körpersprachlich.*

*„Ich sehe, dass Sie das Tablet mit dem Zeichenprogramm wegschieben …?"*

Wenn weiter Unklarheit besteht und zunimmt – dann können wir immer noch direkter fragen:

*„Sehe ich das richtig, dass Sie lieber …?"*

Direkte Fragen sind solche Überprüfungsmöglichkeiten und zeigen dem Gegenüber zudem, wie stark die Wahrnehmung und Aufmerksamkeit ihm oder ihr gilt.

∗

Der Psychologe Manfred Prior (M. Prior, 2002) entwickelte mit Kolleginnen und Kollegen 15 Gesprächshilfen gar als „Regel", die bekanntlich lernbar sind und nannte sie „Mini-Max-Interventionen". Er verstand seine Wortformeln nicht als weitere Formeln mit der Gefahr zur Hohlformel zu werden, sondern als Angebote in der Beziehung, die einen minimalen Aufwand mit oft maximalem Erfolg verbinden.

Einige dieser Regeln sind derart wunderbare Soforthilfen, dass ich mich seit dem Erscheinen von Priors kleinem Büchlein nur wundere, dass nicht die ganze Welt, mindestens die, die sich sozial nennt, diese „Regeln" kennt und anwendet. Sie sind mitnichten nur in Therapien hilfreich. Ich gebe sie in Kurzform hier weiter für den Alltag des Sprechens. Egal ob wir mit Kindern sprechen oder Hochbetagten. Oder mit Menschen, denen gegenüber wir ausdrücklich unsere Sprache weiter anbieten sollen, weil ihre eingeschränkt oder verkümmert ist. Denn bewusste Sprache und Sprechen ist fester Teil unserer Kultur und der unserer Gegenüber. Selbst wenn sie nicht selbst zu sprechen lernten.

### Soforthilfe „VW-Regel":

Statt Vorwurf: Wunsch. „Können Sie/kannst du diesen Vorwurf als Wunsch formulieren?" In der Zweierbeziehung oder der Gruppe begegnen wir oft Menschen, die den Kontakt mit uns mit einem Vorwurf beginnen. Raumpflegerinnen und Nachtschwestern, -pfleger, PflegerInnen und Besuchsdienste der Kirchen und sozialen Einrichtungen können Lieder davon singen. Die Regel heißt dann VW anwenden. Wenn wir das in freundlichem Ton schaffen, dann bedeutet die Anwendung dieser Regel eine Überraschung für das Gegenüber. „Können Sie einen Wunsch äußern?"

Anm.: Die VW-Regel hilft auch fast allen Helferinnen und Helfern – zu Hause!

### „Bisher" und „In der Vergangenheit …"

Je mächtiger unsere Gegenüber der Sprache sind, desto mehr können sie mit ihr Freude äußern, können sie scherzen, können sie ihre Wünsche ausdrücken.

In vielen Praxisfeldern – z. B. der Heilpädagogik – sind unsere Gegenüber mitnichten der Sprache mächtig. Und dennoch wunderbar ausdrucksstark. Wir begegnen dort nicht selten Gegenübern, die in anderen Sprachen als der Sprache der Worte die Welt mit Ausdruck füllen und sich und uns erfüllt fühlen lassen.

Aber es gibt die gegenteilige Welt. Je mächtiger manche der Sprache sind, desto sicherer malen sie uns die Beschwerden, Schmerzen und Belastungen aus. Oft genug gewöhnen sich die Klagenden an ihre Klagen als „Türöffner" im Sinne eines sonstigen „Guten Morgen":

*„Haben Sie eine Ahnung, die Nacht war fürchterlich!"*

*Oder „Guten Tag“: „Ach, was heißt schon ‚guter Tag‘. Jeden Tag ist hier doch immer dasselbe los – nämlich nischt.“*

*Oder „Guten Appetit“: „Ja, von wegen, es bekommt mir ja nie, das Essen hier ...“*

*Oder „Man hat mich nie besucht in meinem Leben. Nie ...“*

Unzufriedene, unerfüllte Menschen konditionieren ihre Klagelieder. Und dies oft genug, obwohl die Gegenwart alle Chancen der Änderung bietet.

Eine kleine Atempause solcher „Serien-Klagen“ ermöglicht folgende Feststellung, die beim Gegenüber eine Änderung bewirken kann:

*„Ich verstehe Sie/dich gut. **In der Vergangenheit** waren Ihre Nächte immer fürchterlich ...*

*„... **bisher** hat Ihnen das Essen nie geschmeckt ...“*

*„... **bisher** ... hatten Sie nie Besuch in Ihrem Leben“.*

Der „Trick“ hat in den verschiedenen „Gesprächsschulen“ verschiedene Namen: Spiegeln, Ankoppeln, Andocken, Paraphrasieren an das vom Gegenüber Bejammerte.

Die kleine Einbeziehung von „bisher“ oder „in der Vergangenheit“ bewirkt im Unbewussten, manchmal auch sofort im Bewusstsein einen Unterbruch. Dem bisher unwidersprochenen „Nie, Immer, Dauernd ...“ wird auf eine unauffällige, verstehende Weise widersprochen. Oft genug schließen sich kleine Gespräche an, wie und was geändert werden könnte. Siehe „statt Vorwurf Wünsche äußern“.

Zum „nie erlebten Besuch“: Wir können durchaus die morgendliche Raumpflege, das Ritual des Waschens zu ‚Kurzbesuchen‘ umfunktionieren. Und noch besser können wir im Zimmer oder am Bett des Gegenübers unser Erscheinen mitsamt unserer Spielabsicht als „Besuch“ anbieten. Regelmäßiger Besuch ...

*„Es wird einfach nicht besser ...“*

*„Es gibt überall nur Probleme ...*

*„Meine Beschwerden gehen nie mehr weg ...“*

Ein behutsamer Einbau des „noch nicht“ kann auch Positives bewirken.

*„Noch wird es nicht besser, noch ...“*

Daran ließe sich auch sinnvoll „Aber“ anschließen mit einer neuen Information über bevorstehende Änderungen in der Behandlung oder im sozialen Umfeld, das ja immer „mit behandelt“.

Überall nur Probleme? „Probleme sind noch nicht gefundene Lösungen“ oder noch bekannter: „... sind Lösungen in Arbeitskleidung“.

„… sondern?"

Vertraut sind auch die ständigen Verneinungen sogar bei Positivem:

> *„Letztes Mal war es gar nicht mehr so elend langweilig …"*
> *„Es geht mir gar nicht mehr so schlecht …"*

Wie begegnen wir dem Negativen, wie machen wir die Besserung bewusster?

> *„… sondern?"*

… ist solch ein fragendes Einzelwort, das wir anhängen können an das vorher Gesagte.

Kommen wir schließlich zu Fallen, in die wir Begleiter fallen …

### „Letztes Mal hat es Ihnen doch gefallen?"

Die Frage hören wir aus unserem Munde, wenn uns jemand sein Nichtgefallen zeigt – und wir darüber enttäuscht sind, weil wir mit unserer Einladung und unserem Angebot letztes Mal gefallen wollten.

„Regel": Solche positiven Beimischungen („hat doch gefallen?", „war doch schön, nicht?") ebenso weglassen wie die negativen („war das langweilig?", „nervig?").

Die Funktion solcher Zutaten unsererseits ist nicht das einfache Projizieren, sondern zusätzlich das „Heischen". Wir wollen entgegen unserer Wahrnehmung vom Gegenüber, dass es so sein möge, wie wir es wollen.

„Aber letztes Mal hat es Ihnen doch gefallen?" ist ähnlich hoffnungslos wie der Satz eines tiefgekränkten Partners vor dem Scheidungsrichter „Aber wir haben uns doch so geliebt …"

Lösungen sind offene „Wie"-Fragen.

> *„Wie war es denn …?",*
> *„Wie erlebten Sie es denn?"*

Nach möglichen Antworten können wir es wieder verbinden mit der Frage nach dem Wunsch, wie „es" denn sein solle.

### „… weil jeder wichtig für mich ist …"

Wenn wir jemandem mit einem solchen Satz „… denn jeder ist mir wichtig in unserer Arbeit …" versichern wollen, dass wir diesen Jemand schätzen, mögen, achten oder wenn wir mit einem solchen Satz jemandes Unsicherheit in der Beziehung zu uns sichern wollen – dann bewirken wir das Gegenteil.

*Jedes Kind, das mit Geschwistern aufwächst, läuft einmal zu Mutter oder Vater oder im Kindergarten zur Erzieherin und will wissen, wen Mutter, Vater, Erzieherin „am liebsten hat".*

*Die Antwort „aber ich habe doch alle gleich lieb" kränkt und verunsichert das Kind ebenso wie unser erwachsenes, altgewordenes Gegenüber.*

Wie rauskommen aus solcher Frage, die uns in die Falle lockt, dass uns doch „alle und jede" gleich wichtig sind?

Es ist einfach: Es geht um die Versicherung der Einzigartigkeit, der Unverwechselbarkeit, mit der wir das Gegenüber sichern.

Beispiel-Antworten zur Lösung (z. B. beim Geschwisterkind):

*„Das kann ich überhaupt nicht sagen, denn so wie ich dich liebe, kann ich gar kein anderes Kind lieben."*

Das egalisiert das Kind nicht, das ja eine Rückmeldung auf seine Einzigartigkeit im Leben der Mutter erhofft.

Im Alltagssprechen mit Jugendlichen und Erwachsenen sind die Lösungen solchen „Erheischens" von Besonderheit gegenüber Gleichmacherei („alle sind hier toll" oder „eine lahme Gruppe") gleich: Die Betonung des Besonderen, des Einzigartigen.

*„Frau Meyer, es gibt für mich nur eine einzige Frau Meyer auf Zimmer 12 und ich komme so gerne zu Ihnen!"*

Die Funktion von „Mm …" und „Hm …"

### Zur Mehrfachbedeutung von Lauten

Beenden wir das Kapitel zu Wort und Wörtern, zu Sprechen und Gespräch im Zusammenhang mit künstlerischen Medien, also gerade dort, wo oft die Nichtsprachlichkeit tiefer wirkt als die Sprachlichkeit, mit der Erinnerung an den Anfang: Laute, die die Sprache verlassen, aber hörbar sind, haben öfter eine eminent wichtigere Funktion, als wir denken.

Solche Laute können eine stärkere innere Bewegung, einen intensiveren Affekt ankündigen oder zeigen als Worte.

*Beispiel*

*Beim Essen, wenn es genussvolles Speisen wird, spielt das „Mmh ..." eine gleiche Rolle wie das „Aah" beim Hineinsinkenlassen in die Badewanne: Der Mensch äußert mit den Lauten seine Wahrnehmung von Genuss, von Lust, von Behagen, von Annäherung an Homöostase, jenem Zustand frühkindlichen Sattseins, einer Art Sättigung, wie wir sie als Erwachsene kaum mehr empfinden können. Aber ihr ein Leben lang nachjagen.*

*Anderes Beispiel: Szene erster Verliebtheit, Treffen in einem Café: Anfangs sitzen die Beiden zusammen, tauschen sich aus über die Anfahrt hierher zum Treffen, dann über die Getränke, die zwischen ihnen stehen, schieben Zucker oder Milch hin und her und üben so die Grenzverschiebung, Grenzaufhebung. Das anfangs schnellere, eifrige Sprechen verlangsamt sich, tröpfelt und macht den „Mms" in der Dimension Platz, wie die Gefühle zunehmen. Vielleicht nehmen auch die ersten Berührungen der Finger zu.*

Im positiven, liebevollen Fall nimmt das Sprechen ab und auf dem Umweg über „Mms" und „Hms" versiegt sie – während die Berührungen zunehmen.

Das gilt für erstes Verliebtsein und für späteres und sehr spätes im Altersheim.

Wer in eine Beziehung das Malen, das Spiel mit Musikinstrumenten, Bewegung/ Tanz einbezieht oder gemeinsam eine Filmszene auf dem Tablet ansieht oder auch zum Film auf dem Tablet eine kleine Filmmusik oder einen Fingertanz gestaltet, ist der intimen Berührungswelt nahe.

Während gruppenöffentliche Berührung beispielsweise bei Paartänzen im Sitzen oder Stehen die Lautstärke der Äußerungen steigert, sich Lachen, Juchzen zeigt, zeigt sich der Übergang zur intimer empfundenen Berührung oft durch das karger werdende Sprechen an.

*Mm und Hm führen oft in gewünschte Stille.*

Das gleiche Phänomen des versiegenden Sprechens und dem Nutzen von Lauten statt Worten treffen wir in Situationen, in denen Irritationen sich verdichten, Streit entsteht und die Spiralen der Wiederholung der Vorwürfe und Anwürfe buchstäblich – zu nichts führen, so dass auch das Sprechen aufhört.

Wenn das Nichts dann auch als Stille empfunden wird, ist diese Stille eine Qual.

*Auswege sind nicht die x-te Wiederaufnahme von Kritik, Vorwurf, Anwurf.*

Apropos Anwurf durch Worte oder Werfen von Gegenständen: In der Geriatrie und verwandten Institutionen, überhaupt dort, wo jemand sich am Ende seiner Möglichkeiten fühlt, eine erwünschte Änderung bewirken will, treffen wir durchaus das Werfen von Gegenständen an oder das Beißen, das man uns in der Kindheit abtrainiert hatte und hoffentlich andere Möglichkeiten der Bedürfnisäußerung zeigte.

Der Unterschied zwischen Biss und Kuss ist nicht nur im verzweifelten Kind manchmal nur ein kleiner. Das Berühren, das erlaubte kurze tröstende Streicheln, das Umarmen eines solchermaßen Verzweiflung ausdrückenden Menschen ist ein Ausweg.

Aber der wird selten gegangen. Häufiger ist im Alltag der Ausweg die innere Distanzierung von uns Begleitern, um daraus ein freundlich-bestimmtes abgrenzendes

*„Hallo?"*

zu platzieren oder ein schweigendes Ausweiten der räumlichen Distanz gestalten zu können.

Ein dritter Ausweg bei solchen Krisensituationen ist die Hineinnahme eines dritten Menschen, der durch sein Erscheinen schon verändert, ablenkt, umlenkt.

### Die Macht des letzten Wortes

Wie einzelne Wörter wirken, verdanken wir speziellen Forschungen in der Linguistik, in der Logopädie, in der Hypnotherapie und in therapeutischen Gesprächsmethoden.

Auch die Erkenntnis der „Macht des letzten Wortes".

*„Pass auf, dass dir die Vase von Tante Ulrike nicht runterfällt!"*

Letztes Wort? Runterfallen. Und die Beobachtung führt dann zur Erkenntnis, diese zur Feststellung, dass gerade Ermahnungen mit negativ besetztem Schlusswort zu dem führen, was vermieden werden soll. Je mehr etwas vermieden werden soll, desto wahrscheinlicher passiert es. Selbst in fürsorglichen Formeln passiert es:

*„Denken Sie bitte bei der Stufe daran, dass Sie da nicht stolpern!"*

Letztes Wort? Stolpern. Was mache ich bzw. mein Vorbewusstes? Es merkt sich das letzte Wort. Stolpern.

Oder die Teppichkante. Oder die Rutschflächen auf den Kacheln im Bad. Oder:

*„Ja nicht das vergessen!"* (Strom aus, Kerze aus, Alarmanlage an, Heizung an …)

Oder:

*„Wenn das mal nicht schiefgeht …"*

Noch unauffälliger geschieht dies bei solchen Formeln, die einfach auf „nicht" enden in Verbindung mit einer negativen Bewertung:

*„So schlecht war das gar nicht!"*

Wenn bei solchen Wörtern der Bewertete vor Freude errötet – dann liegt es an der Art, wie diese für sich genommen verschlechternden Wörter ausgesprochen werden. Wie die „Musik der Sprache", ihre Dynamik, ihre Rhythmusgestaltung, ihr Klang, ihre Melodie klingt. Oft genug steht die Musik der Sprache den einzelnen Wörtern gänzlich entgegen.

Die Prosodie des Sprechens, ein Teilbereich der Phonologie, die die Wirkungen lautlicher Anteile in der Sprache untersucht, überholt das Gesprochene oft oder widerlegt es gar:

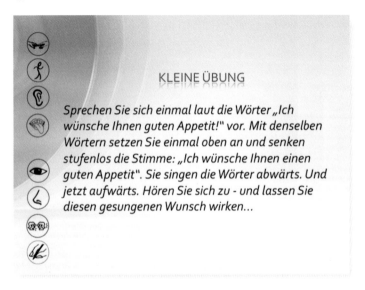

KLEINE ÜBUNG

*Sprechen Sie sich einmal laut die Wörter „Ich wünsche Ihnen guten Appetit!" vor. Mit denselben Wörtern setzen Sie einmal oben an und senken stufenlos die Stimme: „Ich wünsche Ihnen einen guten Appetit". Sie singen die Wörter abwärts. Und jetzt aufwärts. Hören Sie sich zu - und lassen Sie diesen gesungenen Wunsch wirken...*

Der Erfolg mancher Firmen, Hotels oder die Beliebtheit mancher Behörden (doch, die gibt es auch) hängen ab von der Stimme, mit der sich in der Zentrale gemeldet wird. Die Wörter sind meist dieselben, aber nie die Stimme.

„Guten Tag, hier ist … wie kann ich Ihnen helfen?"

Sprechen Sie auch diese Frage einmal auf einem Ton, dann abwärts, dann aufwärts.

Und alle diese Feinheiten unserer so feinen Sprache sind nirgendwo so bedeutsam und wirkungsvoll bei unseren Gegenüber im Bereich sozialer Berufe. Wo wir – egal wie schlecht – für das Hin und Her, für die Interaktion, für die Kommunikation bezahlt werden.

# 9. Was uns bindet

! Von all dem, was Sie jemals erlernten – was davon fällt Ihnen gerade als Wichtigstes ein?

## 9.1 Bindung – das Schmiermittel für Beziehung

Jede therapeutische Atmosphäre lebt von der Beziehung zwischen Klient und Begleitung. Jede Beziehung lebt auch von den Bindungen, die Klient und therapeutische Begleitung in ihrem Leben, besonders in dessen ersten Zeiten, erfuhren.

Der Unterschied und die Gemeinsamkeit zwischen Bindung und Beziehung sind ähnlich wie Unterschied und Gemeinsamkeit zwischen Ressource und Resilienz. Bindung und Beziehung bedingen einander ebenso wie Ressource und Resilienz und beide Begriffspaare meinen in einem gelingenden Leben die Kräftehaushalte, aus denen wir uns immer neu stärken können.

Bindung ist ein derart wichtiger Baustein im Beziehungsgeschehen, dass die Bindungstheorien das Entstehen von Bindungskraft des Menschen zum Menschen als unbedingte Voraussetzung für die gesamte Reifungsentwicklung sehen.

Bindung – Band – Verbindung.

Allein unsere Sprache weist darauf hin, dass die Bindungskraft eines Menschen elementarer Baustein für die Gestaltungskraft dieses Menschen für Beziehung ist. Beziehung zu einem Gegenüber, zu einer Gruppe, zu Menschen überhaupt.

Ob unser Klient, den wir betreuen – oder wir selbst! – mit „Wohl-wollen" in die Beziehung gehen und die Beziehungsgestaltung wohl-wollend beginnen, weiterführen, entwickeln und reifen lassen, hängt von unserer Bindungskraft ab.

Eine konstruktive Beziehung in der Begegnung, der therapeutischen Begegnung allemal, setzt also prinzipiell für die innere Einstellung des Begleiters keine spezifisch religiöse oder therapeutische und damit methodische Position voraus. Es reicht, wenn wir im sozialen und therapeutischen Beruf mit gutem Willen, wohlwollend auf unser Gegenüber zugehen. Und wir werden sehr bald spüren, ob unser Gegenüber mit eigenem Wohlwollen darauf eingeht – oder ob es Zeit braucht für die langsame Schaffung eines früher und bisher gekränkten und erkrankten Vertrauens in die Bindung zu einem anderen Menschen.

Die frühe Bindung an einen anderen Menschen werden wir später – wenn diese Bindung (zu Mutter, Vater, anderen Bezugspersonen) eine umfassend „wohl-wollende" war – auf andere Menschen übertragen (Übertragungsbeziehung).

Besonders in Zeiten der Behinderung, der Krankheit, der Not, der Einschränkung begegnen wir einem Helfer mit der positiven Erwartungshaltung des Kindes in uns „der wird mir helfen!". Unsere Klienten begegnen uns mit dieser Einstellung – wenn sie denn eine Bindungskraft früher aufbauen konnten.

Eine positive, wohlwollende, liebevolle frühe Bindungserfahrung bedeutet, dass wir auf ein Grundvertrauen alles bauen können, was das Leben an Architekturen verlangt und bietet.

Grundvertrauen prägt den Menschen später seinerseits zu einem, dem die anderen mit Vertrauen begegnen.

Aber zu einem Begriff gehört immer der Begriff vom Gegenteil: Misstrauen. In einer lieblosen oder immer wieder unterbrochenen oder unruhigen, labilen Startphase der Lebensbahn bildet sich Grundmisstrauen aus und dem begegnen wir auch durch Ablehnung unseres Wohl-Wollens, Ungläubigkeit gegenüber unserer Tragkraft und Geduld, vorauseilende Enttäuschung, dass auch die jetzige Beziehung nicht hält (Enttäuschungsprophylaxe).

Nicht oder nicht ausreichende Bindungserfahrungen im frühesten und frühen Lebensbereich sind der Grund für Grundmisstrauen.

Dennoch erfahren wir in den therapeutischen Begegnungen Veränderungsmöglichkeiten, in dem wir in den künstlerischen Medien, die direkter als das Wort sind, Möglichkeiten eröffnen, die eine Nachreifung erlauben, ein langsames Absenken der Erwartungshaltung mit sich bringen, dass jede Neu-Begegnung wieder eine Täuschung bringen wird, dass Enttäuschungen geradezu gesucht werden, um sich eine neuerliche Täuschung bestätigen zu können.

Bindungskraft prägt sich bereits im ersten nachgeburtlichen Lebensjahr aus und wie alles, was wir im Blick auf Entwicklung nach der Geburt beobachten und erforschen können, liegen die Anfänge bereits davor: Es sind die Interaktionen, es sind die unzähligen Hin- und Her-Erlebnisse, die spielerischen Dialoge zwischen Mutter (Vater, Großeltern, Geschwistern, Paten) und Kind. Es sind die Call-response, die Ruf- und Antwort-Spiele, „Hallo du da – ich bin die Mama (Oma, der Papa)…", die die Bindungserfahrung des Kindes festigen.

Oder nicht.

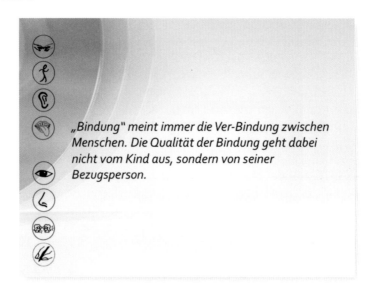

*„Bindung" meint immer die Ver-Bindung zwischen Menschen. Die Qualität der Bindung geht dabei nicht vom Kind aus, sondern von seiner Bezugsperson.*

„Wohl-wollen", eine von Bedingungen unabhängige Zuwendung dem Kind gegen-über (und später in therapeutischen Zusammenhängen dem „Kind im Erwachse-nen gegenüber") ist ausreichend für die Entwicklung einer tragfähigen Beziehung.

✳

Diese Call-responses, dieses Fragen und Antworten, geschieht auf allen Ebenen unserer Sensorien: Wir lernen Bindung in jedem Spiel, in dem wir uns berühren (s. taktil-haptische Ebene), uns bewegen (kinästhetische Ebene), uns hören (auditive Ebene).

Die meisten der Spiele im intermediären Raum zwischen Kind und Bezugs-person, die wir längst vor dem Spracherwerb des Kindes spielen, sind mehrmedial und zeitgleich, synchron. In solchen Spielen spielen unsere verschiedenen Sensori-en mit, weil sie „ge-reizt" sind im lustvollen Sinne des Spielens.

Das Kind entwickelt „innere Arbeitsmodelle" (M.Klöpper, 2014) während die-ser Interaktionen, die anfangs variabel und flexibel sind und sich später zu Mustern entwickeln, mit denen das Menschenkind auf andere zugeht.

Für die sozialen Berufe sind diese Aussagen der Bindungstheorie deshalb so wichtig, weil wir in allen Kontakten und Beziehungsgestaltungen mit unseren Kli-enten wissen: Die frühen Bindungen prägten Kontaktarten und Beziehungsstruk-turen aus, die im bisherigen Leben des Klienten nahezu konstant genutzt wurden und von den Klienten in allen ihnen wichtigen Kontakten vom anderen erwartet werden. Besonders von uns, wenn wir als professionelle Begleitung dem Klienten das Gegenüber sind.

Umgekehrt sind auch wir mit unserer eigenen jeweiligen Ausprägung der Bin-dungskraft in unseren Beziehungen „gefestigt" und „gebunden" an diese „Bin-dungsrepräsentanzen" in uns.

## 9.2. Bindungskraft und Gedächtnis

In den Aufbau unserer Bindungskräfte und damit die Fähigkeit für Beziehungen wirkt unser Gedächtnis hinein.

Von den Neurowissenschaften lernen wir, dass es (derzeit) zwei deutlich unter-scheidbare Wissensspeicher, also Gedächtnisse gibt, mit denen wir aufwachsen und von denen wir lebenslang leben.

Zu deren Beschreibung brauchen wir zwei neue Begriffe. Der erste Begriff, der den früher und häufig benutzten Begriff vom „Körpergedächtnis" differenziert:

1. Implizites Wissen/Gedächtnis

Das Wissen über Werden und Wachsen unseres impliziten Wissens wird uns beim Verstehen und Begleiten derer entscheidend helfen, die sich noch nicht oder nie oder nur fragmentiert mit den Wörtern der verbalen Sprache ausdrücken können.

Säuglinge, Kleinstkinder, unsere Klienten im heilpädagogischen Bereich und Senioren, die durch Demenz an Hirnzellenabbau leiden.

Unser implizites Wissen (lat. *implicatio* = Verflechtung, Verknüpfung) sammelten wir im pränatalen, vorgeburtlichen Leben als körperlich-organische Verbundenheitserfahrungen. Wir sammelten es während ununterbrochener körperlicher Interaktionen als Embryo und Fetus mit dem Mutterleib. Und danach.

Alle sensomotorischen Erfahrungen gehören dazu wie kleine und große Bewegungsabläufe vom Daumenlutschen angefangen bis zum späteren Fahrradfahren. Implizites Wissen ereignet sich im Prozess und deshalb gehört zu ihm die Art und Weise, wie eine Beziehung gestaltet wird, denn diese ist nie plötzlich da und plötzlich weg, sondern nähert sich, intensiviert sich, verdichtet sich und löst sich wieder. Das sind alles Wörter, die Zeitabläufe beschreiben, keine Mikrosekunden.

Dieses Wissen ist inhaltlos, unbewusst, natürlich vorsprachlich und vorsymbolisch, das heißt: Dies Wissen kennt noch keine Bilder und Bedeutungen. Es ist ein prozedurales, fortlaufendes Wissen, das wir mit der Geburt mitnehmen in die Außenwelt, wo es uns quasi als „Navigation durch den Alltag" dient (D. Funke, 2018).

Dieses implizite, prozedurale, also verknüpfende und fortlaufend wachsende unbewusste Wissen aus frühester Zeit vermittelt uns den Grund für unseren Umgang mit Menschen und Dingen. M. B. Buchholz (2013) sagt das schwer Sagbare: *„Immer wissen wir mehr, als wir zu sagen wissen".*

Dieses Wissen ist ein frühest gegründetes Beziehungswissen und organisiert vor jeder Reflexion und jedem Denken den Austausch des einzelnen Menschen zu anderen Menschen und Welten und damit auch die Wahrnehmung von Kunst und Musik.

Implizites Wissen ist mehr interaktiv (was es im Mutterleib nur war) als von Worten abhängig und kann als Behälter gesehen werden, den unser Körper hält mit all den Erinnerungen, die dieses Gedächtnis aber klar erinnernd abrufen muss.

Stern sieht das implizite Wissen „als basale Ebene des psychischen Lebens". Der zweite Begriff für unser „zweites Gedächtnis":

2.  Das explizite Wissen

Das lat. *explicatio* meint „Auseinandersetzung", „Erklärung". Womit geschieht das? Mit dem Medium des Wortes, unserem Sprechen. Explizites Wissen baut sich also als zweites Gedächtnis sehr viel später auf und aus als das implizite Wissen auf der Basis des Körpergedächtnisses. Explizites Wissen bedient sich all dessen, was das Implizite nicht kennzeichnet: Austausch durch Worte, deren Bedeutung gelernt ist. Worte, mit denen wir Symbole zu Symbole erklären, die erst verabredet werden müssen (diskursive Symbolik) im Gegensatz zu Symbolen, die für sich selbst sprechen (präsentative Symbolik).

*

Nichts zu ändern also, wenn Beziehungsangebote nicht gleich angenommen werden? Oder aber wir uns geradezu als gefressen fühlen, Übergriff fühlen, weil die Klienten an uns klammern?

Im Gegenteil: Dort, wo unsere Klienten dem Kontakt zu uns besondere Wichtigkeit beimessen – z. B. aus aktueller Not heraus oder aufgrund zunehmender Einsamkeit und Isolation – da können neue Beziehungserfahrungen gemacht werden, die mögliche unvollständige Bindungserfahrungen von früher ausgleichen.

Eine gute Voraussetzung dafür sind bei uns als Begleitern unserer Klienten das eigene „gefestigte" Bindungsgefüge und das gesammelte Repertoire von Beziehungserfahrungen mit immer mehr und immer verschieden sich zeigenden Partnerinnen und Partnern.

Grundpositionen des Containings, des „Wohl-Wollens" gegenüber dem Anderen, der anders ist, sind für uns in therapeutischer Begleitungen eine gewisse Sicherheit dafür, dass wir dem Gegenüber im Heim, in der Klinik, im Inklusions-Kindergarten, in der Arbeit mit Migranten genügend Beweglichkeit und Halt entgegenbringen können. Hier können die Folgen seiner frühen Bindungserfahrungen und damit sein Repertoire der Beziehungsaufnahme und -gestaltung genügend Raum finden.

Raum finden für manchen Neuanfang. Für manche neue Erfahrung im höheren Alter. Für manche Ersterfahrung in einem von mehreren Schwerstbehinderungen geprägten Leben.

✳

Aus dem Vielerlei der Bindungstheorien betrachten wir einmal die vier Kategorien, die M. Ainsworth (1995) strukturierte, um die Symptomatik und die Ätiologie (Krankheitsgeschichte) des Menschen verstehen und beschreiben und ggf. daraus therapeutische Schritte entwickeln zu können.

Die kindlichen Bindungsqualitäten (und wir können die Folgen miterleben bei den erwachsen gewordenen Kindern) lassen sich mit M. Ainsworth so beschreiben:

1. Sicher gebunden sein
2. Unsicher-vermeidend gebunden sein
3. Unsicher-ambivalent gebunden sein
4. Desorganisiert gebunden sein

Als Voraussetzung für die Entwicklung einer sicheren Bindungskraft des Kindes (und des in ihm disponierten Menschen jeden Lebensalters, Anm. d. Verf.) nutzt Ainsworth ein selten gewordenes deutsches Wort: Feinfühligkeit.

Angesichts der Inflation von Begriffen, die vor ihrer Inflationierung ursprünglich kostbar waren – Achtsamkeit, Sensibilität, Einfühlungsvermögen, Empathie – ist möglicherweise die Rückkehr zu diesem deutschen Wort des „Fein-Fühlens ..." eine Hilfe, die wir der Übersetzerin von Ainsworth danken.

Klöpper sieht Fein-Fühligkeit der Bezugsperson als Basis für die Entwicklung stabiler Bindung dann am Wirken, wenn die Empathie, mit der die Pflegeperson, mit der die therapeutische Begleitung der emotionalen Welt des Kindes begegnet, „treffsicher" ist.

Dieses Fein-Fühlen-Können schließt auch ein, dass unser eigenes Fühlen nicht ausreicht, ja, nicht einmal das Mit-Fühlen reicht sicher, um eine stabile Bindung und die aus ihr erwachsende Beziehung zu begleiten.

Was nun fordert Fein-Fühligkeit dem Säugling gegenüber, dem Kind und Jugendlichen gegenüber, der mal Erwachsener und Hochbetagter werden wird?

Gute Bindungskraft entsteht im Kind und trägt dieses durch das weitere Leben durch Kindheit, spätere Kindheit, frühe und zentrale Pubertät, durch Adoleszenz, Erwachsensein und durch das Alter hindurch,

- wenn wir hohe Aufmerksamkeit zeigen gegenüber den Signalen, die unser Gegenüber sendet,
- wenn wir eine richtige Interpretation dieser Signale vornehmen und zwar aus der Perspektive des Säuglings, des Gegenübers,
- wenn wir eine angemessene Reaktion darauf zeigen,
- wenn wir diese umgehend zeigen (frei nach Klöpper).

Was die Bindungstheorie zu den Bindungsqualitäten im Säuglingsalter sammelte und zur nötigen Feinfühligkeit, die es dazu seitens der frühen Bezugspersonen braucht, verführt leicht zu einer Festschreibung:

Die eine Festschreibung: Was beim Bindungsaufbau im Säuglingsalter misslingt, ist ein Misslingen der frühen Bezugsperson.

Wieder wären die Mütter schuld.

Die andere Festschreibung: Was damals an Bindungskraft im Säugling einen stabilen Beziehungsaufbau verhinderte oder erschwerte, wird alle weiteren Beziehungen prägen.

Wieder wird etwas für die Zukunft festgeschrieben – und die arme Zukunft lässt sich von der Festschreibung prägen. Wie zur der Zeit, als die Diagnosen noch derart mächtig waren, um sich Menschen in die Richtung der Diagnose entwickeln zu lassen, obwohl die Diagnose eine falsche war.

Bindung als positive Kraft sollten wir grundsätzlich annehmen. Wo die nicht ist, wird sich dies in der Beziehung zu der Begleitung zeigen.

# 10. Die Brille, durch die wir gucken

**!**
**•**
Sie haben Ihre eigene Art, auf die Menschen zu sehen. Zählen Sie bitte drei Grundeigenschaften auf, mit denen Sie auf uns andere schauen.

Die Brille, durch die helfende Menschen, Forscher, Diagnostiker den Menschen betrachten, prägt und lenkt den Betrachteten. Seit Maturanas Werk „Der Baum der Erkenntnis" (H.Maturana, 1990) wird dies versuchsweise berücksichtigt, wo Menschen Diagnosen, Gutachten, Einschätzungen über Menschen anfertigen sollen.

Eine Geschichte dazu aus den USA der 70er Jahre, in denen mit neuen sozialtherapeutischen Programmen experimentiert wurde:

400 straffällig gewordene Jugendliche wurden in Lehrstellen vermittelt, um ihnen eine Berufsqualifizierung und soziale Sicherheit anbieten zu können. Die Lehrbetriebe sollten eine höhere Zuschussfinanzierung für die Ausbildungskosten erhalten.

200 Jugendliche wurden an Lehrbetriebe an der Ostküste vermittelt und die Lehrbetriebe erfuhren nichts von der vorherigen Straffälligkeit. 200 Jugendliche gingen in Betriebe in Kalifornien und deren Betriebsleitungen erhielten außer dem Finanzzuschuss einen freundlichen Brief, sie möchten bitte das berühmte Auge auf den Jugendlichen haben, weil dieser zwar eine gute Sozialprognose habe, aber früher gewissen Gefährdungen ausgesetzt gewesen sei.

In der Zwischenbilanz nach einem Jahr wurden zwei einfach zu merkende Zahlen deutlich: Von den Jugendlichen, deren Lehrbetriebe keine Hinweise zur besonderen Auffälligkeit oder Straffälligkeit erhalten hatten, wurden nur 18 % rückfällig. Von den anderen Jugendlichen 81 %.

&#42;

Im Blick auf unsere älteren Klienten in sozialen Berufen, die Schwierigkeiten in der Beziehungsgestaltung zeigen, ist wichtig, dass wir uns erinnern, was die meiste Aussicht darauf macht, bisherige möglicherweise belastete Beziehungserfahrungen unserer Klienten von neuen ablösen zu lassen:

- Unsere innere Einstellung
- und das aus ihr kommende mögliche konsequente „wohlwollende" Containing
- zusammen mit der genannten Feinfühligkeit
- in Verbindung mit unserer an den Signalen unseres Gegenübers orientierten Reaktion.

Bei „Signalen" denken wir natürlich nicht an die Deutlichkeit der Signale im Straßenverkehr. Im Verkehr von Menschen mit Menschen, besonders mit Menschen, die mit Beeinträchtigung leben, ist wenig deutlich, vieles mehrdeutig und anfangs das meiste verschleiert.

*Signum* (lat. = Zeichen) meint eben das Vielschichtige, viel Bedeutende, mit dem unser Gegenüber auf uns reagiert.

Das Instrument, welches die Signale, das Vielschichtige am ehesten verstehen kann – ist in uns, den Begleitern, ist in unserem Gefühlshaushalt, der oft schneller das Gegenüber verstehen kann als unsere Ratio.

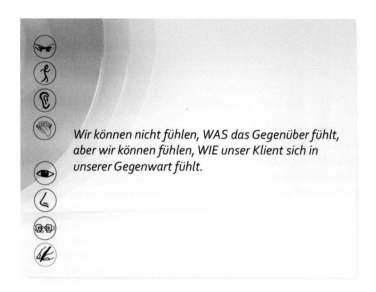

*Wir können nicht fühlen, WAS das Gegenüber fühlt, aber wir können fühlen, WIE unser Klient sich in unserer Gegenwart fühlt.*

Die heute weitgehend unsere Position des Begleitens in der Therapie beschreibende humanistische Psychologie nennt es Resonanz. *Sonare* (lat. = klingen, *re-sonus* = widerhallend).

Physikalisch bedeutet Resonanz einen Prozess, in dem ein Körper mit seinen Schwingungen mit den Schwingungen eines anderen Körpers zusammenschwingt. Dabei entsteht eine Verstärkung der Schwingungsintensität beider.

In der menschlichen Kommunikation „spielt" Ähnliches: Ein Mensch erlebt etwas und die Resonanz seines Gegenübers darauf verstärkt das Erleben. Resonanz in der Beziehung bedeutet, dass man sich selbst, sein eigenes Selbst und den anderen deutlicher, profilierter erlebt.

Diese Resonanzfähigkeit prägt sich in der Säuglingszeit aus, etabliert sich weiter und trägt den Menschen durch seinen gesamten Lebenskreis.

Die Psychoanalyse nutzt für die therapeutische Arbeit nicht den Resonanzbegriff, sondern spricht von Gegenübertragung im Sinne aller unserer Reaktionen auf den Klienten, aus denen heraus wir unser weiteres Denken und Handeln, unsere Angebote für ihn entwickeln, zeigen, anbieten.

Die zärtliche Mutter, der fürsorgliche Vater, eine unbedingte Liebe und Akzeptanz dem Kind gegenüber bieten diesem eine enorme Chance für die Entwicklung zu einer starken, vertrauensvollen Bindungskraft. Sie sind aber keine Garantie dafür.

Fast eine Garantie für seine schwache oder gebrochene Bindungskraft ist hingegen das Aufwachsen des Kindes in einem gleichgültigen, kalten, desinteressierten, Bedingungen stellenden Beziehungsraum.

✳

In den künstlerischen Therapien haben wir eine fast unbegrenzte Möglichkeit, die frühen Bindungskräfte innerhalb der jetzigen Beziehungsgestaltung zu fühlen, zu erkennen, zu verstehen.

Es ist die Art und Weise, wie unser Gegenüber „exploriert".

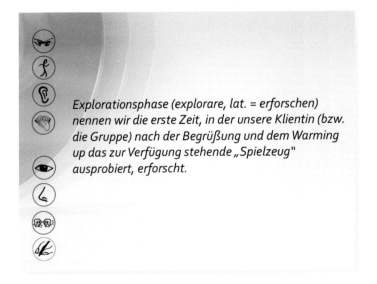

*Explorationsphase (explorare, lat. = erforschen) nennen wir die erste Zeit, in der unsere Klientin (bzw. die Gruppe) nach der Begrüßung und dem Warming up das zur Verfügung stehende „Spielzeug" ausprobiert, erforscht.*

Wichtig in der Säuglingszeit ist der Zusammenhang zum Explorieren für das Thema Bindungsentwicklung. Wie ein Säugling, ein Kleinstkind ausprobiert, seine Umgebung erforscht mit seinen Sinnen, ist in einander bedingender Wechselbeziehung zu seiner Bindungskraft zu sehen. Sichere Bindung ist die Basis für die Entwicklung gesunder Neugier und Erkundungsfreude.

Fehlt diese „offene Neugier" und das Kind zeigt scheinbares Desinteresse am angebotenen Spiel und Spielzeug (und an dem Beziehungspartner) – dann werden Rückschlüsse auf die Bindungskraft nötig, die eben nicht immer „sicher" ist, sondern sich vermeidend, ambivalent oder desorganisiert zeigt.

Die Bindungstheoretiker beziehen ihre Beobachtungen auf die Säuglingszeit, aber die meisten der jüngeren Ergebnisse der Säuglingsforschung (Daniel Stern und in Folge von ihm die Musiktherapeutin Karin Schumacher und die Psychologin Claudine Calvet) werden auf die weiteren Lebensaltersbereiche übertragen.

Schumacher/Calvet (K. Schumacher, C. Calvet, 2011)entwickelten ihr Diagnose-Instrument der „Einschätzung der Beziehungsqualität (EBQ)" zwar vorwiegend für die Musiktherapie, aber dieses Instrument ist sehr wohl transferierbar auf andere künstlerische Therapien, weil es eben nicht das Medium Musik allein betont, sondern die Beziehung zwischen Klient und Begleitung und dem, was an Spielmitteln, an Medien in dieser Beziehung und das Spielen mit ihnen bewirken.

Für alle in den künstlerischen Therapien arbeitenden Menschen gilt, dass wir die Art und Weise der Exploration unseres Klienten mit den verschiedenen Medien, die wir anbieten, im Zusammenhang mit seiner Bindungskraft sehen.

Feinfühligkeit und das „Wohlwollen", das Wohl für das Gegenüber wollen, sind nie allesamt „da".

Frei nach dem Religionsphilosophen Martin Buber (2008) reicht es, wenn wir in der Beziehung zum Gegenüber das jeweils uns mögliche Potenzial an Wahrnehmung in diese Beziehung einbringen.

Alle Inhaber von helfenden Berufen kennen das: Sorgen um das eigene Kind, um die eigenen alt werdenden Eltern, finanzielle Sorgen, Sorgen um die Partnerschaft – mit all dem gehen wir oft genug in die Begegnung mit Klienten und Patienten.

Aber wir können das uns jeweilig mögliche Maximum an „restlicher Aufmerksamkeit" einbringen. Nicht mit innerem Stöhnen, dass wir ausgerechnet jetzt anspruchsvolle therapeutische Begegnung gestalten müssen, sondern mit dem Wissen, dass unser Gegenüber uns erwartet, die Beziehung zu uns braucht, die Bindungskraft spüren kann, die ihn an dies Leben bindet.

Wenn wir uns beim inneren Stöhnen über die Arbeit mit den Menschen an unserem Arbeitsplatz erleben – dann brauchen wir Hilfe in Form von Supervision oder Auszeit. Oder wir sind schon krank und benötigen Gesundung. Gesundung wieder hin zum Menschen.

Sie, wir machen dann die Erfahrung, dass unsere eigene eingeschränkte Wahrnehmung die therapeutische Beziehung, wie sie vorher stabil aufgebaut wurde, nicht gefährdete.

Wir machen dann die Erfahrung, die Eltern mit Kindern machen, wenn sie – die Eltern – „nicht ganz da sind": Beziehungen können nach einem Unterbruch, nach einem Abbruch, sogar nach einem Bruch wieder stabilisiert werden, wenn wir, die Eltern, wir, die therapeutischen Begleiter, verlässlich und authentisch an der Wiederherstellung der Beziehungsqualität und -stabilität arbeiten.

Brüche und anschließender Brückenbau sind sogar nötig, um die Erfahrung machen zu können: Eine Krise in der Beziehung, ein Bruch in der bisherigen Vertrautheit führen nicht zu einem dauerhaften Ab-Bruch, sondern zu einer Wiederherstellung der Beziehung, die dadurch wächst, stabiler wird, krisensicherer weil krisenvertraut.

„Interaffektivität", ein Zentralbegriff der Entwicklungspsychologie von Daniel Stern, gehört zum Aufbau einer Bindungskraft, welche Beziehungskrisen aushalten lässt. Macht ein Mensch die Erfahrung von Interaffektivität, lässt dies die Beziehung stärker, krisensicherer werden, als wenn es keine Krisen gebe.

# 11. Stille, Ruhe, Schweigen

**!** Erinnern Sie sich an eine kleine Zeit oder auch nur einen Augenblick, in dem in Ihrem Leben „Stille" besonders ein- und nachdrücklich war.
(Der wäre übrigens ein Hör-Blick, kein Augen-Blick).

Halten wir uns erst einmal ein Ohr zu und lauschen nach innen. Dazu schließen wir dann das zweite – und spätestens jetzt hören wir das Rauschen unserer Lebendigkeit. Die absolute Stille gibt es nicht im Leben. Aber es gibt die „Ruhe der Stille".

✳

„Sei endlich still!" oder nur „Ruhe!" zeigen die eine Seite des Phänomens „Stille".

Wir verbinden sie, seit wir wahrnehmen können, mit der dringlichen Bitte eines anderen, mit Kommando, mit Befehl, Anweisung. Und mühen uns mit dem Gehorsam. Oder wir sind die Bittenden, Befehlenden – und bemühen uns um Stille. Meist um in dieser besser gehört zu werden oder (als Veranstalter) anderen Gehör zu verschaffen.

„Silentium", der Ruf nach Ruhe, hatte Nachfolger mit dem „Silence" im Französischen und Englischen. In beiden Sprachen meint „silence" beides: Schweigen und Stille.

Therapeutisch besetzen wir mit „Stille" jenes Schweigen, das nur der Mensch kann, versteht und nutzt, weil er das einzige Wesen ist, das spricht im Sinne artikulierter Wortsprache.

Aber „Stille" ist keine Medaille mit zwei Seiten, sondern eine Kugel mit unendlich vielen Orten.

Ein weiteres Wort auf der Kugel: Die „präkonzertante" Stille, die vor einem Konzert eingefordert wird durch das Schrillen der Glocken und Klingeln, stellt sich meist auch alleine ein, wenn der oder die Musiker oder Redner oder Schauspieler auf die Bühne kommen.

Die „postkonzertante" Stille, diejenige nach dem letzten Ton und Klang, dauert umso länger an, je tiefer die Musik vorher die Zuhörer, Hinhörer und Lauschenden mit ihren Schallwellen berührte. Die postkonzertante Stille zeigt die seelischen Landschaften der Hörer in derjenigen Bewegung, die auch die Erde der Felder vor der Aussaat in jene Mikro-Bewegung versetzt. Und aufgrund derer die Saat erst „aufgeht". „Ernte" fühlen lässt.

Ein wieder anderer Ort für Stille auf der Kugel ist die Stille in der Musik. Sie ist keine. Sie ist eine Pause und die Wechselbeziehung zwischen Musik und Pause ist ähnlich wie die Beziehung zwischen Licht und Schatten. Oder mit dem originellen Gedanken von Tucholsky zum Loch und Nicht-Loch: Ein Loch allein – gibt es nicht. Es ist ein Nichts mit einem Rand und somit umgeben von einem Nicht-Loch.

Ein „Ort theoretischer Stille" auf der Kugel: Es ist der Ort derjenigen „Stille", die in unseren Büchern und Therapieprogrammen verkauft wird als Ausgleich zu der in den letzten 30 Jahren um das Vielfache an Dezibeln lauter gewordenen, oft lärmenden Welt. Oft eine Welt, die deshalb am gefährdendsten ist, weil wir sie nicht mehr hören. Weil wir uns an sie so gewöhnten, dass das Hörbare unter die höher gelegte Wahrnehmungsschwelle rutschte:

Die Züge, die an Wohnzimmern in weniger als 20 Meter Entfernung vorbeidonnern, und deren Lärm durch meterhohe Schranken abgeschirmt werden soll. Die Motorenschwingungen auf den Autobahnen, die 24 Stunden aller Tage hörbar über je drei Kilometer auf jeder Seite sind.

Die Alarmsirenen von Unfall-, Feuer- und Polizeiwagen, die in ihrer Lautstärke immer mehr hochgerüstet werden müssen, weil die Welt um sie herum akustisch hochgerüstet hat. Überall gibt es die „Klangbänder" der Gegenwart.

Von dem Leben in Stadtwohnungen einer City und ihren Ausfallstraßen ganz zu schweigen, weil Leben in privaten Wohnzimmern wie den Räumen in Jugend – und Altersheimen und in Kliniken ein Leben im Dauersound der Straße ist.

Ganz zu schweigen?

Die Sprachformel „ganz zu schweigen von etwas ..." oder „davon wollen wir gar nicht erst hören (oder reden)..." meint ein schweigen Sollen, das eine „Stille gegen etwas" produziert.

Der „Stille des Schweigens gegen etwas" setzen wir in therapeutischen Begegnungen die „Stille f ü r etwas" entgegen.

H. Petzold (H. Petzold, 2018) formuliert „wofür": „Meditationen oder Achtsamkeitskurse gehören heute selbstverständlich zu den Angeboten der Gesundheitsförderung oder zu therapeutischen Programmen. Das Leben scheint uns in seiner Rastlosigkeit und seinem Lärm zu entgleiten und so wird das heilsame Potenzial, das in einer Entschleunigung des Lebens liegt, immer mehr Menschen bewusst. Die Sehnsucht wächst nach Besinnung, nach Stille, Muße, Ruhe, nach einer Aus-Zeit und nach Anleitung zur ‚Dieta', zur rechten Lebensweise, die die Entwicklung persönlicher Tugenden von Selbstsorge, persönlicher Tiefe und Seelenschönheit (…) einbezieht." Wenn Petzold von „Besinnung" spricht, gehört der „Sinn", die „Sinngebung" dazu, wie sie Viktor E. Frankl sieht – in einer noch nicht digitalisierten Welt. Voller Sinn-losigkeit sieht er die Menschheit leiden.

Die Mahnung mitsamt Hilfestellungen von Frankl: „Menschen haben Lebens-Mittel, ein Mittel zum Leben, aber sie entbehren einen Lebenszweck, auf den hin zu leben, weiterzuleben, es sich auch dafürstünde." (V. E. Frankl, 1988). Erleben von Stille ist wie das Stillen wichtige Ernährung.

Gerade in der Hospizarbeit zeigt sich, wie Lebensmittel mittels der Medien der Künste ein anderes Weiterleben auf die FINIS hin, auf das Finale hin, ermöglichen, das eben (so die Bedeutung des lat. *finis*) nicht nur Ende, sondern das Ziel ist: Der

Wechsel von Aktivität gestalterisch oder rezeptiv und Stille ermöglicht ein völlig anderes Weiterleben auf die Zeit danach, nach dem Erreichen des Zieles.

In den Mythen der Antike, die uns bis heute prägen könnten, wenn wir sie kennen, ist das Totenreich eines der Stille. Irdisch gestaltete Vorstufen sind Friedhöfe, Friedwälder. Erfahrungen mit dem Wechsel von Aktivität und Stille (etwa ruhige, trophotrope Lieblingslieder und die Stille danach) ermöglichen unseren Klienten und uns selbst zutiefst gehende „transpersonale" und transzendente Erfahrungen. Das *transcendere* (lat.: hinüberschreiten) steckt in diesem Transpersonalen. Transpersonales wird bei Knill bezogen auf das gemeinsame Erleben von Menschen, von Therapeut/Seelsorger/Begleiter und seinem Gegenüber dann, wenn sie ein starkes Gefühl zeitgleich teilen. Das uns in diesem Buch und in der neuen Entwicklungspsychologie von Daniel Stern (D.Stern, 1992) begegnende Wort der Interaffektivität ist im Kern verwandt zu nennen mit dem Transpersonalen.

Beim Nachdenken über „Transzendieren" lohnt sich der Blick auf die Übersetzung des Hinüber*schreitens*. Transzendenz ist an Langsamkeit gebunden, eiliges Schreiten gibt es nicht. Langsamkeit hat ein anderes Wort, das noch weiter führt: Bedachtsamkeit. „Bedächtig" verbindet unsere Sprache nicht unbedingt ausschließlich mit geistiger Haltung, sondern zunächst mit einer sich langsam zeigenden Motorik des Körpers.

In diese Motorik des Körpers zieht dann oft genug geistige Bedachtsamkeit ein, Achtsamkeit.

Wenn wir ein Ritual gestalten wollen, das Stille einbezieht, gar transzendente Brücken bauen könnte, dann ist das Tempo der Bewegung mit entscheidend.

Stellen Sie sich das Lied „Abendstille überall, nur am Bach die Nachtigall, singt ihre Weise …" vor im Tempo, mit dem wir „Happy Birthday" singen – das pervertiert die Funktion des Liedes ebenso, wie wenn wir Happy Birthday als „Abendstille überall" singen.

Ich füge dem Transpersonalen hinzu das „Transzendierende". Das ist jenes Erleben, welches uns einen Ausflug vermittelt in eine andere, eine dem Diesseits jenseitig gelegene Welt. Am Beispiel von Hospiz und oft vorangehender Palliativarbeit wird „deutlich, wie deutlicher" sich Transzendierendes von hier nach da ankündigt.

Das geschieht häufig dann, wenn wir in die Traditionen von Religionen und Ritualen, die bei uns bunter werden denn je, künstlerische Medienarten integrieren. Beispiel das Gebet: Es nutzt die Kunst der Worte, die Poesie.

Anderes Beispiel: Im Patientenzimmer kann ein Gutenachtlied („Morgen früh, wenn Gott will, wirst du wieder geweckt …") nicht nur die Brücke zum nächsten Tag kristallisieren, sondern auch durch die Anrufung eines christlichen Gottes oder Allahs Transzendenz annähern.

Oder: Eine Spruchkarte auf dem Nachttisch im Patientenzimmer kann so zum Altar kristallisieren und das Foto von Eltern, Großeltern, Kindern, Enkeln zu dem, was die Ethnologie unter „Totem" versteht, werden: Ein Symbol als Brücke z.B.

auch zu Verstorbenen, die in enger Beziehung zum (noch) Lebenden stehen und zu ihnen eine Verbindung ermöglichen.

Indianische Rituale um ein Totem fungieren ebenso wie die Todesanzeigen hierzulande, in denen wir beteuern, dass wir den Verstorbenen weiter in uns tragen werden.

✳

Ich lebe privat in einem kleinen Dorf der Lüneburger Heide und wir danken für unsere oftmalige Stille, die manche unserer Gäste oder meiner Studenten oder Einzelpatienten als „unbezahlbar" empfinden, weil sie im akustischen Innehalten sich selbst wieder zu halten beginnen, eine verloren gegangene Haltung ahnen.

Andere können dabei nicht mehr ruhig schlafen. Wegen der Stille. Die Decke, mit der sich mancher Einschlafende zudeckt, ist die Decke steter Hörbarkeit von etwas als Schlafmittel.

Je länger ein Aufenthalt in der Natur oder angesichts der Natur andauert, desto wahrscheinlicher ist, dass „Stadtneurotiker" – süchtig auf ununterbrochenes Hören als Beweis dafür, noch am Leben zu sein – die zunächst beunruhigende Stille trinken und mehr davon haben wollen.

Natur wird christlich als Schöpfung gesehen. Selbst bei völlig anderer spiritueller Positionierung wirkt Natur mit ihrer Naturmusik und relativer Stille zwischen all den gewaltig lärmenden und stürmischen Folgen der Klimaentwicklung oft genug „transzendierend" auch auf die, die diese Transzendenz, dies „Ewige" eines Kosmos bisher nur rational erfassten.

✳

Das Verb von „Stille" ist „Stillen". Beim Erinnern oder Beobachten vom gelingenden, ungestörten Stillen z.B. wird deutlich, dass Stille nicht die Abwesenheit von Hörbarem bedeutet, sondern die Möglichkeit von allerlei Klängen: Das eigene Schmatzen, die Schluckgeräusche, die Sprachfragmente der Mutter, Summtöne …

Die Stille beim Stillen dürfte die erste und prägendste Erfahrung von uns mit Ernährung, mit Nahrung und Unterhalt sein, deretwegen das Wort vom Unterhalt in das der Musik als Unterhaltung hineinwuchs. Unsere ersten Ernährungszeiten durch das gestillt Werden waren immer Zeiten, in denen es akustisch wie empfindungsmäßig still zuging.

Hoffentlich. Die berufstätigen Mütter im Home Office oder die ahnungslosen Mütter zu Hause, die Stillen mit Investitionen in andere Beziehungen als die zum Kind verbinden (Telefonate, SMS), verhindern ihren Säuglingen eine Erfahrung, die in positivem Fall eine lebenslange Ressource würde:

Stille erleben dürfen.

Völlige Stille gibt es nicht. Völlige Stille würden wir nicht aushalten. Unser Hörsensor würde aus hörbaren Schwingungen herausgenommen und signalisieren: Nichts mehr ist um uns und in uns. Die Experimente mit Forschern, die sich in einem akustisch „toten Raum" aufhielten, verliefen tödlich. Dagegen in das Leben hinein begleitet uns das vorgeburtliche Hören von unserer Muttermusik: Herzrhythmus, Stimmmelodie, das ganze Geräuschspektrum der Gelenk-Kontraktion unserer Mutter, jeder ihrer Atemzüge.

Unsere Ein-und Ausatmung, jedes Schlucken, unser Kreislauf, das „Meeresrauschen", wenn wir ein Ohr schließen, sind hörbar. Umso hörbarer, je mehr sich um uns Stille ausbreitet.

Und in uns.

Um diese innere Stille in uns geht es, wenn wir „zur Ruhe" kommen wollen, einschlafen oder uns konzentrieren wollen, einander nur in die Augen schauen oder zusammen in eine frisch von winterlichem Reif bekleidete Landschaft oder auf die „stille" Wasseroberfläche eines Sees schauen.

Um diese Stille geht es uns in therapeutischen Begegnungen im Blick auf überreizte, reizerschöpfte Klienten. Und in der Begegnung mit uns selbst.

Eine zunächst paradox wirkende „Rangfolge der Wünsche" von in der Majorität jungen Menschen ergaben die Tiefeninterviews von 30 Klienten in einer Studie des Arztes und Musiktherapeuten Thomas Stegemann.

An 6. Stelle der Wünsche – überwiegend von Jugendlichen – stand: „Abreagieren", an 5.: „Glücksgefühl", an 4.: „Gemeinschaftsgefühl", an 3.: „Bewegung", an 2.: „Emotion".

An die 1. Rangstufe gelangte: „Entspannung/Meditation".

Wie überfüllend, wie erschöpfend, wie rasant, überreizend, anfordernd sind dann heutige Lebensfelder von „Jung bis Alt" sowohl in freizeitlichen als auch in beruflichen Bindungen an Menschen, an elektronische Medien, an digitale Kommunikationsmittel, dass dieser Wunsch „gewinnt", der auf Ruhe basiert, mit Stille gefüllt werden möge.

✳

Auf das Zusammensein, auf die Begegnungsgestaltung in künstlerischen Therapien bezogen, nutzen wir die „Stille in der Ruhe" vor der Einladung in den Spielprozess. Entweder sie stellt sich von selbst ein vor der Gestaltung mit einem Ton oder Tönen, mit Bild oder Bewegung/Tanz – oder wir erfragen sie.

Mit Fragen von uns als Begleitern an das Gegenüber oder in die Gruppe („Seid ihr bereit?" oder „Können wir?" oder entsprechend körpersprachliche, gestische Signale wie dem berühmten Finger von Franz von Assisi auf dem Mund, wenn er Gäste zum Einhören in Natur und Tierwelt begleitete) fördern wir zunächst eine Stille, die eher pädagogisch instrumentalisiert ist und Konzentration bewirken soll. Äußere Stille.

Tiefer geht die innere Stille, die Folge sein kann, wenn wir zur Zentrierung einladen, zur Konzentration auf sich und die mögliche Neugier in sich auf allernächstes um mich herum: das Spielzeug Klang, Farbe, Bewegung … die Medien in den künstlerischen Therapien.

Innere Stille ist jeder und jedem möglich, aber benötigt Rahmenbedingungen – und das Verstehen, was dem Gegenüber oder der Gruppe gut tut, was Bedürfnis ist.

Stille kann enttäuschen, frustrieren, wenn die Motivation des Klienten für unsere Begegnung gegenteilig ist: Erwartet, erhofft, ersehnt sind Aktion – Reaktion – Interaktion, Leben und Lebendigkeit, „Leben in der Bude", einander Verstehen in und außerhalb der Wörter.

Da gehört nicht die meditative Stille hin, sondern die pädagogische Instrumentalisierung von kurzer Stille mit dem Ziel der Ruhe vor ihrem Gegenteil: dem Hin und Her der Affektabstimmung und –vielleicht – der Erfahrung von Interaffektivität im gemeinsamen zeitgleichen Tun.

Eine ebenso intensive, oft noch intensiver empfundene Affektabstimmung und Interaffektivität zeigt sich in der Stille des gemeinsamen Schweigens – beglückendem oder verspannendem, beängstigendem Schweigen.

Therapeutisches Ziel ist bei Menschen, die Schweigen vermeiden, mit Angst besetzen aufgrund von beängstigenden Erfahrungen: Neubesetzung des Schweigens mit jener Stille, die dem Stillen zwischen Mutter und Kind verwandt ist.

Dies gelingt kaum durch die Vermeidung von verbalem Sprechen, das nur die Angst vor der Stille des Schweigens verstärkt. Es gelingt durch das Miteinander in den nichtsprachlichen, nonverbalen Medien der Künste.


## Praktisches zum „Praktizieren von Stille"

Hier einige grundsätzliche Anregungen, mit Stille als Quelle für seelisch-geistige Nahrung zu „spielen", so wie die Stille des Stillens uns früher mit ernährte, die eher Ruhe war, wie sie Silence meint:

1. Wir, die Begleitungen unserer Klienten, sollten „voreingestimmt" sein. D.h. nicht aus angespannten, verspannten, diss-stressreichen Situationen ohne „Übergangsbehandlung für uns selbst" in therapeutische Begegnungen gehen wollen. In denen wollen wir „Stille *für* etwas" angezeigt halten und dazu einladen und dazu braucht es im Stress eine kleine Nische. Z.B. diese hier mithilfe unserer Atmungszeiten:
   - Sie sitzen auf einem Stuhl vor einem Tisch und legen die Arme lang auf der Tischfläche ab.
   - Dann 4 Male kurz und „gestoßen" ausatmen,
   - dann 4 Male so lange ausatmen, wie die Puste reicht.
   - Nachspüren, wie sich Ihr Körper verändert und wie die „Ruhe nach dem Sturm" sich anhört. Wenn es keine äußere Ruhe um Sie herum gibt, dann gibt es immer noch die subjektive innere Ruhe. Jetzt sind Sie „kompetenter für das Einladen in Stille".

- Übrigens ist diese einfache Entschleunigungsübung auch kurz vor Auftritten oder vor Prüfungen ebenso wie für unsere Klienten selbst geeignet, wenn diese noch in Unruhe sind.

2. Stille nicht für sich allein gestalten wollen, sondern anbinden. Das bewährteste Beispiel für nahezu jede Klientel ist die Einladung zu einem einfachen „Hörspiel": Einem Ton mit langer Ausschwingdauer („Langtöner" wie Klangschale, Gong, Klavier mit durchgetretenem Pedal) solange folgen, wie der Einzelne ihn hört. Dies ein-, zweimal, ggf. mit der „Luftzeichnung" einer solange kreisenden Hand und die Stille nähert sich oder ist schon da.

3. Die meisten Liebenden, wenn sie ihre Liebe zu zeigen beginnen, verzichten mehr und mehr auf Worte. Sie verlagern verbale Sprache auf die der Berührung, wenn als „Drittes" das Geschenk von Innigkeit, Intimität wächst.

   In psychotherapeutischen, pädagogischen und seelsorgerlichen Begegnungen sind Berührungen gesetzlich verboten aufgrund der Aufdeckung von immer mehr bekannt gewordenem Missbrauch und nur in Ausnahmen möglich.

   Z. B. möglich und häufig ist Berührung bei der psychologischen Betreuung von Unfallopfern. Manchmal ist Berührung auch möglich bei Menschen, die unter bestimmten Tiefenentspannungsmethoden „herausgeholt" werden müssen, weil in Trance Unverarbeitetes sie zu überfluten beginnt. (Berührung als Signal, Berührung als Trost).

   In den künstlerischen Therapien sind bestimmte Interventionen nur möglich mit Einbeziehung von Berührung: Siehe oben und
   - wenn die Hand eines Klienten den Malpinsel nicht allein halten kann und geführt wird, um Punkte, Farben, eine Form, eine Gestalt auf dem Papier sichtbar zu machen, die dann Teil der Gestaltung des Klienten ist,
   - dasselbe gilt bei dem Spiel auf Instrumenten,
   - beim Formen von Ton in Skulptur,
   - beim Tanz.

In der Begleitung von Kindern in angstbesetzten u. a. krisenhaften Situationen, in der Schwerstbehindertenbegleitung, in der weiteren Heilpädagogik, in der Arbeit mit Patienten mit erworbener Hirnverletzung und in der Begleitung gesunder oder erkrankter Senioren oder Hochbetagten ist das Medium der Berührung und die Aktivierung des taktilen/haptischen Sensors ein ebenso uraltes, wie neu durchforschtes Instrument, um vertrauensvolle Nähe zu schaffen.

Die behutsame Berührung und das achtungsvolle Streichen von Hautpartien (meist wird begonnen mit Extremitäten wie der Hand, dem Fuß, wo es verbal möglich ist, wird vorher gefragt, ob und wo Berührung willkommen ist) darf angesichts des gegenwärtig hochsensiblen Themas sexueller Übergriffe nicht in ihrem Kostbarsein für die Kommunikation, für das Verstehen unter Menschen, für das interpersonale Verstehen in ein überwiegend von Misstrauen besetztes Bild gezwungen werden.

4. „Soundscape" – das sind die hörbaren Klanghüllen, die uns Menschen umgeben, ob wir an sie bewusst denken oder nicht. Der Begriff wurde von R. Murray Schafer (R.Murray Schafer, 2002) gefüllt und bezogen auf Hüllen des Klanges.

Wir tragen „Soundscapes" als akustische Kleider an bestimmten Orten wie Verkehr, Natur, Hochhaus, Straße usw.

Inzwischen gibt es ganze Untersuchungen und Bearbeitungsmöglichkeiten von Soundscapes an Kriegsfronten, an Orten, wo die Natur nicht nährte, sondern zerstörte, an Orten, wo der Lärmschutz krank ist und daher krank macht.

„Soundscaping" ist nun eine Methode, durch die jeder Mensch sein Hören differenzieren und in Zuhören, Hinhören, Lauschen wandeln kann.

„Stille" zieht ein in den Menschen, den wir zum Soundscaping einladen. Lesen Sie selbst „Stille fördernde" Fragen heraus und erfinden Sie welche für Ihren Klienten, Ihre Klientel.
- Wie klingt der Gang vor dem Zimmer im Altenheim, in der Klinik nachts, wenn die Nachtschwester mit der Medikation durch war?
- Wie klingen die Schritte der Nachtschwester, wenn sie sich entfernt, sich nähert?
- Wie klingt es, wenn die Station morgens erwacht?
- Wie klingt es beim Aufwachen?
- Beim Einschlafen?
- In der Mittagspause im Betrieb?
- In der Pause auf dem Schulhof nebenan?
- Wie klingt es auf der Treppe vor der Eingangstür?
- Wie am einsamen Strand?
- Wie am Strand des Hotels?
- Wie im Hochgebirge?
- Wie auf dem Balkon?
- Wie in einer Kirche?
- Wie in einem großen Bahnhof?
- Wie klingen die Atemzüge des Menschen, der neben mir schläft?

Die „Anstiftung zum Hören", Hundert Übungen zum Hören und Klänge machen von R. Murray Schafer (2009), sind – so alt sie sind – nach wie vor empfehlenswert, wenn es um Hörbares geht – und um fast nichts mehr Hörbares. Stille eben.

Schließlich ein immer noch aktuelles Buch zum Thema Hören, das einlädt zum Nachdenken über dasjenige Organ in uns Menschen, das am frühesten im Mutterleib zu funktionieren beginnt und das uns bis in unser Ziel am Ende des Lebens begleitet und das wichtigste Organ für das Erleben von Stille ist:

*V. Bernius u. a. (Hrsg.): Der Aufstand des Ohrs – die neue Lust am Hören, Reader neues Funkkolleg, Vandenhoeck & Ruprecht, Göttingen 2006*

Nach diesem Kapitel über die therapeutisch und präventiv wichtig gewordene Gestaltung von Stille führt das kommende Kapitel ein in einige wichtige Schritte der Methode der Ausdruckstherapie. Diese wurde von Paolo J. Knill (P. J. Knill, 1979) in Verbindung mit verschiedenen KollegInnen entwickelt und von den USA in die Therapielandschaft Westeuropas eingeführt, wo sie sowohl in therapeutischen als auch pädagogischen Bereichen angewandt wird und inzwischen auch in der Supervision und im Coaching von Führungskräften eine zunehmend wichtige Rolle spielt.

# 12. Knills Grundschritte

Die Ausdruckstherapie (Expressive Therapy) ist eine Therapierichtung, die mit dem Schweizer Paolo J. Knill von den USA auch in die Schweiz und weiter nach Westeuropa kam. In der Ausdruckstherapie werden dem menschlichen Ausdrucksbedürfnis und dem Sensibilisieren menschlicher Sensoren die künstlerischen Medien wie Musik, Tanz/Bewegung, Malen, Poesie, neuerlich digitale Medien in intermodalen Verfahren angeboten.

In Deutschland, wo ich zeitgleich die Medientherapie im Fachhochschulbereich der 70er Jahre entwickelt hatte, arbeiteten Paolo J. Knill und ich dann viele Jahre zusammen im Institut für Medien-und Ausdruckstherapie in der Lüneburger Heide, aus dem die spätere ISIS, die International School for Interdisciplinary Studies in Zürich und aus dieser schließlich die European Graduate School hervorgingen.

✻

Paolo J. Knills Bild in der ersten deutschen Ausgabe seiner „Ausdruckstherapie" ist das von zwei Menschen mit einem Klumpen Ton zwischen sich, den sie gemeinsam in einem Setting modellieren.

„Vorerst werden die Handlungen durch feste Vorstellungen oder innere spontane Bilder geleitet. Manchmal wird der Patient (Klient, der eine von beiden in der Einzelbegegnung oder mehreren in der Kleingruppe, Anm. des Verf.) zugreifen, manchmal der Therapeut und manchmal beide gleichzeitig. Mehr und mehr aber wird ein „Drittes" die Führung übernehmen. Es ist das Bild, welches *er-scheint* . Ihm werden Therapeut und Patient dienend nachspüren. Völlig der Gegenwart hingegeben, werden sie miteinander aus Gewesenem mit ihrer schöpferischen Kraft das Kommende formen und so das Bild in allen seinen Feinheiten zur Bedeutung bringen".

Knill schlägt für den Aufbau einer solchen Gestaltung von Ausdruck diese Schritte vor:

Zentrierung, Interaktion, Teilen, Verarbeitung, Ritual.

In einem Kreis gezeichnet wird deutlicher, wie fließend die Übergänge sein können und wie in einer ersten Zeit die folgenden schon angelegt sind.

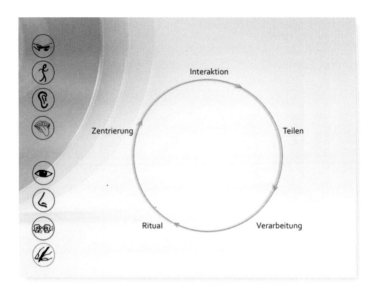

Ich definiere diese Grundschritte einmal so, dass sie auf Begegnungsgestaltungen in sozialen Berufen und nicht nur im engeren Sinne in der Therapie bezogen werden können.

### Zentrierung

Es sind die kleinen Augenblicke, in denen innerhalb des Zusammenseins jede und jeder für sich allein ist, für sich, in seinen Gedanken, Empfindungen.

Woraus dann entsteht, was mich aus den Naturmaterialien (o. a. „Spiel-Sachen" des Malens, Fingertanzens usw.) anzieht. Zentrierung ist die Zeit, in der der Klient den Weg findet zu dem, was ihn interessiert, wo er im Sinne dieses lateinischen Wortes Interesse „dabei sein will", womit er in Gestaltung gehen will.

Hilfen für die Zentrierung kann die Begleitung geben durch verbale Einladung dort, wo gesprochen werden kann und Worte verstanden werden können. „Nehmen wir die Zeit für eine kleine Meditation, Zeit, in der nichts geschehen muss, als das Nachspüren, wie ich mich hier und jetzt anfühle …"

Körpersprachlich zur Stille einladen durch Finger auf dem Mund oder Augen schließen … oder beginnen mit Bewegungen und Berührungen der Spielmaterialien aus der Natur, den Mitbringseln, den Repräsentanten der Schöpfung, zu denen wir selbst auch gehören.

*Exkurs*

*Nach der **Zentrierung** sei kurz die **De-Zentrierung** bedacht (in Abgrenzung zur Definition Knills):*

*Kon-Zentrierung ist die engste Verwandte von Zentrierung. Konzentrierung ist in der Weise immer auch Zentrierung, da jede unserer Wahrnehmungsrichtungen Energien verbraucht, zentriert werden muss, um sich auf ein Ziel, ein Objekt (z. B. die Naturmaterialien, z. B. Puppen, z. B. Malsachen) in der Wahrnehmung richtig ausrichten zu können.*

*Stellen wir uns nun eine Psychiatrie-Patientin vor, die sich ständig verfolgt fühlt oder einen achtjährigen Jungen im Heim, der seine Unruhe in Restless-legs Stereotypien zeigt, in unterbrochener Beinbewegung. Oder eine 80jährige, die sichtlich bedrückt in die Begegnung kommt, aber nichts sagen will.*

*Solche Menschen sind zentriert und zwar auf etwas Einengendes, Angstbesetztes, Aggressionsbesetztes. Solche Zentrierungen belastender Art, die jede Zentrierung auf kreatives Tun blockiert, sind dazu da, dass wir als Begleiter damit umgehen.*

*Das können wir, indem wir die Zentrierung durch De-zentrierung auflösen.*

*In allen diesen Situationen ist der Schritt der Dezentrierung eine Einladung, die die Wahrnehmungsrichtung des Klienten umlenken will durch Ablenkung.*

*Es sind dies meist Einladungen, die mit dem Mittel der Überraschung arbeiten:*

*„Die haben im Keller die alten Heizungsrohre rausgeholt – die liegen auf dem Platz und klingen mit interessanten Tönen – kommen Sie mit. Wir spielen Heizungsmusik!“*

*Oder die Einladung, einen (oder in der Gruppe) mehrere Luftballons aufzupusten und durch den Raum fliegen zu lassen, so dass kein Ballon den Fußboden erreicht. Oder oder oder …*

*Es geht um buchstäblich ausreichend „reiz-volle“ Einladung dazu, sich von der Zentrierung abzuwenden, die blockiert, ausgrenzt.*

*Mit „Wir gehen raus – wandern im Park“ oder „Wir hauen mal für eine Stunde mit dem Auto ab“ ist immer eine Überraschung verbunden, immer eine Ablenkung von dem, worauf unser Gegenüber (kon-) zentriert ist i. S. einer Fixation.*

*Notfallsanitäter und Notfallseelsorger „zentrieren“ mitnichten immer auf das, was den Notfall ausmacht, sondern beginnen mit De-Zentrierung, mit Ablenkung, mit der Lenkung um das aktuelle Geschehen herum, um dann erst etwas später auf dieses zurückzukommen. Weil die Not, die Krise, der Unfall vorher nicht teilbar, nicht mitteilbar, nicht gestaltbar wäre.*

*In sozialen Berufen haben wir durchaus auch das Tempo manchmal nötig, um zu begreifen: Jetzt ist Dezentrierung dran. Durch was auch immer …*

Interaktion

Der Kontakt mit dem anderen beginnt. Medium dafür sind jetzt die „natürlichen Spielsachen". Wir schieben, häufen, ziehen auseinander, schieben zusammen, türmen …

Es braucht keine besondere Sensibilisierung auf das Gegenüber und dessen Spielsachen. Es geht um den ersten Kontakt in diesem Gestaltungsprozess wie sonst auch erste Kontakte sein können und in denen Menschen die kleinen Impulse noch unabsichtlich abgeben … beiläufig.

Es haben alle gegenwärtigen Gefühle Platz in diesem weiteren Spielraum: Neugier, Abwehr, Verlegenheit, Unverständnis, Spielfreude.

Interaktion bedeutet zunächst nicht mehr als ein Hin und Her zwischen uns und unseren Klienten, zu vergleichen dem Hin und Her beim Tennis oder Smalltalk über Wetter, in dem wir erst mal Zeit gewinnen, um den anderen zu wittern.

Anders jetzt die Kommunikation, die auf das Verstehen des Gegenübers ausgerichtet ist, auf die Neugier, wie der andere das sieht, was in der Interaktion entstanden ist, wie es weitergeht.

Teilen

Hier blüht es auf, das Hin und Her sprachlich oder nichtsprachlich. Die Gestaltung
 – mit den Materialien aus der Natur
 – des gemeinsam begonnenen Bildes
 – des körperlichen Nachstellens des gemalten Bildes
 – des Nachstellens eines Baumes mit Zweigen durch einen oder mehrere Teilnehmer
 – einer musikalischen Improvisation, die auf Tonträger aufgenommen wurde, was heute jedes Smartphone kann)

wird dem anderen, den anderen *gezeigt*.

Verarbeitung

Hier wird mit Worten ausgetauscht, wozu die vorangegangene Teilung anregte, was die Gestaltung auslöste an inneren Bildern, welche Verbindungen, Verknüpfungen einfielen …

In Praxisbereichen, in denen verbale Sprache nicht das Hauptmedium sein kann, ist es immer wieder ein Phänomen, wie durch Körpersprache, durch die Sprache der Mimik und Gestik als Teilen der Körpersprache, wie durch das Instrument unseres inneren Mitschwingens mit dem Klienten, wie durch die Affektabstimmung mit ihm „verstanden" wird, was die Gestaltung im Gegenüber auslöste.

Wie das Verstehen des anderen verstanden werden kann in Bereichen des nichtsprachlichen Miteinanders, ist immer wieder ein Wunder zwischen dem Ich und dem Du und dem Wir. Wie Resonanz zeitgleich sich ereignen kann und Erfülltheit, Beglückung, Kraft geteilt und in der Gemeinsamkeit auch zu Verarbeitung im Sinne von Ergebnissen führen kann, zeigen die Hintergründe, deretwegen wir in der Basalen Bildung davon ausgehen, dass in jedem noch so eingeschränkten Leben jede Gestaltung als Kunst erfahren werden kann. Als schöpferischer Beitrag zu der großen Schöpfung.

Ritual

In dieser Schlussgestaltung geht es um eine Gestaltung, in die beide Partner oder alle Gruppenteilnehmer einbezogen werden und in der z. B.
- um das Gestaltete ein Händekreis entsteht,
- aus diesem heraus vielleicht eine gemeinsame Bewegung (leichtes, wachsendes „Schunkeln"),
- aus dieser heraus vielleicht ein kollektives Summen oder ein Klang mit offenen Stimmen,
usw.

Das „Durchgehen" durch die verschiedenen Medien, die möglicherweise in der Gestaltung mit Naturmaterialien noch eine Rolle spielten, ist immer auch eine Gelegenheit für uns Begleitungen, die besondere Beziehung unseres Klienten/unserer Klienten zu dem oder jenem Medium zu erleben.

Es zeigen sich immer bei diesem Durchgehen individualisierende Bedürfnisse oder sozialisierende Bedürfnisse, die im Nachklang vielleicht Raum finden. Oder im Spiel-Raum der nächsten Begegnung.

## 12.1. Kristallisierung

Knill beschäftigt im Zusammenhang mit „Deutlichkeit" den umstrittenen Begriff der „Deutung" mit „Deutlichkeit" und entwickelte sein „Kristallisationsprinzip", das ich hier – zwangsläufig wie immer, wenn wir in Worten reden oder schreiben, zeitlich nach und nach be-schreibe. Obwohl im Umgang mit künstlerischen Medien „alles mit allem zusammenhängt".

Denken wir bei Kristallisierung an den Kristall: Der Stein, mit dessen Strukturen wir Klareres, Durchsichtigeres, genauer Profiliertes verbinden. Wir beziehen „Kristallisierung" hier auf Beziehung und meinen die Deutlichkeit des Verstehens darin.

Ob wir als Paar oder in der Gruppe einen Backstein oder kleinen Kiesel oder einen handgroßen Findling betrachten und herumgehen lassen – oder einen Kristall: Der Blick darauf kristallisiert auch unseren Blick – und kristallisiert uns.

Auf die Medien bezogen, die wir in die Beziehung hineinnehmen, denken wir immer die therapeutische Frage mit: „Wie zeigt sich durch das Medium die Beziehung zu mir, in der Gruppe?" Ist jemand lieber für sich – oder sucht er das Du oder mehrere. Und wie sucht und findet er? Was kristallisiert das Medium?

Auf einzelne Medien bezogen:
- Klang/Schall und Rhythmus kristallisieren Beziehung am deutlichsten in Rhythmus und Klanggewebe. Musik ohne Klang und Rhythmus gibt es nicht.
- Worte kristallisieren am ursprünglichsten in der Poesie. Es gibt keine Poesie ohne Worte. Bilder kristallisieren am klarsten in der bildenden Kunst. Es gibt keine bildende Kunst ohne Bilder.
- Bewegungen kristallisieren am klarsten in Tanz, Pantomime usw. Es gibt keinen Tanz ohne Bewegung.
- Handlung kristallisiert am klarsten im Theater. Es gibt kein Theater ohne Handlung.
(P. J. Knill, 1979)

Solche Basissätze kristallisieren bis heute die für Außenstehende manchmal als Dschungel wirkende Vielfalt der künstlerischen Therapien.

Heute ergänzen wir durch Praxisforschungen in so verschiedenen Arbeitsfeldern wie der Schwerstbehindertenbegleitung (zahlenmäßig ein langsamer Rückgang), der Patienten mit erworbenen Hirnverletzungen (steigende Anzahl, weil die Unfallrettungsentwicklung zunehmend mehr Todesfälle verhindert), der Begleitung von Menschen mit Digital-Suchterkrankungen (radikal ansteigende Zahlen), der fast manchmal epidemisch wirkenden Burnout-Patienten, hinter deren Diagnose-Profil oft Depressionsformen stehen u. v. m.
- Wie Poesie wird von etlichen Menschen auch empfunden das Bild in der Ausstellung, das Bild in einer Naturlandschaft, das Klanggewebe in einer Musik, die Gestalt einer Pflanze, eines Tieres, eines Menschen.
- Theater wird heute erweitert um alle Formen des selbst produzierbaren Films mit Smartphone, Tablet, Kamera bzw. die Rezeption derselben. Immer Komponenten einer Handlung einbeziehend.

Wenn Knill den Superlativ benutzt „am klarsten ist Klang/Schall in Musik, das Wort in Poesie" usw., dann nimmt er die heutige Gegenwart vorweg, in der wir die Medien in den Unterhaltungsindustrien ebenso wie in den Therapien mischen oder intermedial anwenden.

„Ausdrucks- und Eindrucksmedien" in den künstlerischen Therapien meinen das „Was": Was für ein Medium in die therapeutische Beziehung einbezogen wird (Wort, Musik, Bewegung …).

„Modalitäten in den künstlerischen Therapien" betreffen das „Wie": „Wie sind die methodischen Schritte, die therapeutisch notwendig sind für Änderungen, die dem Klienten helfen sollen (z. B. Imitation oder Spiegeln, Improvisation oder Regelspiel, gestalterische Aktivität oder aktives Zuhören):

Nach dieser Überlegung des „Wie", wie wir unsere methodischen Schritte mit dem Gegenüber in der Gestaltung gehen wollen, nun zu der Frage „Wohin".

Es gibt verschiedene Ebenen des Erlebens, auf die hin wir unsere Gegenüber begleiten können. Isabelle Frohne-Hagemann (1983) hat dazu drei Begriffe geprägt, die das Geschehen zwischen Begleitung und KlientIn/den Mitgliedern einer Gruppe beschreiben.

Ihre Kurzform ist bis heute durchaus eine hilfreiche Formel:

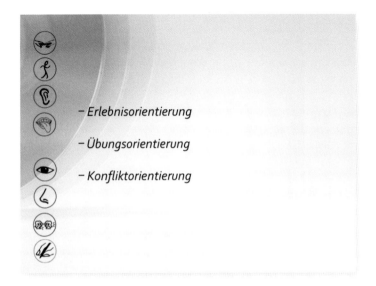

– Erlebnisorientierung

– Übungsorientierung

– Konfliktorientierung

### Erlebnisorientierung

„Erlebnisorientierung" zielt auf die Änderung des emotionalen Klimas, will Impulse geben für soziale Kommunikation und kreative Prozesse.

Erlebnisorientierung meint die Erfahrungswelt des Gegenübers/der Gruppe, wenn wir sie in einen Spielprozess hinein begleiten, in dem es buchstäblich etwas zu erleben gilt. Wo das Erleben im Zentrum steht.

Erlebnisorientierung meint, das Spiel als Mittel zur Steigerung der Erlebnisfähigkeit anzubieten. Das Erleben kann zur Vitalisierung mit starker Dynamik führen – oder zur Stille hin durch einen Garten-, Wald-, oder Uferspaziergang, auf dem geschwiegen und gehört wird.

Es geht bei der Erlebnisorientierung darum, die durch Einsamkeit, Behinderung oder Krankheit gewachsene innere Passivität in aktives Erleben zu wandeln.

*Sei es in der Heilpädagogik gegenüber einem Menschen im Rollstuhl einen langsa-*
*men Kreis in die Luft zeichnen und dabei einen begleitenden Ton von unten nach*
*oben und wieder nach unten summen oder singen.*

*Variante: Die Kreisbewegung mit bunten Tüchern vollziehen.*

*Sei es – wo es möglich ist – einen Sitztanz tanzen, einen Schlager oder bekannten*
*Rocksong zu schmettern oder eine Trommelsession mit Tänzern oder einen ausge-*
*wählten Filmtrack im TV-Gerät oder über Beamer an der Wand/Leinwand mit*
*Instrumenten und Stimme improvisatorisch begleiten. Jeder kleine Sketch, jedes*
*Theaterspiel, allein das Spielen mit Requisiten betont das Erleben.*

## Übungsorientierung

„Übungsorientierung" meint einen Spielprozess, um in diesem und durch diesen
z.B. Konzentration zu üben – ohne dass wir dies wie in der Schule ankündigen
oder benennen müssen, weil es um Üben durch Spielen geht.

*Beispiel aus der Sonderpädagogik und der Arbeit mit Demenzpatienten: Den Luft-*
*kreis, den wir bei der Erlebnisorientierung erinnerten, von Kindern zu einem Ton*
*mit langem Ausschwingvorgang (Gong, Klangschale) in die Luft solange zeichnen*
*lassen, wie der Ton hörbar ist.*

*Dasselbe gilt für den Sitztanz oder jede andere kleine oder größere Choreogra-*
*phie-Aufgabe, mit der synchrone, zeitgleiche Bewegungsabläufe trainiert, geübt*
*werden – ohne dass wir das unserem Gegenüber sagen müssen.*

*Alle „Dirigentenspiele", in denen ein Gruppenteilnehmer am Gong oder mit der*
*Klangschale einen solchen Ton eingibt und die Gruppenteilnehmer dazu synchron*
*eine Bewegungsaufgabe vollziehen, tragen Übungscharakter, weil die Wahrneh-*
*mung auf ein Ziel hin trainiert wird.*

## Konfliktorientierung

„Konfliktorientierung" meint Spielprozesse, die wir anbieten, um einem Konflikt
Raum geben zu können, in dem und mit dem das Gegenüber, der Patient lebt und
dies zeigt z.B. durch die mangelnde Fähigkeit, etwas in einem Team, in einer Gruppe zu tun, ständig im Rückzug zu leben, sozialen Kontakt zu vermeiden. Oder umgekehrt Angst vor dem Alleinsein. Oder mangelhafte Affektkontrolle.

Für Konflikte gibt es Spielräume für den Ausdruck des Konflikts, in denen die
Veränderung den Konflikt wandelt, mindert durch Spiele mit dem Körper, mit der
Atmung, mit der Gestik, mit der Stimme, mit der Sprache.

Konflikte hängen oft genug mit „unerledigten" Resten zusammen, mit Verlus-
ten, die nicht verarbeitet wurden, mit unerfüllten Sehnsüchten.

Es gibt Spieleinladungen zu „Versöhnungsarbeit", zu „Biographiearbeit" zu
Gestaltungen des Lebenspanoramas mittels der Medien Sprache, Musik, Theater
usw.

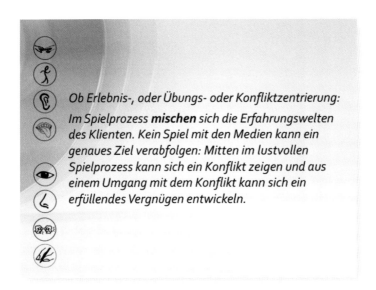

Ob Erlebnis-, oder Übungs- oder Konfliktzentrierung:
Im Spielprozess **mischen** sich die Erfahrungswelten
des Klienten. Kein Spiel mit den Medien kann ein
genaues Ziel verabfolgen: Mitten im lustvollen
Spielprozess kann sich ein Konflikt zeigen und aus
einem Umgang mit dem Konflikt kann sich ein
erfüllendes Vergnügen entwickeln.

Zum Thema Medium und intermedial:

*Ein Klient zeigt in der Exploration und Interaktion deutliche Vorliebe für ein Medium: Er entwickelt aus dem Chaos des klanglichen Materials von Pauke und Gong erste und feinere Strukturen Die Klanggestaltung kristallisiert Musik.*

*Die Bewegungen beim Instrumentalspiel waren bei dem Klienten sehr ausholend, vom vibrierenden Staccato der Finger bis zur geballten Faust auf dem Fellinstrument.*

Die therapeutische Begleitung lädt ein zu einem Tanz – und hier wird die Deutlichkeit noch deutlicher, das emotionale Verstehen zwischen den Beteiligten weiter entwickelt.

Die Beteiligten überführen quasi ihren Ausdruck in dem Prozess von einem Medium in ein anderes.

Dies nennen wir intermediales Geschehen – mit dem Wissen, dass durch den Wechsel eines sicher ist: Veränderung im Erleben des Klienten.

Was sich ändern kann:
- – Langsames darf sich beschleunigen,
- – Eile verlangsamen,
- – Einsamkeit Zweisamkeit werden,
- – Zweisamkeit zur Gruppe.
- – Zorn darf verrauchen,
- – Verstecktes sich zeigen,
- – Blockiertes sich lösen,
- – Zerfaserndes sich formen …

*Weiteres Beispiel*

*Ein Volkslied wie „Auf de Schwäb'sche Eisebahne" oder ein Schlager „Ich habe ei-
nen Koffer in Berlin" oder ein Rocksong oder Rap mit starken bildhaften Assoziationen wird angehört oder mitgesungen – und es bietet sich an, die Bildhaftigkeit
auf ein Papier zu malen, zu zeichnen ...*

*Auf dem Bild wird sichtbar ein totes Tier, das hinter dem letzten Eisenbahnzug
hergeschleift wird. Was im schwäbischen Liedende als lustige Pointe gilt, war
für den (unfallverletzten) Zeichner sein Hund, der bei dem Unfall getötet wurde ... Verlust wurde deutlich, Abschied zelebrierbar.*

Wo immer möglich schließt das verbale „Sharing", das Mit-Teilen von den Eindrücken, Gefühlen, Affekten, an den intermedialen Schritt an.

Wo Worte dies nicht sollen oder können, verstehen wir auf dem Weg der Affektabstimmung, der Re-Sonanz und/oder dem Arbeiten mit der Gegenübertragung,
wie dem Gegenüber „zu Mute" ist. „Mut" hängt sprachwurzelhaft mit „Sinn" und
Ge-Sinnung zusammen und meint hier das gemeinsame Verstehen dessen, was sich
im intermedialen Schritt in neuer oder veränderter Deutlichkeit zeigt.

Oft genug gehen wir weiter. Aus dem Bild in den Tanz, aus dem Tanz in Musik,
aus der Musik in Worte ... Die Medien wechseln wir in den intermedial arbeitenden künstlerischen Therapien, um zu verdeutlichen und aus der Deutlichkeit heraus für den Klienten Veränderung zu ermöglichen.

Veränderung in der Beziehung zu sich selbst.

Zum Du.

Zum Wir der Gruppen.

## 12.2 Improvisieren

Verbinden wir Knills Grundschritte im vorigen Abschnitt mit dem Improvisati-
onskreis, der aus der Arbeit von Stella Mayr in Wien und Hartmut Kapteina in
Siegen heraus entstand und die Grundschritte von Knill nur aus einer anderen Perspektive auf Klienten im sozialen Bereich bezieht.

Die beiden Musiktherapeuten haben die Begriffe in (unterschiedlicher) Verbindung zueinander gebracht vor dem Hintergrund ihrer Beobachtungen, wie musikalische Improvisation sich entwickelt.

Ich definiere diese Begriffe hier in Bezug auf jedes künstlerische Gestalten mit
unseren Klienten und Patienten
   – ambulant
   – wie stationär
   – als auch in außerklinischen Institutionen

– sowohl in Einzelbegegnungen
– als auch Gruppenbegegnungen.

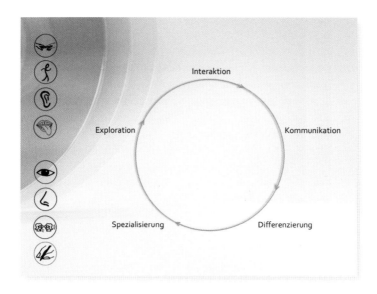

## Exploration

Die Zeit der Exploration (*explorare*, lat. = erforschen) ist die, in der das Spielmaterial (Musikinstrumente, Naturmaterialien, Malutensilien, Bilderbücher und vorle-
segeeignete Bücher mit kleiner Prosa/Gedichten und neuerlich Tablet/Smartphone
u. a. digitale Instrumente) ausprobiert wird. Eben „erforscht" im ursprünglichen
Sinne des Kindseins, in dem Neues entdeckt oder Vertrautes anders gestaltet oder
Vertrautes und Neues neu kombiniert wird – ebenso wie in der Forschung oder im
Tourismus, wenn unentdeckte oder vergessene Landschaften erkundet sein wollen.

Exploration ist die Zeit der Erkundung dessen, womit gestaltet werden soll.

Zum immer wieder neuen Explorieren gehören auch ein neuer Raum, eine neue
Ecke im alten Raum, der Umgang mit Lichtquelle, mit Wärme, mit Heizung.

Pianist oder Schauspieler, die ihre Musik und Texte noch so sicher im Kopf haben, explorieren auch immer neu in einem neuen Raum, an einem neuen Instrument, weil kein Klavier und keine Bühne einander völlig gleichen.

Ebenso ist es mit einem oder mehreren neuen Menschen: Eine Exploration mit
vertrauten Gestaltungsmaterialien birgt Neues durch jede Änderung zur vorigen
Begegnung.

## Interaktion

Interaktion ist die Aufnahme eines Hin und Her zwischen Menschen.

Wir betreten einen Gastraum, in dem uns unbekannte Menschen an den Tischen sitzen. Die einen unterhalten sich, die anderen heben gerade ihr Glas, dritte schweigen sich an …

Immer gibt es ein Hin und Her, eine Aktivität. Zu den oft schönsten oder belastenden Aktivitäten zwischen Menschen gehört Schweigen. Stille.

Wenn wir Aktivitäten zwischen Menschen beobachten, haben wir noch keine Ahnung, wie es den Beteiligten an der Aktivität geht. Wie oft sind wir zusammen mit Menschen, tauschen reichlich und schnell Wörter aus, ereifern uns, hören zu, nicken – und wünschen uns heimlich weg aus dieser Aktivität.

Jede Aktivität in die Exploration hinein mit einem Gegenüber bedeutet den Übergang von der Exploration zur Interaktion: „Inter" aus dem Lateinischen bedeutet „dazwischen" und Interaktion ist die Handlung, die zwischen Menschen geschieht, bewusst, vorbewusst – auf die Gestaltung bezogen, auf das Gegenüber.

## Kommunikation

*Communicare* (lat.) bedeutet verstehen, Kommunikation, Verständnis. In sozialen Berufen, in jeder Begegnung, wenn es denn eine werden soll, mischt sich als Wichtigstes hinein: Wie verstehen wir uns, wie fühle ich mich, wie das Gegenüber?

Ob wir in der Exploration mit Tönen probieren oder mit bunten Tüchern für die Entwicklung eines Tanzes im Sitzen oder Stehen – wir kommen zu ersten kleinen und weiteren Hin und Hers miteinander.

Kommunikation tritt hinzu, wenn Verstehen einsetzt. Wohlwollendes, Liebevolles, Abgrenzendes, Kritisches, Neugier, Offenheit, Freude.

In der Exploration noch chaotisch wirkende Klänge ordnen sich in der Interaktion zu einem Hin und Her. Ein Wechsel der Impulse entsteht – auch wenn in dem Wechsel „nur" der eine aktiv sparsame Töne spielt oder singt und der andere zuhört. Das Verstehen und seine Intensität sind fühlbar, ganz besonders in den Bereichen, in denen das Wort und die Wörter nicht ausgetauscht werden können.

Dieser Übergang vom Interagieren zum Kommunizieren ist in der Gestaltung mit künstlerischen Medien meist ein „selbstständiger Unternehmer", der sich als ein erfüllendes „Drittes" erweist.

## Differenzierung

Im Miteinander bei Bewegung/Tanz, improvisierter Musik oder Szene werden klarere Strukturen deutlich: Zeitgleiche Bewegungen im Tanz oder beim Malen wechseln sich ab mit dialogischen Strecken oder mischen sich. Dynamik entwickelt sich zwischen Kraftvollem und Zartem, zwischen Ausschwingen und Wiederbeginn.

In der Differenzierung wird dem Gestaltenden deutlich, welche Spielmaterialien ihm besonders entgegenkommen – oder sich ihm entgegenstellen. Materialwechsel in dieser Phase ist jedoch im Unterschied zur Exploration überwiegend orientiert am menschlichen Gegenüber, nicht am Material wie anfangs.

Spezialisierung

Sie ergibt sich aus der Differenzierung: Ob ohne Einschränkungen einer Behinderung oder mit – jeder Mensch differenziert im Prozess einer Gestaltung, entweder aktiv oder im Aufnehmen, Rezipieren.

Wenn die therapeutische Begleitung ein Für-Spiel anbietet, ein Stück aus dem Repertoire oder improvisiert, oder ein Für-Lied solo oder begleitend singt – dann wird der Klient sich spezialisieren in dem Sinne, dass er auf die eine Passage mehr und auf die andere weniger oder nicht beobachtbar reagiert. In jedem Fall steuert der hörende Mensch damit das Spiel des Spielenden mit.

Gestalten beide oder mehrere im Spielprozess eine Bewegung, einen Tanz, ohne oder mit Musik, gestalten sie mit Naturmaterialien oder kollektiv an einem Bild, zeigt sich die Spezialisierung: Eine besondere Beziehung des Gestaltenden zu dem oder jenem Material.

In therapeutisch orientierten Begegnungen mit regelmäßigen Zeitabständen wird z. B. deutlich, wie der Klient in einer neuen Exploration sich vorentschieden hat, die Zeit der Exploration nur Momente lang füllt, um schneller in die Interaktion zu gelangen und aus dieser in den Übergang zur Kommunikation.

In der Einzelbegegnung ergibt sich am deutlichsten der fließende Übergang von der einen zu anderen Phase und Wortverabredungen können eher den kreativen Prozess stören.

In der Gruppenarbeit ist wichtig zu wissen, dass die in der Exploration noch überwiegend einzeln Agierenden nun die Suche und Entscheidung für einen oder mehrere Partner beginnen. Das „Ab jetzt zusammen" ist eine Hilfe zum Start in die Interaktion und daraus sich selbst entwickelnder Kommunikation, Differenzierung, Spezialisierung.

Die Sozialpsychologie und in ihr die Gruppendynamik sind ein riesiges Gebiet, das in sozialen Berufen und generell überall dort, wo Menschen sich organisieren oder organisiert werden, eine Hauptrolle darstellt.

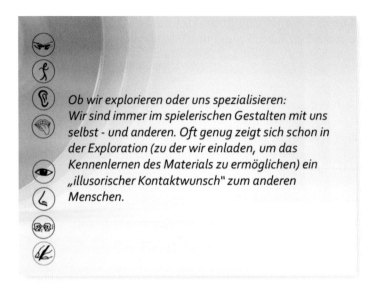

## 12.3 Der Improvisationskreis

Abbild der „Entwicklung der Zweiergruppe und der Gruppe" – ein kleiner Ausflug in die Gruppenpsychologie

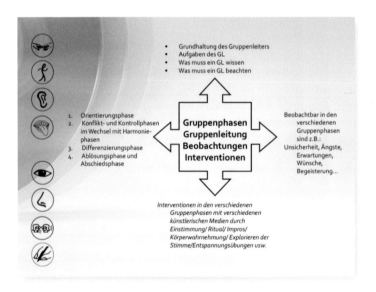

Reflektieren wie einmal die Bezeichnungen der Phasen des Improvisierens und die aus dem Ausschnitt der Gruppenpsychologie:

**Der linke Pfeil:** „Orientierungsphase" entspricht der Exploration, der Ersterforschung im Hier und Jetzt.

„Konflikt-und Kontrollphasen im Wechsel mit Harmoniephasen" entspricht der Interaktion: In ihr wird über die aktuellen Spielmaterialien entschieden, über die die Frage, mit wem (in der Gruppe) oder wie mit dem therapeutischen Begleiter beginnen. Es sind Mikro-Konflikte und Kontrollbedürfnisse, die meine Entscheidungen für das oder für den beeinflussen. Die Entscheidung für das eine Material oder den einen Gruppenteilnehmer ist keineswegs eine Entscheidung gegen anderes oder andere. In der Phase werden Präferenzen entschieden und Präferenzen sind Vorränge, Vorzüge – sie können sich im Prozess der Gestaltung des Miteinander ändern.

„Differenzierungsphase". In diese spielen die Erfahrungen aus der Phase davor mit hinein – und es spielt schon mit das Kommende, das sich daraus entwickelt.

„Ablösungs- und Abschiedsphase" entspricht dem „Ritual" bei „Knills Grundschritte": Sie hilft dem einzelnen Klienten oder der Gruppe sich auf die „Welt da draußen" einzustimmen, den Bus pünktlich zu kriegen, die nächste Mahlzeit einzuhalten.

Die **Begriffe oberhalb des oberen Pfeils** sind ebenso zu beziehen auf Einzelbegegnung und der Grund ist einfach: Wir sind alle durch die Mutter-Kind-Bindung zunächst in einer Zweiergruppe geprägt, der größere Gruppierungen folgten. Insofern erstaunt es nicht, wie viele aktuelle Gruppenpsychologien und Handbücher für Gruppenleitungen mehr oder weniger wissentlich auf die Phasenbeschreibungen früher Kindheit und Kindheit zurückgreifen.

Der **Textblock rechts vom rechten Pfeil** ist wesentlicher Kern der ganzen Gruppenpsychologien und ihrer Phasenmodelle einschließlich des Improvisationskreises: Es sind alle emotionalen Entwicklungsprozesse in allen Phasen möglich!

Der **Textblock unten** skizziert das „Methodenrepertoire", das wir Begleitungen mitbringen und aus dessen Einzelkomponenten in der Anwendung die Intervention wird.

Wann intervenieren wir? Intervenire (lat. *inter* = dazwischen und *venire* = kommen) meint Einmischung, Eingriff. Intervention wird sinnvoll oder nötig oder notwendend, wenn unser Klient in einer Phase blockiert, einen Übergang nicht findet, ein Ereignis von außen Raum greift.

Die meisten Interventionen sind in den Übergängen nötig, weniger innerhalb der „Phasen". Das merken wir im eigenen Leben: Die Anfänge und Abschiede aus Zusammensein oder Trennung, aus Nähe oder Distanz, aus einer (beruflichen) Rolle in eine andere – das sind die „Bewährungszeiten" für uns in den Beziehungswelten sozialer und therapeutischer Berufe. Und es sind die besonders anfordernden Zeiten für unsere Klienten.

✳

Solcherlei Veranschaulichungen sind dann schädlich und unkreativ, wenn sie „übersetzt" und erwartet werden. In keiner Zweiergruppe und größeren Gruppe empfindet sich der Mensch in genau derselben Phase wie in einer anderen. Verschiebungen, Verzögerungen, Überholungen sind das Wesen der Dynamik von Zweierkonstellationen und größeren Gruppen.

Veranschaulichungen sind lediglich eine Verstehenshilfe für sich selbst und eine Beobachtungshilfe der Begleitung gegenüber dem Gegenüber. Wo fühle ich den anderen gerade? Noch da – oder schon da? Braucht es Übergangshilfen für den Abschied aus einer Phase und das Einmünden in eine nächste?

Oder ist es viel sinngebender, mein Gegenüber in dieser Phase zu belassen und zu verstärken?

In der Schwerstbehindertenarbeit erleben wir zunehmend die Faszination des Menschen im Erarbeiten der Lenkung des Keyboards (z .B. mit den Augenbewegungen), das die und jene Klänge, Klangräusche und Symphonien, Plötzliches und Schwebendes komponiert. Zusammenstellt.

Es ist dann die Mitgestaltung, durch die die therapeutische Begleitung die Beziehung des Klienten zum Machtmittel elektronischer Musik oder digital entstandener Bilder und Filmmitschnitte ausweitet und in Interaktives gelangt, in das Verstehen des anderen.

In der Kommunikation, in die sich dann Differenzierung und Spezialisierung einmischt, erleben wir es dann. Das „Dritte". Ein anderes Wort aus der Entwicklungspsychologie ist dafür Interaffektivität. Das Erleben eines gemeinsamen Affekts.

Es gibt sie, die Laute des „Hurra", des „Bravo", des „Sind wir nicht toll!". Und wenn es keine Laute sind, dann sind es die Muskelfasern im Gesicht und im Körper des Gegenübers, die zu uns „sprechen".

✳

# 13. Natur – unsere Co-Therapeutin

Das Naheliegende ist oft das Wichtige. Das Wichtige ist oft derart selbstverständlich, dass wir es „vergessen", weil es zu unserem Selbst gehört. Wie oft vergessen wir auf einer Gesellschaft den Menschen an unserer Seite, oft der liebste Mensch, anderen vorzustellen? Uns diesem Menschen an unserer Seite ebenso zu widmen wie dem Gegenüber?

Es geht uns oft genug so mit der Natur. Im persönlichen Leben wie in den therapeutischen Situationen unserer Berufe war und ist zwar Natur oft genug präsent. Aber wir „nutzen" sie zu wenig als das, was sie ist, was sie sein kann: Co-Therapeutin.

Dabei sind Formulierungen wie diese

*„wir gehen in die Natur aus salutogenetischen*
*oder therapeutischen*
*oder schlicht aus Gründen der Erholung"*

eine Spaltung offenbarend, eine Dis-Soziation. Wir übersehen bei diesem „Ich und die Natur", dass wir Teil derselben sind, biologisch untrennbar. Nicht die üblichen 70 Prozent Wasser, aus denen wir bestehen, sind es, die uns Teil sein lassen. Nicht nur die Verwandtschaft mit allem Gewürm und Getier der Evolutionsstufen vor uns ist es, die unsere Teilhabe an der Natur ausmacht, sondern eben dies Wissen darum, dass wir Natur sind.

Eher verstehe ich die „Natur" als Wiederentdeckung der ältesten Ressource in uns selbst, die wir in das „Angebotsspektrum" der therapeutischen Begegnungsgestaltungen einbringen können. Wir nutzen nicht die Natur als Co-Therapeutin, sondern die Natur um uns als Erinnerung an diejenige in uns.

Nichtsdestotrotz wird Natur in immer mehr Therapien als Co-Therapeutin begriffen. Wir arbeiten mit ihr, die doch immer mit uns arbeitet. Deren Teil wir immer sind.

Ob wir über unsere eigene „Natur", individuell oder kollektiv, nun nachdenken oder nicht. Ob wir über unseren Gebrauch der Wörter „natürlich" oder „unnatürlich" nun nachdenken oder nicht: Die „Phytoresonanz" wirkt immer (*phyto*, griech. = Pflanze; Resonanz – mitschwingen, lat. *resonare*, ganz wörtlich = zurücktönen). Ob die Pflanze eine einzige Blume, eine Pilzkolonie im Wald, ein Blumenstrauß auf dem Beistelltisch im Patientenzimmer oder ein Baum ist – es gehen die natürlichen Schwingungen hin und hier, der Blumen untereinander am intensivsten und abgeschwächter mit uns Menschen.

Wenn wir Natur bewusst einbeziehen in unser Gestalten mit dem Klienten, einzeln oder in kleiner Gruppe, wirkt ihre „natürliche Heilkraft" auf unsere Klientel.

Und sie wirkt auf uns selbst, die therapeutischen Begleitungen.

Die Beschäftigung mit Phytoresonanz bedeutet die Beschäftigung mit einem Ausschnitt in der Natur: Pflanzen.

Ihr Begründer Paul Shepard ist der Vordenker gewesen für die Entdeckung, dass Resonanz – also das Zusammenklingen zweier Körper – auch auf die Reaktion des menschlichen Körpers auf Pflanzen hin übertragen und therapeutisch genutzt werden kann.

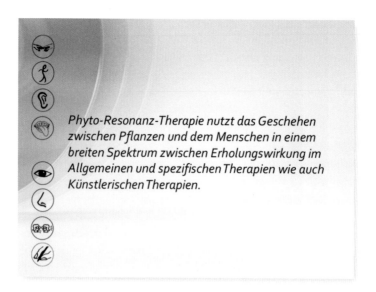

*Phyto-Resonanz-Therapie nutzt das Geschehen zwischen Pflanzen und dem Menschen in einem breiten Spektrum zwischen Erholungswirkung im Allgemeinen und spezifischen Therapien wie auch Künstlerischen Therapien.*

Die Wirkungsforschung der Phyto-Resonanztherapie wird inzwischen von den Neurowissenschaften, der Umweltpsychologie, der Tiefenpsychologie u. a. gestützt und weiter entwickelt.

Stellen Sie sich vor: Sie gehen mit einem Klienten in einem Ihnen unbekannteren Gartenteil oder auf einem Waldweg spazieren. Langsamer werdend lenken Sie Ihre Augen und die Ihres Klienten auf den Weg, suchen die Orte für die nächsten Schritte, treten auf den Grasrand, auf Steine, kleine oder größere, auf Sand, Erde. Die Füße weichen Pfützen aus, die Augen suchen den gefällten Baumstamm auf einen Sitzplatz hin ab – Ihr Blick wandert in die Weite - - - oder ins dichte Unterholz - - - oder in Baumwipfel - - - oder auf die Spitzen eines Berges - - - oder auf die des Farnkrauts neben dem Schuh. Derweil sehen wir Farben - - Formen - - - Profile - - - Skulpturen. Wir sehen, wie im Wind etwas schwankt - - - oder sich biegt - - - wieder aufrichtet. Wir sehen Spannungen und Entspannungen. Wir sehen Lichtstufungen von hell zu dunkel und im Dunkel Lichtpunkte. Wir sehen kleine Lichtungen und dunkle Hintergründe, zertretene Pilze und Moose, frische Knospen und im letzten Herbst abgestorbene Blätter.

Wir sehen immer organische Strukturen und keine gleicht der anderen. Wie bei uns Menschen.

Ein solcher Spaziergang mit unseren Sensoren entspricht der Improvisation in der Musik. Das Auge weiß nicht genau, wohin es gleich blicken wird … und durch die Sammlung des Gesehenen entsteht ein Bild, ein Film.

Wenn wir diese Bilder der Natur, diesen Film aufmerksam gesehen haben, die Achtsamkeit auf Mikro- und Makrobilder lenkten und wieder zu Hause in den vier Wänden sind, dann hat der Film nicht w i e eine Wellness-Behandlung gewirkt, sondern a u f die Wellness (Wohlbefindlichkeit). Wir und unser Klient schauen dann die Topfpflanze „mit anderen Augen an", zeigen den Dank für das nächste Blumengeschenk oder die Zeit auf dem Balkon-Garten intensiver.

Anders als bei Tieren sieht sich der Mensch gegenüber Pflanzen von innen nach außen, er sieht Inneres, Seelisches veräußert, auch ohne darüber intellektuell zu reflektieren. Mit Nachdenken lernt der Mensch von seinem pflanzlichen Gegenüber in der Natur als seinem Spiegel.

*Szene*

*Hier einige Assoziationen, die ich auf den Spaziergängen während einer Paartherapie sammelte (ich wanderte abwechselnd mit dem Mann und der Frau, im letzten Teil gemeinsam mit dem Paar).*

*Verwurzelt sein*

*Ausgerissen sein (anlässlich des Studiums von Baumwurzeln)*

*Umklammert sein (Efeu um Baum)*

*Zerquetscht sein (zertretene Pilze)*

*Ausgelöscht sein (bei einem sich auflösenden Schneckenkörper)*

*Bewegt sein (stärkerer Wind in Gräsern, Laub, Zweigen, Gebüsch)*

*Verspannt sein (umgefallener Baum auf einem neu gepflanzten Tannenschößling)*

*Im letzten Teil der Begleitung dieses sich wieder annähernden Paares angesichts von weiteren Pflanzenprofilen und Lichtstufungen, Berührungen von organischen Materialien:*

*Gemeinsamkeit (frische Pilzkolonie)*

*Zusammensein (s. o.)*

*Ergänzend sein (Boden und Wildpflanze)*

*Spielen (windbewegte Baumwipfel)*

*Gefahrloses Streiten (mehrstämmige Weide im Starkwind)*

Teilweise wurden die zu Anfang negativ-belastenden „Ab-Bilder von uns in der Natur" dann neu und konstruktiv besetzt.

✻

Solche Analogien (griech.: Entsprechung, sinngemäße Übertragung) wirken ebenfalls und wohl besonders intensiv in sozialen Praxisfelder, in denen Sprache und
Sprechen sich zurückziehen oder nie entwickelt waren: In Altersheimen und heilpädagogischen Einrichtungen kann das Wissen um Phytoresonanz ebenso wie um
hörbare Schwingungen von Naturklängen oder Naturmusik und letztlich jeder
Musik gar nicht bewusst genug sein, weil es Klienten wie Begleitungen hilft.

Die Schwingungsbereiche von Pflanzen sind längst bekannt. Wir hören sie zwar
nicht, aber wissen, dass sie auf den sehenden, hörenden Menschen treffen wie in einem Konzertsaal die bezahlte Musik.

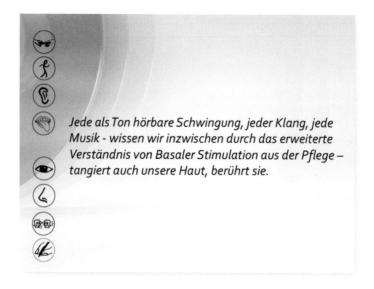

*Jede als Ton hörbare Schwingung, jeder Klang, jede
Musik - wissen wir inzwischen durch das erweiterte
Verständnis von Basaler Stimulation aus der Pflege –
tangiert auch unsere Haut, berührt sie.*

Auch wenn wir dies weniger auf der Haut spüren als „pilare Erektion" (*pilus*, lat.
das Haar) bei buchstäblich auf(wärts)-regender Musik, sondern in einer Mischung
von Berührtsein der Haut durch das Berührtsein der Seele. „Diese Musik hat mich
sehr berührt" ist nicht mehr nur eine Formel der Analogie, der Entsprechung, sondern diese unauffälligen, nicht spürbaren Berührungen der Haut sind längst durch
verschiedene Tomographien und Ultraschalluntersuchungen messbar.

Das alles gilt auch für eine phytoresonierende Wanderung mit offenen Sinnen
und offener Seele: Wir spüren die Schwingungen der Pflanzen und schwingen mit
ihnen, ohne das Schwingen zu registrieren.

Für die Praxis in Altersheimen, in heilpädagogischen und sozialtherapeutischen
Einrichtungen ist die Erfahrung noch wichtig, die das Berühren (taktil-haptischer
Sensor) und das Beriechen der verschiedenen organischen Materialien aus der Na-
tur betrifft.

Das Berühren (aktiv) oder Berührtwerden (rezeptiv) von pflanzlichen Materialien provoziert Reizempfindungen und aktiviert unsere Klienten oft mehr als uns

selbst. Gerade dann, wenn unsere Klienten sich nur noch fragmentiert sprachlich oder lautlich äußern oder ohne jede stimmliche Reaktion sind.

„Natürliches" Spielmaterial:

Baumrinden, Moos, Blätter, Gräser, Zweige usw. sind
- mit den Augen zuerst zu be-greifen, zu um-fassen
- dann mit den Fingern (oder rezeptiv an der Wange, am Unterarm, an einem Körperort, der für den Klienten angenehm ist) zu fühlen
- dann zu riechen.

„Der Baum bin ich"

Wie elementar, d. h. ohne Bewusstsein, ohne Bewusstheit, der Mensch auf die Pflanze Baum reagiert, zeigt sich dann, wenn er einen Baumstamm umfasst, umarmt …
Die einfache Aufgabe an einen Klienten (und auf jedem Spaziergang des Therapeuten in dessen Freizeit):

*„Suche dir einen Baum aus und stelle dich ihm gegenüber, suche dir für die Füße einen festen Stand, breite die Arme aus und schaue auf den von dir ausgesuchten Baum so, dass du ihn vollständig siehst: Kleine Bäume sehen wir von Nahem in ihrer Gänze, große aus entsprechender Entfernung. Dieses Wahrnehmen des Baumes visuell ,von oben nach unten' führt zu vielen, wichtigen Körperselbstwahrnehmungen."*

*„Und jetzt gehe langsam auf deinen Baum zu, weiter mit deinen ausgebreiteten Armen …"*

Es sind immer auch Bilder, die vom eigenen Körperselbstbild mitgeprägt sind: groß, aufrecht, krumm, gebeugt, weit, schlank, üppig, hungrig.
Der Baum in der Höhe von 1 : 1 zum menschlichen Gegenüber ist für die Tiefenschichten unseres Erlebens eine Spiegelung, die auch ein schwerstmehrfachbehinderter oder progredient dementer Mensch erlebt. Häufiger erleben wir Klienten, die sich symbiotisch dem Baum nähern. „Heiraten", „Liebe", „Freundschaft" sind manchmal gesprochene Wörter, immer zeigt sich Körpersprache.
Oder der Klient zeigt Distanzwünsche. Stoppt vor dem immer größer werden-den Baum. Rückschritte und Rückfahrt mit dem Rollstuhl vor einer Größe, die in ihrer machtvollen Übergröße nicht nur Schutz, sondern auch Bedrohung sein kann.
Ob zu Moosflächen, Farn, Schilf oder Bäumen – wir erleben den Respekt vor dem Leben, dessen Teil wir sind.
Von dort zu Gesprächen über richtige Ernährung, über den richtigen Lebensplatz, über Magersucht und Bulimie sind es oft kleine Schritte und die werden

keineswegs nur in Therapien, sondern „bei-läufig" auf Spaziergängen mit der Phyto-Resonanz entstehen …

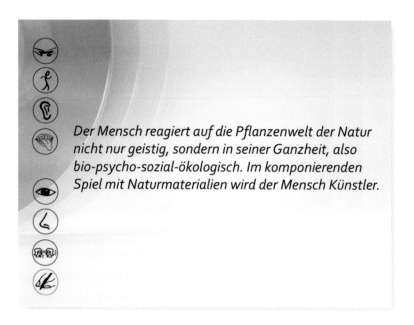

Der Mensch reagiert auf die Pflanzenwelt der Natur nicht nur geistig, sondern in seiner Ganzheit, also bio-psycho-sozial-ökologisch. Im komponierenden Spiel mit Naturmaterialien wird der Mensch Künstler.

### Natur im Bett

Arbeiten mit der „Co-Therapeutin Natur" in geschlossenen Räumen baut auf der Imaginationskraft des Menschen auf, die wir in jedem Menschen voraussetzen und sei er noch so eingeschränkt.

Es gibt etliche Erfahrungen mit „Natur im Bett" oder „Natur im Rollstuhl", von denen aus sozialen wie medizinischen Einrichtungen wie Kinderheim, Kinderklinik, Alterspflegeheim, Geriatrie usw. berichtet wird. Jeder, der mit kindlichen oder erwachsenen Langzeit-Liegepatienten arbeitet, hat Erfahrungen mit imaginierter Natur. Einer meiner geistigen Lehrer, Milton H. Erickson(1983), entwickelte seine therapeutischen Konzepte (u. a. Hypnotherapie) aufgrund der eigenen Erfahrung als Langzeitpatient wegen Poliomyelitis (Kinderlähmung). Er machte die gleichen Erfahrungen wie ich mit dem gleichen Krankheitshintergrund während meiner Liegejahre.

Es sind Erfahrungen mit „Narrativen" und ihren mehrmedialen Folgen (*narrare*, lat. = erzählen): Vorgelesene oder erzählte Märchen am Bettrand, letztere mit der besonderen Nachhaltigkeit, die die Erzählung und freie Erzählung nun einmal aufweisen, nisten sich in dem kindlichen oder erwachsenen Liegepatienten als innere Bilder ein.

Beim Alleinsein und mit dem Blick auf gemusterte, motivreiche Tapeten (die es heute leider im klinischen Bereich weniger gibt und wenn, dann in speziell spielerisch durchdachten Innenarchitekturen von Spieltherapie-Räumen) sieht der Patient dann in den langen Zeiten des Alleinseins

–  die verinnerlichten Bilder aus der Erzählung oder vom selbst Gelesenen sich vermischen mit denen der Tapete,
–  mit den Bildern, die die Fenster zu ihm hereinholen,
–  mit den Bildern, die Übergangsobjekte wie Plüschtiere auslösen,
–  mit Blumengestecken
–  und Bilderbüchern sowie mit
–  Liedern vom Wald, von der See, von den Bergen, vom Wandern, Schwimmen, Seefahren, die bereits erlebte Motive verstärken oder noch nie erlebte Motive einsinken lassen in die vorhandenen inneren Bilder.

In all dem wimmelt es von kleinen und großen Repräsentanten der Natur außerhalb des Zimmers und sie beginnen in der Phantasie eines Menschen länger zu leben als das Märchen, das Bilderbuch an Zeit brauchte.

Im Bett oder im Rollstuhl in einem Zimmer wirken die Früchte der Natur auch vielfach und mehr, als wenn wir sie draußen finden, betrachten, befingern, beriechen.

Kastanien, die weißen Erbsen, die unter dem Schuh oder auf dem Tablett „knallen", Kiefer- und Tannenzapfen, Holunder- u. a. ungiftige Beeren, Heidekraut, Wacholderzweig, Zierkürbisse, Kornsorten, Gurken, Kräuter und jedes Obst, das sich im Supermarkt schon dem Auge anpreist und das an Erntedankfesten und Erntedankgottesdiensten vor dem Altar erinnern soll an die Natur und die Abhängigkeit unseres Lebens von ihr. Ob wir darüber nachdenken oder nicht. Wir sind ebenso Natur wie wir Gott oder die Götter sind, die unsere Vorfahren und die Pantheisten bis heute in ihr sehen.

## 13.1. Das Dritte – ein Beispiel

Ich hatte während einer Paartherapie auf den gemeinsamen Spaziergängen zu Dritt durch den Wald neben der Klinik je eine nicht mit Werbung bedruckte Jutetasche ausgehändigt. In denen sollten sie ihrem Auge wichtige „Mitbringsel aus der Natur" für die Zeit nachher im Therapieraum der Klinik sammeln. Jeder für sich.

Und ohne zu sprechen, ohne Austausch, was sie fühlten oder dachten zu

–  den Halmen
–  den Zweigen
–  den braunen, verwesenden oder frischen Blättern
–  der verrosteten Konservenbüchse
–  einem Knochen
–  einer Feder aus dem Flügelrest eines Vogels
–  einer Zigarettenkippe
–  einer Moosplatte.

Im Therapieraum bauten sie dann „etwas" aus dem Gesammelten, das jetzt die Funktion von Übergangsobjekten hatte.

Die Aufgabe für das „Etwas" war, dass die Objekte sich berühren, häufen, übereinander, untereinander, aufeinander. Dass sie sich zudeckten, aufdeckten, auftürmten … Wieder ohne jedes Wort.

Irgendwann gestalteten nicht die beiden das Material, sondern die sich entwickelnde Gestalt aus den Teilstrukturen der Mitbringsel gestaltete die Gestalter. Das „Dritte" begann.

Transfer in die Arbeit mit Menschen, die mit den Lebensbedingungen einer oder mehrerer sozialer und/oder körperlicher und/oder geistiger Behinderungen leben:

Der Spaziergang des Paares ist mit seinem Erfahrungsprozess und dessen Wirkung auf sie ebenso möglich in so unterschiedlichen Praxisfeldern wie denen
- der Heilpädagogik
- der Resozialisierungsprogramme von Justizvollzugsanstalten
- der Sozialarbeit
- der Sozialpädagogik.

Mit Kindern im Vorschulalter ebenso wie im Altersheim.

Wir lenkten in einem Projekt in Düsseldorf-Mettmann die Rollstühle unserer Klienten in die Natur. Auf einem Tablett boten die Begleiter ihren Klienten die Materialien aus der Natur an, sie wurden ausgewählt, gesammelt in einem kleinen Karton aus natürlichem Material und mitgenommen zur weiteren spielerischen Gestaltung.

Es wurde dann in Zweiergruppen, dann in Vierergruppen „komponiert" (*componere*, lat. = zusammenlegen): Da entstehen Zweier-, Dreiergruppen von organischen Materialien, ganze Häuflein von Sorten oder Mixturen, Mini-Skulpturen, kleine Höhlen, das Allgäu im Format, wie es jeder Modelleisenbahn Zierde geworden wäre.

*

Während der Gestaltung erscheint dann dies „Dritte": Das, woran gestaltet wird, wirkt auf die Gestaltenden zurück, ist gleichsam beteiligter Mitgestalter.

Wir erleben „das Dritte" hörbar in improvisierter Musik: Wenn sich aus dem Chaos des offenen Anfangs erste Strukturen ergeben, Motive wiederholen, wiedererkannt werden, zu Variationen einladen. Von einer unbestimmbaren Zeit an innerhalb des gemeinsamen Spielens steuert die Musik ihre Musiker, ob diese instrumental oder mit ihrer Summ- oder Singstimme gestalten.

Wir erleben „das Dritte" im Sprechen, im Gespräch mit einem Gegenüber. Während des Redens, des Austausches entsteht das Dritte, das die beiden oder die Gruppe fühlen lässt: Etwas Besonderes beginnt, etwas wächst, erfasst, bewegt und berührt – obwohl die Wörter schon oft genutzt wurden ohne dies Empfinden von Besonderem, von etwas, das die Beteiligten erfasst.

Im Neuen Testament findet sich der Ausspruch Jesu, wo Zwei in seinem Namen beieinander seien, wolle er „mitten unter ihnen sein". Wie ein Dritter.

Diese Erfahrung aus christlichen Zusammenhängen – etwa in Beichtgesprächen, überhaupt seelsorgerlichen Anlässen – findet sich in allen Religionen, in jedem Prozess von Verliebtheit, in Musik-Erfahrungen, wenn uns das Zuhören in dieser Welt für eine kleine Zeit in eine andere Welt führt, uns eine andere Welt aufschließt.

Das „Dritte" ereignet sich weder therapeutenzentriert noch klientenzentriert. Das Dritte ereignet sich begegnungszentriert und ist von daher im ursprünglichen Sinne des Begriffs vom „Sozialen" (socius, lat. = Beteiligter, Teilnehmer, Verbündeter, Gefährte) ein nötiges Zentrum im Bewusstsein der Inhaber von sozialen Berufen.

⁎

Das „Dritte" kann sich in aller seiner Unplanbarkeit zeigen
- in der modellierten Tonfigur
- im Malen eines gemeinsamen Bildes (als Zweiergruppe oder Kleingruppe)
- in der Skulptur aus Naturmaterialien (und/oder „unnatürlichen" Materialien wie Plastikgegenständen, Kunststoffen aller Art)
- in improvisierter Musik
- im Tanz zu reproduzierter Musik vom Tonträger
- im verbalen Sprechen.

Knill spricht von „Strukturieren" im Prozess solcher Gestaltungen und die entstehende Struktur ist immer Teil der inneren Bilder dessen, der mitgestaltet.

Selbst und gerade dann, wenn jemand immer wieder neu „de-strukturiert", abbaut, neu baut, immer dabei verändert.

Die größte Veränderung ist dann die Verselbständigung des Werkes hin zum Zeigen, zum Austausch mit dem Mitgestalter oder den Betrachtern darüber, was wie wann für Bedeutungen hatte und wie diese sich änderten durch das „Dritte".

In konfliktzentrierten Begegnungen geschieht es durchaus, dass jemand das „Fertige" nicht vorsichtig abbaut mit den anderen Beteiligten, sondern es mit einem Schlag zerstört. Die Struktur wird de-strukturiert.

Destrukturierung zeigt sich im vorsichtigen, gemeinsamen Abbauen, Teil für Teil – und in der Zerstörung durch Einzelne oder gemeinsam und führt in einer weiteren Phase des Settings oder in einer nächsten Begegnung zu einer neuen Struktur, zu einer neuen Begegnung mit dem menschlichen Gegenüber durch das, was räumlich zwischen ihnen gestaltet wird mit Naturmaterialien, musikalischen Klängen, gemalten Bildern auf Papier, neuerlich und zunehmend auf Tablets mit und ohne zusätzlichen Animationen durch zusätzliche Apps.

Selbst wenn „Natur" uns nicht umgibt – bilden wir sie ab, indem wir Bäume, Pflanzen, Tiere, Berge oder Wasser malen, zeichnen oder in einer Bewegung gestalten.

Oder auch „nur", wenn wir in der Imagination mit Natur zusammen sind, wenn wir in einer Meditation oder Entspannungsübung die Einladung hören:
„Gehen Sie an einen Ort, an den Sie sich erinnern
– als Ort der Erholung,
– als Ort der Muße,
– als Ort des Öffnens Ihrer Sinne,
– als Ort, wo die Umgebung Ihnen gut tut,
– als Ort, der Ihre Seele und Ihren Körper schon mal ernährt hat ..."

Die wenigsten Menschen erzählen nach einer solchen Einladung, dass sie sich die heimische Couch oder den Fernsehsessel aussuchten. Es sind fast nur naturbezogene Orte, die in der inneren Vorstellung gewählt werden: Ufer mit Wolken über See oder Meer, Bergwiesen, in der Sonne gewärmter Mauerrest eines verfallenen Gebäudes, an das sich lehnen lässt ...

Psychologisch sprechen wir seit der Tiefenpsychologie von Carl Gustav Jung (C. G. Jung, 2001) nicht von den durch Werbung eingebläuten Klischees, sondern von Archetypen (*arche*, griech. = Ursprung).

Gemeint sind damit unbewusste innere Vorstellungsmuster des einzelnen und aller Menschen (kollektives Unbewusstes), die auch mit dessen Handlungen verbunden sind.

Bsp. Baum: Wie gehe ich mit diesem speziellen Baum um?

Respektvoll, neugierig, vorsichtig, misstrauisch, liebevoll ...

Wer mehr von den oft dahinterstehenden Bedeutungen wissen will, lese die Archetypenlehre von Jung oder beschäftige sich mit einer dieser Lehre in der nachfolgenden Behandlungsmethode, dem Katathymen Bilderleben von Hanscarl Leuner (2008), das wiederum andere Methodenabzweigungen nach sich zog und Verschwisterungen zwischen Therapien und Begleitungsmethoden zeigte.

## 13.2 Kleiner Exkurs zum Thema Tiere

Zum Thema „Menschliche Kommunikation und Tiere" benutzt der Journalist Jochen Klicker folgendes Bild:

Zwei Menschen, die sich nicht kennen, begegnen sich auf der Straße. Einer führt seinen Hund dabei. Sie kommen wegen des Hundes in das Gespräch.

Klicker denkt: Es muss doch auch ohne Hund möglich sein ...

Bei dieser Geschichte wird das Tier als Medium genutzt, als Mittel für das Gespräch, den Austausch der Menschen mit Worten. Dieses Kapitel meint das Gegenteil: Was bringt Menschen die Kommunikation mit dem Tier.

Tiere als Co-Therapeuten leben inzwischen in Altersheimen, Jugendheimen, in Justizvollzugsanstalten. Tiere haben ihre Plätze eingenommen in den menschlichen Teams in ambulanten Praxen, in Förderschulen, in Schulen mit Inklusionsmöglichkeiten ...

Anders als Pflanzen sind Tiere markanter hinsichtlich ihrer Bewegungen. Sie zeigen Vermeidungsverhalten oder Neugier auf Menschen. Tiere können einem Menschen nie den Menschen ersetzen, aber sie können die Autokommunikation der Einsamkeit aufbrechen als Ansprechpartner, als Nehmer und Geber von Zuwendungseinheiten.

Tiere können in den Strukturen ihrer Körper und Bewegungen auch Spiegelbilder für den Menschen sein und sind geduldige Flächen unserer Projektionen. „Sieh mal – unser Hund mag dich, er schaut schon ganz sehnsüchtig …"

Wer das einem anderen Menschen sagt, der überträgt seine Empfindung, die er gegenüber dem menschlichen Gegenüber fühlt, auf den Hund.

✳

Ein anderes Phänomen ist, wie es kommt und wann wir einen anderen Menschen oder ganze Gruppen mit Tiernamen belegen.

Quer durch die in der Schöpfungsgeschichte des Alten Testaments (Genesis) und dem Paradies genannten Tiere, die Fauna der Natur, reich ergänzt durch die Evolutionsgeschichte und die Zoologie und Biologie, benennen Männer die Frauen im liebevollen Umgang:

*Mäuschen, Häschen, Täublein, Vögelchen, Käfer, Rehlein usw.*

Im gegenteiligen Umgang:

*Ziege, Elster,*

zusammen mit dem Attribut „dumm":

*Kuh, Huhn, Gans*

und das Urtier des Bösen:

*Schlange*

Frauen nutzen im positiven Umgang:

*Adler, Bär, Hengst, Büffel, Stier,*

Im gegenteiligen Umgang:

*Geier, Schwein, Wildschwein, Mistkäfer, Elefant und in Fragen der (Un-)Treue Wanderfalke …*

Was steht dahinter, dass wir uns mit den Namen der Verwandten aus dem Tier-
reich anreden, wenn es um kritisch-ironisch gesehene menschliche Eigenheiten
und Verhaltensweisen geht?

*Z. B. Affe, Esel, Frosch, Stinktier, Tölpel, Unke, Pfau*

In Bereiche der Wirtschaft und ihres Management drangen diese Benennungen vor:

*Hai, Geier.*

In der Politik begegnen wir dem Maulwurf usw. usf.

Es ist immer eine Portion Projektion dabei, wenn wir uns so anreden oder über
andere reden – und oft eine erstaunliche Ähnlichkeit, die unsere Verhaltensweisen mit denen der Tierverwandten aufzeigen.

✳

Der katholische Theologe und Psychoanalytiker Eugen Drewermann (2001),
sieht in der Beziehung des Menschen zum Tier eine Sehnsucht nach dem Ursprung, dem Ursprung des eigenen Seins. Er empfiehlt Fragerichtungen wie diese:
Benennen wir uns so, weil wir so sind? Oder weil wir so sein sollen? Oder
weil wir so sein wollen – wie die Verwandten von uns, deren Evolutionsstufen
wir hinter uns gelassen haben?
Drewermann interpretiert in einem Vortrag auf den Lindauer Psychotherapie-Wochen das Paradies und seine Tiere in Bezug auf den Menschen auch so:
Adam, der als erster in der Mythe „Mensch" hieß, lernte im Paradies nicht die
Frau als erste kennen, die in der Mythe Menschin genannt wird. Der Mensch, der
Mann war, sollte an den Tieren erst lernen, was Zuneigung, Zärtlichkeit, Respekt,
Miteinander ist – bevor die Frau in sein Leben in dieser Mythe trat. Auch die pa-
triarchale Sicht auf Mann und Frau weicht Drewermann auf, indem er daran erin-
nert, dass der Mann Vater und Mutter verlassen würde, um seiner Eva zu folgen.
Eine an das Matriarchat erinnernde Formulierung.

Gleichwie gilt es, unsere Beziehung zu Tieren auch in Beziehung zu unserer Zu-
wendungsfähigkeit zu sehen.

Das Interesse
  – zur Welt der Fische (Aquarien zu Hause und in Hafenzentren),
  – zu Vögeln,
  – zu zwei-, vier- und mehrbeinigen Tieren,
  – zu kleinen Käfern wie Maikäfern oder Mistkäfern (deren Hochglanzlack
    übrigens Vorlage für das Lackieren von Klavieren und Flügeln abgab),

- zu Kühen und Rindern mit ihren behäbigeren Bewegungen,
- zu Ponys und Pferden mit ihrer Fähigkeit zu Zuwendung und Gehorsam in den sportlichen Gängen (Springen, Rennen) und der Ästhetik (Dressur) einerseits und zu Erschrecken und Flucht andererseits,
- zu majestätischen Flugbewegungen von Kranichen, Adlern und Störchen,
- zu den Wassertieren wie Nilpferden, Walen, Reptilien wie Krokodilen,
- zu den exotischen Tieren im Zoo,
- zu Lebewesen wir Kaulquappen oder Raupen.

Apropos Tiere im Zoo oder im Film:

Raubtiere im Bilderbuch oder im Film erinnern uns an das Raubtier, das in jedem Menschen steckt. In der Kinderarbeit wird deutlich, wie beliebt, wie notwendig es sein kann, das Gebrüll von Löwen, das Zischen von Schlangen in das Spiel einzubringen.

Apropos Kaulquappen …

Sie sind nicht erst für Kenner der Evolutionstheorie von Darwin, die uns unser Durchreifen durch alle Stufen tierischer Entwicklung lehrt, wichtig. Kaulquappen und davor der Froschlaich tangieren auch dieses tiefe Wissen um unsere Herkunft aus amorphen Welten, um unsere mühsame Entwicklung bis hin zur unserer heutigen morphologischen Struktur.

Drewermann regt zum Denken darüber an, ob nicht jeder Mensch seine Evolution weitab unabhängig von seiner Ratio weiß – und in jedem auch höher entwickelten Tier dessen Frühzeiten in der mit dem Menschen gemeinsamen amorphen Welt teilt.

Was auch heißen würde, dass in uns ein Wissen darum besteht, dass Tod eher eine Heimkehr (Drewermann) ist als das, was wir ansonsten mit Tod verbinden.

Dies würde in eine ähnliche Denk- und Empfindungswelt führen, wie Viktor E. Frankl sie lebte: Das Ende des Lebens nicht als Ende zu verstehen, sondern als Ziel. Das Ziel des Lebens als Heimkehr verstehen zu lernen – es ist ein unentwegtes Thema in den Hospizen und an anderen Orten des Sterbens und des Umgangs mit dem Tod. Für Sterbende wie für Angehörige.

*

Das Gestalten mit Tieren ermöglicht immer auch die Bereitstellung von Kanälen für Aggressionsabfuhr. Tierimitationsspiele schließen sich oft von selbst an das Betrachten von Tierbildern, Tierfilmen oder das Abmalen oder Malen von Tieren an.

*„Stell dir mal unter diesen vielen verschiedenen Tieren eine Wunschfamilie zusammen? Was für ein Tier möchtest du sein? Wen wünschst du dir – auch von den anderen Tierrassen – als Vater, als Mutter, als Geschwister, als Onkel und Tanten?"*

Oder:

*„Wie sollte hier im Heim Ihre Lieblingsgruppe aussehen, wenn die Menschen Tiere wären?"*

Oder:

*„Welche Tiere möchten Sie nicht dabei haben? Und können Sie sagen, welche Gründe es dafür gibt?"*

Die Einbeziehungen von Tieren in freies oder strukturiertes Gestalten im Spiel ist auch außerhalb therapeutischer Settings hoch ergiebig für die immer neue Qualifizierung der Atmosphäre, in der unsere Klienten leben. Und wir auch mit ihnen.

In einer Atmosphäre des Spielens und Gestaltens sind wir immer auch in der Nähe von Spieltherapie, von Psychodrama, von Familienaufstellungen.

Sie alle können einzeln und als Gruppe, lebendig oder als Abbildung, als Foto oder im Film das tiefe Wissen in uns tangieren, dass wir alle diese Entwicklungsstufen durchliefen, dass wir uns ständig weiter entwickeln, was lateinisch heißt progredieren (von progredi= nach vorne gehen).

Drewermanns Gedanken laden dazu ein, über dieses tiefe Wissen um die unvermeidliche weitere Veränderung des Menschen, diese ununterbrochene Progression weiter nachzudenken.

Allein durch die Fokussierung unseres Auges auf digitale Instrumente (TV im Freizeitbereich, PC und Tablet im beruflichen, Smartphone in allen Bereichen) verändert sich unser Frontalhirnlappen. Was heißt: Die Augen unserer Eltern ermöglichten ihnen noch einen breiteren und höheren Augenwinkel als es uns und erst recht unseren Enkelkindern physisch möglich sein wird.

Es sind nur winzige Veränderungen. Aber auf die Hunderttausenden von Entwicklungsjahren, die ein Klacks sind in den knapp 5 Millionen Jahren, in denen wir uns vom Affen trennten, werden wir uns unvermeidlich sehr geändert haben.

Unvermeidliche Progression. Der Mensch reagiert darauf mit Re-gression (*regredi*, lat. = zurückschreiten) und unsere Beschäftigung mit Tieren dient dazu, unsere unbewusste Sehnsucht nach früheren Entwicklungsstufen zu besänftigen. Zu erfüllen.

Manche dieser Bilder aus früher und späterer Kindheit sowie Jugend, immer ausgelöst durch innere Filme, Märchen- und Bildmotive, Lieder, Bücher und Bilderbücher, leben ein Leben lang. Sie sind im Alter eine enorme Ressource. Die Begleiter von Demenzpatienten oder Wachkoma-Patienten oder Patienten mit anderen erworbenen Hirnschäden berichten ebenso wie die Forschung in diesen Bereichen von Vitalitäten und Gedächtnisfähigkeiten der Klienten, die man nicht für möglich gehalten hatte – als es die Einbeziehung künstlerischer Medien in dieser Weise wie heute noch nicht gab.

Bei alternden Menschen ohne Alterserkrankungen wird sich die frühe und lebenslange Beschäftigung mit künstlerischen Medien auswirken auf gesunde kristalline Intelligenz, auf die Fähigkeiten und Leistungen im Umgang mit Gefühlen, mit Gedanken und Handlungskräften, wie im Nutzen für Gedächtnis und Konzentration.

Erinnern wir uns an James Hillmans Botschaft zu Anfang dieses Buches: Die Zukunft der Heilkünste liege in der Rückkehr der Künste in sie.
Wir erweitern diese Botschaft dann wie folgt:
Die gegenwärtigen Nöte personell, inhaltlich und finanziell in den Heilkünsten, in der Pflege, in der Bildung und in der basalen Bildung von Menschen, also in jeder professionellen Begleitungsarbeit, können eine Wende erfahren: Durch verstärktes Arbeiten mit den künstlerischen Medien unter Einbeziehung der Natur.
In die Grundbeziehung zwischen Mensch und Natur kommt die therapeutische Komponente dadurch, dass wir wie in einer Liebesbeziehung begreifen:
Wir entdecken in der Flora und Fauna der Natur immer auch die Ähnlichkeit zu uns selbst. Und dieses Ähnliche, dieses Gleiche finden wir auch in all dem Verschiedenen der Natur.
„Ich brauche Dich, liebe Natur" war der Kommentar, den eine knapp 85jährige in einem Altenheim zu ihrem mit vorsichtigen Schritten gestalteten Tanz gab, dabei einen adventlichen Tannenstrauß im Arm haltend, der das Zimmer verlassen sollte, weil Weihnachten vorbei war.
Wir brauchen sie mehr denn je, die Natur in der Therapie. Es ist unsere Natur.

## 13.3 Die Elemente unserer Natur

Das klingt wieder getrennt: Wir hier – und die Natur dort. Dabei leben wir – seit wir Wasserwesen waren – in besonderer Beziehung zum Wasser und den weiteren Elementen.
Bevor wir zum Wasser als zentralem Thema hier gelangen, ein Nachdenken über die anderen Elemente und das Wort „Element" selbst. In ihm steckt von der Sprachwurzel das lat. *mens* = Geist, Sinn.
In der Mens-truation der Frau, nur sie kann Leben schenken, finden wir diese Wurzel. Im „Mentalen" steckt die Wurzel und in „Mentalitätstrainings" wird dann Sensibilität und Intelligenz gesteigert – und oft genug das Geistige, die Sinngebung dahinter.

**Vom Element der Luft** leben wir, auch wenn wir über sie am wenigsten nachdenken, weil sie solange selbstverständlich ist, wie wir sie atmen können. Spätestens bei Allergien und Asthma, bei Keuchhusten und anderen Atemwegserkrankungen fällt uns das Element ein, die Luft. Sie teilt das Schicksal von Gesundheit allgemein, über die der Philosoph Gadamer (2010)ein Büchlein schrieb „Von der Verborgenheit der Gesundheit": Wir denken erst an sie, wenn sie uns auch nur in Teilen zu fehlen beginnt …

Die altrömischen Pneumatiker, eine Ärzteschule, die alle Lebenserscheinungen auf den Atem (griech.: pneuma) zurückführte, wusste dies ebenso wie die modernen Pneumologen, die sich um die heutigen Atemwegserkrankungen kümmern.

**Und das Element der Erde?** Das Internet und der Buchhandel bieten gleich zigfach Bücher mit diesem Titel an zum Lesen, Vorlesen, als Bilderbuch, als Märchenbuch – und diese „Medien der Poesie" sind es, die uns in künstlerischen Therapien die Möglichkeit geben, unsere Klienten mit Natur in neue, alte Verbindung zu bringen.

Aquarien mit „Meeresgrund", Herbarien – sie sind umlagert in Heimen und physiohygienisch großzügigen Reha-Kliniken als Repräsentanten der Natur, aus der wir kommen, in die wir gehen. Aus dem Wasser kommen wir – zu Erde werden wir.

Haben wir die Chance „draußen in der Natur" zu sein, dann sind es alte Berührtheiten der kindlichen Seele, wenn wir – älter und alt geworden – wieder mit unseren Enkeln Sand durch die Finger rieseln lassen. Oder im Garten matschen und aus Matsch Skulpturen entstehen sehen – absichtslose, die die Absicht hervorrufen und erste Kunst sind.

Wir schlafen auf Gesundheitsmatratzen mit und ohne Garantie gegen Hausstaub, wir höchstkultivieren staubfreie Zonen unseres Lebens. Und immer noch ist das Liegen im sommerlich warmen Gras auf der Erde oder dem Sand am Strand die größere Sehnsucht besser erfüllend.

**Das Element Wasser:** Die religiösen und naturwissenschaftlichen, spirituellen und sonst wie vermarkteten Aussagen interessieren uns in den Begleitungen der Klienten weniger, als ihr persönlicher Zugang zu unserer Mutter Natur, der sie und wir angehören, von der wir geboren wurden.

Das im Normalfall geliebte kindlich-vertraute Spiel mit Wasser in Eimerchen, an einem Bach, Fluss, Badeteich, See oder einem Meeresstrand zeigt die letzte Nähe zum Mutterleib zur Flüssigkeit der ernährenden Placenta, dem Fruchtwasser. Wasser, das Frucht gebiert – das Wort allein gilt für jeden aufwachsenden Menschen heute wie in unseren Entstehungsstufen zu Zeiten der Ur-Ozeane, des Urschlamms …

Unsere Badewanne zu Hause, die Dusche oder auch nur das gefüllte Waschbecken sind graduell immer erinnernd an das, woraus wir kamen, was wir waren.

Entwicklungspsychologisch sind wir heute längst gebildeter, was unser Leben im ersten Wasser, dem Fruchtwasser betrifft.

Unser Hörorgan, das sich als erstes im Mutterleib entwickelt (und als letzter Sensor mit uns stirbt), speichert sehr früh die Geräusche der Flüssigkeit um uns.

Zeitgleich entwickeln sich Vorstufen im Mutterleib, die inzwischen Namen haben: Fetaler Narzissmus, also eine Frühststufe, die mitnichten etwas zu tun hat mit unserem Narzissmus, der uns später profilieren, uns unsere Alleinstellungsmerkmale suchen und manchmal finden lässt, unsere Konkurrenzgefühle und unseren Neid entwickeln hilft. Der erwachsene Narzissmus ist aber auch die Kraft, die uns auf die Bühne, vor das Katheder, auf die Kanzel, an das Instrument vor Zuhörern gehen lässt.

Intrauterin, im Mutterleib, meint der fetale Narzissmus „Höheres auf allerjüngster Lebensstufe": Das Empfinden von Unbegrenztheit, von kosmischem Sein.

Das „Ozeanische" kommt nicht nur in das Spiel des Denkens, sondern in die Gestaltung in künstlerischen Therapieprozessen, wenn wir in unserer Lebensenge Horizonte auf äußeren Bildern und in inneren Imaginationen verschieben, Endlosigkeit, Allmächtiges zeichnen, tanzen, musizieren, mittels „Google-Earth" auf Tablets Landschaften zoomen bis zum Fast-Anfassen oder distanzieren bis in den Himmel hinein … und musikalisch mit Sphärenmusik oder einer einzelnen Frauenstimme untermalen. Und oft hat Musik, haben Töne, diese Aufgabe des Malens: Untermalung. Sie hält sehr oft Gemaltes, Gezeichnetes, Gestaltetes unter.

In der Psychologie nutzen wir das Wort vom Ozeanischen als Metapher, als Bild, das eine Brücke bauen soll zur Seelenlandschaft. Solch Denkmodell – ein Modell ist immer nur ein Anreiz, ein Arbeitsmodell, um weiter denken zu können – dient dem Verstehen der psychischen Wirklichkeit, in der unser Klient lebt. Ohne diese Wirklichkeit jemals genau erkennen zu können.

# 14. Digitales

**!** Denken Sie an all Ihr elektronisches und digitales Equipment – wovon würden Sie sich besonders schwer trennen?

## 14.1. Digitale Instrumente in der Therapie?

Ein wachsender Teil unserer Gesellschaft sucht Ruhe vor und Ausruhen von der gigantisch gewachsenen Abhängigkeit von digitalen Instrumenten, die die natürliche Interaktion und Kommunikation im beruflichen wie familiären Bereich auf die digitale Ebene verschieben.

Es wächst die Zahl der von digitaler Kommunikation suchtkrank Gewordenen und die Zahl der therapeutischen Beratungsstellen dafür. Zwar ist diese Sucht noch nicht in den Diagnoseschlüsseln der Weltgesundheitsorganisation WHO zu finden, aber dies zeichnet sich angesichts von ca. 2 Millionen in Deutschland als mediensüchtig erfassten Menschen ab.

„Mediensuchtgefährdet" sind in erster Linie Kinder, Jugendliche und junge Erwachsene, die bereits „digital begleitet" aufgewachsen sind, sozusagen „Digital Natives". „Digitale Ureinwohner" nennt die Medienkünstlerin Eva Merckling-Mihok (E.Merckling-Mihok, 2018) sie. Sodann sind auch wir alle gefährdet, die „Digital Immigrants" sind, Einwanderer in der digitalen Welt.

Zum Zeitpunkt des Entstehens dieses Buches wird „Gaming Disorders" durch die Weltgesundheitsorganisation (WHO) als erste beobachtbare Sucht mit digitalem Hintergrund festgesetzt, Suchtverhalten als Folge des übermäßigen Spielens an digitalen Spielkonsolen.

Der Weg hinein in die Auflistung von Krankheitsprofilen in das international anerkannte Klassifikationssystem ICD und in die Manualnachschlagewerke ist vorgezeichnet.

Medienabhängigkeit ist – seit es technische, elektronische, digitale Medien gibt – eine der stärksten Verführungen dazu, die alt bekannte Sucht-Karriere machen zu müssen. Unabhängig davon, ob die Droge Kaffee heißt, Nikotin, Alkohol, Kokain oder der Bildschirm, auf den ich schaue und meinen Blickwinkel immer mehr einenge. Geschichtlich schauten wir auf die Desktops der Fernseher, dann auf die der PCs am Arbeitsplatz, dann auf die der Tablets und heutzutage der Smartphones – zusammen mit allen vorgenannten.

Die altbekannten Karrierestufen jeder Sucht:

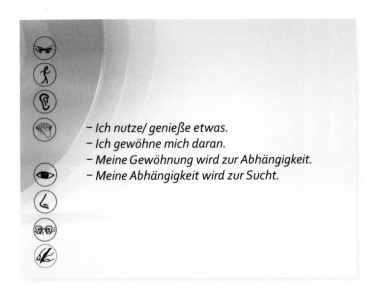

*– Ich nutze/ genieße etwas.*
*– Ich gewöhne mich daran.*
*– Meine Gewöhnung wird zur Abhängigkeit.*
*– Meine Abhängigkeit wird zur Sucht.*

Ab der dritten Karrierestufe spätestens ist sowohl unsere Psyche als auch in Folge von ihr unsere Körperchemie von ähnlichen Entzugserscheinungen gebeutelt, wie wir sie von Drogen kennen, die wir trinken, essen, injizieren …

Die Stanford-University stellte schon vor 15 Jahren eine organische Verkleinerung des Frontalhirnlappens fest, der auch die Breite unseres Augenwinkels mitbestimmt. Wir lernen immer mehr, auf Ausschnitte zu sehen, das Ganze auszublenden.

✻

Und nun Digitales in therapeutischen Begegnungen? Wo diese unsere von Empathie getränkte, achtsamkeitstrainierte, liebevolle Begegnungswelt doch als Gegenwelt zu der des digitalen Wahnsinns erscheint? Als denkbarstes Extrem zu jener Kommunikation, die erst durch Zugangsdaten erlaubt wird, durch PINs, durch Passwörter?

Digitales in der therapeutischen Begegnung – den Teufel mit dem Beelzebub austreiben?

Es scheint pervers (*pervertere*, lat. = umdrehen, zugrunde richten, umstürzen) mindestens paradox, wenn wir einerseits die Natur als genial begabte Co-Therapeutin sehen mit ihrem Dauerangebot der Ausstrahlung von Ganzheitlichkeit, wenn wir auf empathische persönliche Beziehung als Grundvoraussetzung für Therapieerfolge pochen. Und nun andererseits Tablet, Smartphone, welche die Direktheit zwischen uns überall in Distanz verwandeln, uns spalten, ausgerechnet in die Therapien in Pflegestationen, Förderschulen und Inklusionsschulen mit speziell entwickelten PC – Programmen einziehen lassen sollen, sollen wollen, wollen sollen.

Jedoch: Die ersten Kolleginnen und Kollegen aus der Pflege und Therapie in ambulanten wie stationären Einrichtungen, die in Weiterbildung „Digitalinstrumente als Hilfen für Begegnungsgestaltung" kennenlernten, lernten um. Sie lernten die Einbeziehung digitaler Instrumente in nahezu alle künstlerischen Therapien als bereichernde Integrationsmöglichkeit.

Neben der Gefährdung birgt das digitale Instrumentarium heute eine Fülle im künstlerisch-kreativen Bereich unter ihre bisherigen Medien, Musik, Bewegung, Tanz, bildnerischer Gestaltung, Theater, Poesie.

Die Sammlung von Fallberichten, Studien über Digitale Instrumente in der Therapie zeigen: PC, Tablet, Smartphone ermöglichen mancher Klientel eine Teilhabe an Interaktion und Kommunikation, Mitspiel in Spielprozessen, Ausdrucksgestaltung ihrer selbst, die sie ohne digitale Unterstützung nicht erleben könnten.

✳

*Praxis-Beispiel*

*Schwerbehinderte Klienten in Heilpädagogik und Rehabilitation, die mit ihren Augenbewegungen Impulse auf dem Bewegungssensor des Desktops geben und „etwas" auslösen, verursachen.*

*Das elementar wichtige Erleben der eigenen Urheberschaft von „etwas" und das damit sich entwickelnde Erleben eigenen Wirkens in dieser Welt sonstiger totaler Abhängigkeit (Selbstwirksamkeit) werden möglich.*

*Der 22jährige Jens, schwerstmehrfachbehindert und durch schwere Spasmen in seiner Motorik und Feinmotorik eingeschränkt, lernt mittels Bewegungssensor und der Application („App") der „Stopp – Motion – Animation" Objekte seiner unmittelbaren Umgebung zu fotografieren: Zimmerobjekte, Pflanzen, Menschen. Diese können mit einem zufälligen Tastendruck in Aktion gehen, wie lebend wirken, weil Bewegung sie belebt.*

*Dazu werden Töne, Geräuschwelten gesteuert.*

*Die mehrmedialen Gestaltungskünste außerhalb der Welten unserer Klienten sind nicht wichtiger für die Künstler als für die Künstler/Gestalter innerhalb unserer therapeutischen Begegnungsgestaltungen.*

Die ersten MusiktherapeutInnen, die vor Jahren ihren Patienten an die ersten Keyboards einluden – oft genug aufgrund der Not, im Budget kein Geld für ein Klavier zu haben – erlebten dies Phänomen der konstruktiven Überraschung bei ihren Patienten, „so viel gute Musik selber machen zu können". Auch wenn nur eine Taste gedrückt wurde und ein Akkord oder eine Rhythmisierung oder beides wurden hinzu gekoppelt – es blieb die Musik des Patienten, auf deren Erleben sich unzählige Veränderungen im Beziehungsgefüge und in der kreativen Gestaltung ergaben.

Ein Tablet heute kann unseren Klienten eine vervielfachte Dimension von Gestaltungsmöglichkeiten bieten: Feine, kleine, ziselierte, Sensibilität ausdrückende und fördernde Melodien und großartige, vorübergehende Allmacht ermöglichende Rock- und symphonische Klänge – vereinbar mit veränderbaren Einzelbildern von sich selbst und anderen, vereinbar mit Bildern, die laufen lernen, vereinbar mit Farben, für die kein teures Budget beantragt werden muss …

Unsere Klienten können via digitaler Möglichkeiten in die Erlebenswelt der Gestaltung einsteigen. Zunächst unwillkürlich, dann willkürlich, dann zunehmend gestalterisch, komponierend die Bild- und Tonmöglichkeiten.

Die zwei Seiten der Medaille der digitalen Welt – Gefährdung und Kreativierung – können bei bewusstem Umgang zu einer Kugel werden, bei der die Rollfläche der Kreativierung die Dominanz erhält.

Oder das andere bewährte Bild von der Waagschale: Es liegt an uns, den therapeutischen Begleitern, beim „Co-Therapeuten Tablet" darauf zu achten, dass die Waagschale des lebendigen Miteinanders am omnipotenten Tablet und dessen kolossalen Dimensionen der Mitwirkung deutlich sich dort neigt, wo das Miteinander zwischen Mensch und Mensch schwerer und am gewichtigsten ist. Und das Miteinander zwischen Klient und digitalem Medium nicht zu lange ausgedehnt wird.

Seit den Philosophien der Antike gilt, dass die jeweiligen Extreme im jeweiligen menschlichen Leben in den jeweiligen Zeiten sich nicht ausschließen, sondern einander bedingen.

Wir leben heute in einer Welt, die sich nicht von allein digitalisiert, sondern durch uns. Also grenzen wir das Extrem digitaler Kommunikation auch in der Therapie und im sozialen Miteinander nicht aus. Jeder Ausschluss provoziert das Ausgeschlossene erst recht zu herrschen.

Beziehen wir es ein. Gestalten wir es. Mit unseren Klienten und Patienten.


## 14.2. Spiel-Ideen zum digitalen Instrument

Mit dem Tablet in der therapeutischen Begegnung erhält der Klient auf kleinstem Raum ein Maximum an Appellspektrum, unter dem er wählen kann. Entscheidung durch Ausprobieren, Gestalten im Explorieren:

*Musik*

Töne, Akkorde, Mischklänge, Rhythmen, Geräuschspektren, einzeln, zusammen, in allen dynamischen Schattierungen zwischen Leise und Laut (gute Lautsprecher sind wichtig, um das Feinste ebenso zu hören wie das Monumentale).

*Fotos*

Schwarz-weiß, bunt, mit abwechselnden Lieblingsfarben
„Tante Ilse ist blau viel freundlicher als in Wirklichkeit und Opa wirkt in Gelb wie ein Teenie" (mit entsprechender App können die Fotos lebendig werden, in Bewegung kommen)

*Gemälde*

Malen mit den Fingerkuppen, mit den Augen, mit Wischen

*Filme (um)gestalten*

Vom langsamen Schreiten (slowmotion) zum sportiven 1oom – Lauf,
mit und ohne Musik

*Poesie-Spiele*

Aufnehmen der eigenen Sprachlaute und sie mischen mit denen der therapeutischen Gestaltung, unterlegen mit Rhythmen zu verwandten Stufen des Raps
     oder
zum beatmäßigen Rhythmus eigene Wörter einstreuen, häufen, Lautierungen mit
Artikuliertem mischen, mit Musik unterlegen.

Erfahrungen aus besonderen Praxisbereichen

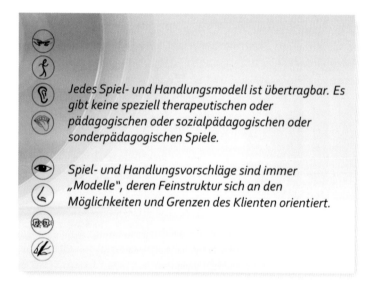

*Jedes Spiel- und Handlungsmodell ist übertragbar. Es
gibt keine speziell therapeutischen oder
pädagogischen oder sozialpädagogischen oder
sonderpädagogischen Spiele.*

*Spiel- und Handlungsvorschläge sind immer
„Modelle", deren Feinstruktur sich an den
Möglichkeiten und Grenzen des Klienten orientiert.*

Die Spielesammlungen seit den 70er Jahren wurden in Kindergärten und Vorschu-
len ebenso angewandt wie in Erwachsenen-Psychiatrien, ambulanten Praxen, Heilpädagogischen Zentren und Altenheimen.

Die nachfolgenden Berichte stammen immer nur aus einem Praxisfeld – mit der
Einladung, es im eigenen Praxisfeld mehr oder weniger variiert als Angebot zu formen.

## Theater/Szenisches Spiel in der Jugendarbeit

Generell ist die Verfügbarkeit von digitalen Aufnahmeequipments wie Tablet,
Smartphone oder sind zusätzlich angeschlossene Kameras und Mikrofone ein
Magnet für ältere Kinder und Jugendliche.

Die taktil-haptische Berührungsneugier beim Erblicken eines Tablets oder
Smartphones und erst recht der Interfaces und Midi-Controller zieht die Aufmerksamkeit an aufgrund immer wirkender Vorerfahrung, dass dies Medium in
seiner äußeren Begrenztheit die Unbegrenztheit der Welt repräsentiert.

Dennoch: Szene/Theater/„Oper mit Musik" direkt aufzunehmen ist für manche mit zu großen Hürden verbunden und sie „verkrümeln" sich in der Technik, so
dass diese weniger Mit-Gestaltungsmittel wird als vielmehr Versteck.

Praktikabel und sofort in Spielfreude führend war das Filmen von Schattentheater.

Von den Teilnehmern auf einem Seil im Raum gespannte Bettlaken sind anre-
gender als fertige lichtdurchlässige Präsentationswände.

Hinter der Wand und vor einer Lichtquelle explorieren: Anfangs kommen die
üblichen Erinnerungen mit Fingerfiguren, dann folgt den Fingern der ganze Körper.

Auf der Zuschauerseite (in der Einzeltherapie/Einzelbegegnung sind es wechselseitig Klient und Begleitung) gibt es keine Zuschauer, sondern Improvisationsmu-
sik oder improvisierte Töne der Stimmen, die die Bewegungsabläufe begleiten …

## Entspannungs-, Tiefenentspannungsverfahren und digitales Medium

Diejenigen Entspannungsverfahren, wie wir sie in der Prävention und im Wellness-
Bereich antreffen, basieren meist auf verbaler Anleitung und Begleitung. Tiefen-
entspannungsverfahren in der Therapie und Rehabilitation und in außerklinischen
Bereichen benötigen therapeutische Kompetenz.

Sie alle jedoch beziehen immer häufiger Musik ein entweder als Verstärkung
oder als Hauptträgerschaft der Kernzeit der physisch-psychischen Entspannung
(trophotrope Musik, d. h. Musik, die akzentuiert den Vagus tangiert im Gegensatz
zur aktivierenden Musik, ergotrope Musik, die den Sympathikus anregt).

In den Einzelbegegnungen ist es die vom Klienten oder seinen Angehörigen genannte „seine", „ihre" gegenwärtige Lieblingsmusik, die in der bisherigen Erfahrung mit Ruhe, mit Ausruhen, mit Entspannung verbunden ist.

In der Gruppenentspannung sollte es eine Musik sein, auf die sich die Gruppen-
teilnehmerInnen einigen als eine für jeden geeignete trophotrope Musik.

Dabei ist ein Beziehungsaspekt markant:

*Je positiver die Beziehung der Gruppe zu ihrer Leitung/Beg-Leitung ist, desto eher wird sie auch Musik bejahen, die der Gruppe bisher fremd ist.*

Beim Thema Technik lösen wir uns von der Eingrenzung auf Entspannungsmusik, sondern erweitern auch um ihr Gegenteil: Musik, die aktiviert, vitalisiert. Ergotrop strukturierte Musik.

Denn für alle Musikwünsche gilt, dass wir sie mit digitalen Medien nahezu alle und sofort erfüllen können, was immer heißt: Unsere Gegenüber emotional „abholen" zu können mit einer Musik, die in ihren Leben positive Bedeutungen trug, die jederzeit reaktiviert werden könnten, wenn wir denn an die Musik gelangen könnten.

Dank digitaler Medien können wir dies mit auch extrem seltenen Wünschen.

Tablets, Smartphones mit guten eingebauten oder zusätzlichen Lautsprechern und Internetverbindung haben im Vergleich zum „stationären Material" von Musik auf CD, MP3, Musikkassetten (auf letzteren befindet sich das von älteren Klienten oft meist geliebte Musikmaterial) eine schier unbegrenzte Breite des Angebots für alle Musikvorlieben zwischen Choral, Volkslied, Schlager und Rock. Abrufbar über Interneteingabe.

Die Eingabe von speziellen Wünschen mitten im laufenden Prozess der therapeutischen Begleitung geht ebenso einfach wie erfolgreich und produziert keine langen Pausen mehr, die oft die Dynamik sinken ließen.

Wir sammelten 2016/17 am Institut für Soziale Berufe in Ravensburg einige der speziellen Wünsche von erwachsenen Einzelklienten und Gruppen, die sich allesamt sofort erfüllen ließen.

– Fehrbelliner Reitermarsch („Mein Mann war Kavallerieoffizier")
– „Love" von Beatles („da habe ich meine Frau kennengelernt")
– „Zum Essen!" („Jagdsignale hat unser Opa oft in seiner Bläsergruppe geblasen und bei uns zu Hause auch – leider. Vom Aufstehen bis zum Schlafenmüssen – immer sein Horn, aber jetzt lieben wir es, weil er es liebt")
– „Heintje" („Da darf ich wieder weinen vor Glück über meinen Sohn")
– Sir Elton Johns Abschiedslied für Diana („Oma war immer Royalist, schwärmte für Diana und hieß selbst in der Familie ‚Prinzessin'")
– „Gregorianischer Choral, überhaupt Choräle und Bach-Choräle" („Papa war Küster und in Chorälen lebte er, auch wenn er nie im Chor sang")
– „Ja, das Schreiben und das Lesen, das ist nie mein Fach gewesen ..." („Operette war ihr Leben – nein, ist es noch, wenn wir eine mitbringen auf mobilem CD-Wiedergabegerät, bei der Champagner-Arie tanzt sie sofort mit den Händen auf der Bettdecke")
– „Metal und Hard Rock" („Unser Junge lebt auf, wenn er Rhythmen hört, egal, was die Bands dazu singen ...")
– „Backe backe Kuchen, der Bäcker hat gerufen" und „Wer will fleißige Waschfrauen sehen" aus dem Reigen „Wer will fleißige Handwerker se-

hen …"(„Oma hat als Kind hat alle Küchenarbeiten gelernt, indem dabei entsprechende Lieder gesungen wurden)
– „Bolle reiste jüngst zu Pfingsten und Pankow war sein Ziel – da verlor er seinen Jüngsten janz plötzlich im Jewühl …" („Vor dem Unfall und dem Koma sang Papa das immer mit uns vor einem Ausflug – als Mahnung aufzupassen")
– „Unsre Oma fährt im Hühnerstall Motorrad …" („Oma ernährte mit ihrem Hühnerstall in der Nachkriegszeit drei Familien – und war lebenslang stolz auf ihre 40 Hühner")
– „Morgengesänge der Aborigines" („Eine weite Reise machten die Großeltern nach der Silberhochzeit: nach Australien. Seitdem sind die Morgengesänge, die sie da auf MC kauften, Auslöser immer neuer Wachheit")

Alles können wir im Smartphone eingeben:
„Walgesänge"
„Reibungsgeräusche zwischen Ski und Schnee beim Abfahrtslauf"
„Kanonendonner".

Für die Therapie ist die Unbegrenztheit durch digitale Medien eine enorme Hilfe für die Begleitungen in ihrer Orientierung an Sym- und Antipathien des Klienten.

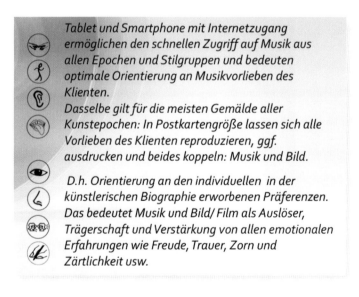

Tablet und Smartphone mit Internetzugang ermöglichen den schnellen Zugriff auf Musik aus allen Epochen und Stilgruppen und bedeuten optimale Orientierung an Musikvorlieben des Klienten.
Dasselbe gilt für die meisten Gemälde aller Kunstepochen: In Postkartengröße lassen sich alle Vorlieben des Klienten reproduzieren, ggf. ausdrucken und beides koppeln: Musik und Bild.

D.h. Orientierung an den individuellen in der künstlerischen Biographie erworbenen Präferenzen. Das bedeutet Musik und Bild/ Film als Auslöser, Trägerschaft und Verstärkung von allen emotionalen Erfahrungen wie Freude, Trauer, Zorn und Zärtlichkeit usw.

Psychotherapeutische Kriegs-Traumaarbeit mit digitalem Medium

In der Nachsorge von heimkehrenden Bundeswehrsoldaten aus Afghanistan und anderen militärischen Brennpunkten geht es für die Betroffenen oft genug um die Aufarbeitung dessen, was sich aus diesen Brennpunkten in ihre Seele einbrannte.

Mit dem „Einsatz" des Tablets und Smartphones konnten emotionale Blockierungen gelöst und Verdrängungen bearbeitbar werden, indem selbstgemachte Fotos vom Einsatz, Aufnahmen von den Geräuschspektren vor und nach den Angriffen, das Motorengeräusch der Geschütz- und Panzerfahrzeuge hochgeladen wurden – und die begleitete, psychotherapeutisch gestützte Konfrontation und Bearbeitung möglich machte.

Die Magic Flute in der Körperbehindertenarbeit

Ich lernte sie in der Arbeit mit Menschen kennen, die ohne Arme im Rollstuhl leben – und sich in der Musik, die sie spielen, finden und entwickeln, wie dies ohne digitale Spezialinstrumente nicht möglich wäre:

Die Magic Flute entwickelte sich aus der akustischen Slide Flute. Deren Tonhöhe wurde mit Mikrobewegungen des Kopfes über eine „Wippe" an den Lippen bestimmt. Die Mikro-Bewegungen der Lippen wandeln sich in elektrische Signale.

Die interne Soundkarte bietet dem Spieler 128 verschiedene Instrumente an und über ein MIDI-Kabel kann die Flöte an Keyboard, Synthesizer angeschlossen und „Gruppeninstrument" werden.

Der Autor dankt für die erste Einführung in spezifische Technik-Kenntnisse und deren Verbindung mit Musiktherapie sowohl Johannes Unterberger (J.Unterberger, 2013), der seine Doktorarbeit über dieses Thema in Hamburg schrieb, als auch „seinem ITler" Norbert Schultz für die Einführung in praktische Anwendungen digitaler Medien in der therapeutischen Praxis.

*Fallbeispiel: Späte Organisten-Karriere im Altenheim*

*Frau L., 92 Jahre, mitteilungsfähig und mitteilungsgierig, lässt an der Sehnsucht ihres Lebens teilhaben. In der Kindheit hatte sie zwei Jahre Klavierunterricht („Bis zur Sonatine in C-Dur – kennen Sie die? Konnten Sie die auch spielen?") und träumte davon, eines Tages an der Orgel des Doms in Magdeburg spielen zu können, in dem sie konfirmiert worden war. Klavier blieb auch während der sechsfachen Mutterschaft „meine Nische zum Träumen".*

*Der Traum von der Domorgel wurde nie Realität.*

*Im Altenheim einer Diakonieanstalt spielte sie manchmal nach dem Essen im Speisesaal auf dem Klavier – wenn alle gegangen waren. Mit Daumen und Zeigefinger der rechten Hand und linken Hand spielte sie vorsichtig Melodiefragmente. Mehr ging nicht aufgrund der voranschreitenden Gichtknotenbildungen. Eine Küchenkraft sah sie dabei einmal weinen und verständigte die Ergotherapeutin, die sie betreute.*

*Frau L. machte ihren Selbstwert zeitlebens an dem bescheidenen Repertoire am Klavier fest. „Meine 3 Ks … Nicht Küche, Kinder, Kirche, sondern meine ‚Klein-Klavier-Kunst'".*

*Die Ergotherapeutin verstand und brachte ein Tablet mit, auf dem sie „Orgel" eingab und die Tastatur dazu aufrief.*

*Frau L. erschrak beim ersten Anschlag eines Fingers über den vollen Orgelklang, probierte sich dann mit zwei Fingern und zusammen mit der Akkordkopplung spielte sie jetzt „große Klänge", anfangs ungläubig und unsicher. „Ich habe das Gefühl, dass ich betrüge. Das bin doch nicht ich, die da spielt!"*

*Aber die Sicherheit der Urheberschaft („Das bin doch tatsächlich ich, die da spielt – und dies Wundergerät") wuchs und durch Kopfhörer konnte Frau L. auch in ihrem Zimmer zwischen 13 und 15 Uhr spielen. Der Zeit, in der sie als Kind bestraft wurde, wenn sie spielte.*

### Musikalisches in der Palliativmedizin

Der Herzschlag der Patientin wird über ein spezielles Stethoskop digital aufgenommen, gut hörbar verstärkt und darüber erklingt zeitgleich eine Lieblingsmusik der Patientin. Ermöglicht durch ein einfaches Programm, mit dem ähnlich geschichtet werden kann wie früher auf den teureren Tonbandgeräten.

Oder:

Zum Herzrhythmus der Patientin wird gesungen. Die Therapeutin singt für die Patientin (entsprechend dem „Für-Spiel" ein „Für-Lied") oder zusammen mit der Patientin oder mit Angehörigen.

Wenn es kein Singen ist – dann wirkt auch ein dem Herzrhythmus entsprechend akzentuiertes Mitsummen.

Immer wirkt: Mein Leben (Herzrhythmus) ist hörbar und inmitten anderen Lebens.

## 14.3 Psychologisches zu digitalen Medien in künstlerischen Therapien

Durch das Nachdenken über intermodale Schritte wissen wir, dass jeder Mensch in einem Gestaltungsprozess (beim Malen eines Bildes, beim Tanzen, beim Musikmachen) gegenwärtige Bedürfnisse, inneres Erleben ausdrückt. Das allein bedeutet oft genug heilsame Veränderung.

Das Verbleiben und Spezialisieren in einem Medium jedoch bedeutet immer auch eine Einseitigkeit von Ausdruck und Rezeption dessen, was der Mensch ausdrückt. Der ständig schreibende oder malende Mensch individualisiert sich immer mehr („Eremit"). Der ständig redende Mensch sozialisiert immer mehr („Salonlöwe").

Gesundheit bedeutet, sowohl die Kräfte im Menschen hin zu anderen Menschen (Soziabilität) zu pflegen und zu entwickeln als auch die Kräfte hin zur Individualität. Das Hin und Her, das Wandern vom einen zum andern erweitert die Entwicklungsmöglichkeiten jeder Persönlichkeit.

Wir lernten, dass beim Wechsel von einem Medium zum anderen IMMER eine Veränderung in der Psychodynamik des Einzelnen und in der Dynamik der Gruppe geschieht. Das ist beim Verbleiben, dauerhaftem Versinken in einem Medium nicht gesichert.

Das Kristallisationsprinzip gilt auch hier wie zu Zeiten, als wir mit den ersten Videoanlagen herumzogen und in Kursen und Kliniken für die Spiegelungsmöglichkeiten am Bildschirm warben und für die Kombination dieser Spiegelungen mit anderen Eindrucks-und Ausdrucksmedien. Die unförmigen Kameragrößen konkurrierten mit heutigen TV-Kameras und die damaligen schwarz/weiß Bildschirme boten nicht nur Gestaltungsenge, sondern auch mehr Fokussierung als heute in unserer „Zeit der unbegrenzten Möglichkeiten".

Für diese ersten elektronischen und die heutigen digitalen Instrumente für Eindrucks- und Ausdrucksgestaltung galt das Kristallisationsprinzip wie für Musik pur, Bild und Skulptur pur, Poesie pur, Tanz pur …

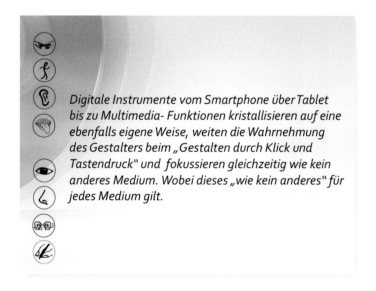

Digitale Instrumente vom Smartphone über Tablet bis zu Multimedia- Funktionen kristallisieren auf eine ebenfalls eigene Weise, weiten die Wahrnehmung des Gestalters beim „Gestalten durch Klick und Tastendruck" und fokussieren gleichzeitig wie kein anderes Medium. Wobei dieses „wie kein anderes" für jedes Medium gilt.

Die Einbeziehung des digitalen Instruments, ob wir es für bildnerische Gestaltung (Foto, Film) oder für musikalische Gestaltung einplanen, bedeutet immer einen Wechsel, eine Erweiterung des letzten Mals oder des soeben Gestalteten.

Im Blick auf die therapeutische Begleitung von älteren Kindern und Jugendlichen und jungen Erwachsenen, den „Digital Natives", ist festzuhalten, dass die

Einbeziehung von PC, Tablet, Midi-Keyboards, Magic Flutes in das „Angebot" eines Raumes für die künstlerischen Therapien dessen Appellwert enorm steigert.

Beobachtungen in einem solch „komplett", d.h. mit natürlichen u n d elektronischen Spielmaterialien, eingerichteten Raum für künstlerische Therapien zeigen, dass die junge Klientel oft genug auf die Appellreize eigentlich vertrauter digitaler Medien eher zugeht als auf eine Dracula-Maske, einen Reifrock, ein Schwert in der Ecke mit den Theater-Requisiten oder eine Staffelei mit bereit stehenden Farben und Pinseln oder einen Kontrabass.

Unsicherheit, Ängste gegenüber Neuem werden kompensiert mit der Beschäftigung mit dem Nächstliegenden, dem Vertrautesten. Und das wird immer mehr das digitale Instrumentarium sein, nicht das Instrumentarium bisheriger künstlerischer Therapien.

## Digitales und der Narzissmus

Es gibt in der Musiktherapie immer wieder Diskussionen über das Instrumentarium. Ob überhaupt ein solch dominantes Instrument wie ein Klavier oder gar ein Flügel verfügbar sein soll, weil diese eine zu zentrale Bedeutung haben könnten.

In der Kunsttherapie kursiert Ähnliches: Wie einladend oder entmutigend ist eine „richtige Staffelei" im Raum. In der Ergotherapie gleich ein großes Baumstück zum Behauen, in der Theatertherapie eine fix und fertige Bühne mit Beleuchtung und Zuschauerstühlen …

Diese Frage nach der möglichen Dominanz und Überflutung, die ein Material, ein Instrument über andere Materialien, Instrumente herrschend einnehmen könnte, stellt sich auch beim Einbeziehen eines digitalen Instruments, das über sich hinaus die ganze Welt mitbringt.

Der mögliche, sinnvolle, sinngebende Umgang mit dem digitalen Wunderinstrument zeigt sich jedoch auch im Umgang mit dem anderen potentiellen Herrscherinstrument: dem Klavier.

Klavier gilt als „narzisstisches Instrument" schlicht auch deshalb, weil ein Spieler vorgeprägt von unzähligen Konzertpräsentationen der großen Pianisten ist – und als Zuschauer sofort die Zuhörerrolle einnimmt, d.h. eine erwartungsvolle, andächtige, Kunst erwartende Rolle.

Erst beim Aufheben des Deckels eines Flügels oder der Holzverschalung im Fußraum am Klavier und des Spielens der Finger, zupfend oder klopfend direkt auf den Saiten u.a. „Verfremdungen", die eigentlich kreative Abweichungen vom vorgefertigten, fixierten Spielrahmen sind, schwindet die Scheu, die Ehrfurcht.

Eine sorgfältig begleitete Exploration und erste Gestaltung der Möglichkeiten eines digitalen Instruments verhindert die Freisetzung eines alles überlärmenden BumBum.

Tablet und Smartphone, Midi-Keyboard, Interfaces sind eben so wenig Bedrohung für dialogische, kommunikative Musik wie etwa ein Gong. Dieser könnte ab einem Durchmesser von 70 cm übrigens auch ein Klavier „überlärmen", nicht erst das Smartphone mit Zusatzlautsprecher.

## Verändertes Zeiterleben

Die Auflösung von Zeit erleben wir an uns selbst ebenso wie mit unseren Klienten, wenn wir in mancher Theaterszene, manchem Tanz, manchem kollektiven Malen eines Bildes derart versinken, dass wir die Zeit vergessen.

Dasselbe Phänomen beobachten wir bei uns und mit unseren Klienten dann, wenn sie mit der Exploration und ersten kreativen Gestaltung durch digitales Instrumentarium begonnen haben.

Anders als im ersten scheuen Umgang mit Farben oder Musikinstrumenten zeigt sich im „Bedienen" eines Tablets oft eine Unbekümmertheit und Mühelosigkeit, die begründbar ist auch damit, dass der Klient keine großen ihm ungewohnten Investitionen in unbekannte Welten vornimmt (eines traditionellen Musikinstruments oder der Farbe auf eine weiße Fläche), sondern mit minimalem Einsatz der Berührungsflächen seiner Fingerkuppen sofortige Antworten mit staunenswerten Inhalten erhält.

Der schnelle Weg zum Erfolg im Sinne von sofort beobachtbaren Folgen meines Handelns fördert die Entwicklung bisher nicht vorhandener oder verkümmerter Urheberschaft und damit das Gespür um die eigene Selbstwirksamkeit. Durch das digitale Medium, das gestalterisch bedient wird, nicht zur Rezeption, zur Konsumtion, erweitert sich das Selbst und sein Bewusstsein, seine Bewusstheit.

Die gilt auch und gerade in Praxisbereichen der Arbeit mit Menschen, die ihr Leben mit den Bedingungen einer geistigen, einer körperlichen oder einer mehrfachen Behinderung gestalten.

Umgekehrt zum „minimalen Aufwand" des Klienten steigert sich die „Verpflichtung zum Update" der Kompetenz der Therapeuten.

Die Einladung an den Klienten zur digitalen Gestaltung in der digitalen Welt oder die Einladung, diese mit traditionellen, „natürlichen" Medien zu verbinden, setzt eine neue Kompetenz der Begleitungen in entsprechender Software und der Technik voraus. Diese erweiterte Kompetenz gehört zum selbstverständlichen Handlungsrepertoire künstlerischer Therapien dort, wo sie ein digitales Medium einbezieht.

Wenn wir an Viktor E. Frankls Mahnung denken, dass nichts den Menschen so schnell verkümmern lässt wie die Endlosigkeit in seinem Zeiterleben (s. Gefängnis, s. Deprivation in Heim und Klinik), dann scheint eben dieses Vergessen der Zeit beim Bedienen digitaler Instrumente und ihrer ebenfalls buchstäblich unendlichen Möglichkeiten paradox als Hilfe.

Die Paradoxie löst sich dadurch auf, dass der Klient mit dem digitalen Medium immer etwas gestaltet, was einen Anfang hat, einen Fortschritt, ein Ende. Und von vorne: Anfang, Fortschreiten, Beenden einer Gestaltung.

Diese mit solch kleinen Investitionen wachsenden Gestaltungen sind innerhalb der Zeitvergessenheit am digitalen Medium aktive Gestaltungen, kreative Füllung der endlosen Zeit, der zu langen Weile.

Gleich, ob ich mit den Fingerkuppen ein Bild male oder Töne mische oder ein Bild zum Laufen bringe und akustisch untermale – ich gestalte innerhalb langer Zeit lauter Zeit: mit einem Anfang und ihrem Ende. Absehbar oder hörbar an dem Produkt, was ich schuf.

Einerseits. Andererseits:

Mit derselben Behutsamkeit, mit der wir Klienten an künstlerische Medien und damit an die Reizung ihrer Sinne heranführen, besonders an die Unbegrenztheit digitaler Instrumente, ist es wichtig, andere, natürliche Medien hinzuzuziehen und das digitale Instrument auch mal sein zu lassen – zugunsten anderer Rezeption, anderen Ausdrucks.

Wenn der Mensch in dieser Welt nur noch digitale Töne oder Bilder oder bewegte Bilder (Filme) erleben würde, lernt er die Natur seiner Sinne und die Natur um sich herum vergessen.

Bis jetzt ist der Appellwert eines lebendig gesungenen Tones oder der aus dem Spiel an einem Instrument heraus entstandene Ton immer noch konkurrenzlos – und derzeit zahlen wir noch mehr Geld für Life-Konzerte als für unsere Digitalinstrumente.

*

Digitale Instrumente appellieren oftmals auch an das ältere Kind, den Jugendlichen in uns, die wir bewusst oder unbewusst oder vorbewusst in der eigenen Pubertät und Adoleszenz mit Elektronischem, heute zunehmend Digitalem Abgrenzung übten zur vorangehenden Generation.

Digitale Gestaltung bedeutet ein Switchen zwischen dem Veränderer in mir und im Patienten einerseits und dem „erwünschten Erwachsenen" andererseits.

Wenn der Klient in dieser digitalen Medienwelt Gestaltungschance erhält in der künstlerischen Therapie – dann ist damit auch die Chance der Integration dieser vielen verschiedenen Welten in der Persönlichkeitsentwicklung verbunden.

Für das Arbeiten mit Menschen, mit welcher Behinderung oder Einschränkung auch immer lebend, gilt über das eben Geschriebene und Gelesene, das für uns alle gilt, hinaus: Der Klient, der Patient, der Heimbewohner kann durch einfachste Bedienung digitaler Instrumente seine immer schon einengend gewesene oder durch Unfall oder im letzten Lebensabschnitt einengende Lebenswelt erweitern. Er kann Frustrationsabbau, Kanalisierung von destruktiver oder blockierter konstruktiver Aggression mit dem Spiel auf der Oberfläche eines Touchscreens oder einem Midi-Keyboard „für sich" erleben.

In dieser Erlebensebene gelingt ihm das auch allein wie auch mit therapeutischer Begleitung in Teilhabe, Mitgestaltung, Austausch verbal oder nonverbal über das Erlebte.

## 14.4 Die psychologischen Funktionen digitalen Arbeitens

Es sind die gleichen, die wir in der Arbeit mit Musik sammelten – vor dem Hintergrund der ersten Funktionssammlung von Isabelle Frohne-Hagemann, hier und an anderen Orten erweitert und variiert um z. B. die Grundfunktionen.

Diese sowie die einzelnen Funktionsbeschreibungen „fungieren" nie allein und isoliert. In bewusster oder vor– und unbewusster Rezeption mischen sich mal die einen und mal die anderen. Je nach der musikalischen Biographie des Klienten und seiner Tagesbefindlichkeit.

Die Grundfunktionen:
– Die Grundfunktion der Entsprechung: Das digitale Angebot (von der Therapeutin vorausgewählt oder zusammen mit dem Klienten gemeinsam gesucht und gefunden) entspricht dessen Tagesbefindlichkeit und/oder der Grundstimmung des Klienten oder der Gruppe in der gegenwärtigen Zusammensetzung. Was ich finde und erlebe, ist auch in mir, in dem Klienten
– die Grundfunktion des Ausgleichs (Komplementäre Funktion). Ich erlebe, was mich runder sein lässt, empfinden lässt. Ich sehe einen Stummfilm mit den geliebten Bergen. Die digitale Materialvielfalt zaubert mir die Kuhglocken auf der Alm hinzu. Unvollständiges wird als vollständig(er) erlebt.
– Die Grundfunktion des Ersatzes (kompensatorische Funktion). Nicht mehr Ergänzung ist nötig, sondern Ersatz. Nicht Vorhandenes wird entdeckbar und integrierbar. Erlebbares in der Arbeit mit schwerer Körperbehinderten: Beim Spiel vom Rollstuhl aus mit einem spielbegabten Hund oder einer Katze oder beim therapeutischen Reiten wird mitgefilmt. Der Film wird später vom Klienten rezipiert, vervollständigt durch eigene musikalische Unterlegung. Das Erleben ist jetzt „das bin ich auch – dort drin im Tablet, im Laptop."

Digitales Gestalten mit Bild, Film, Ton, Farbe ermöglicht:
– „Digitales fürs Hirn": Häufiger neuronaler Stimulus (teilweise lebensnotwendig z. B. bei Koma- und Wachkoma-Patienten sowie bei Patienten mit erworbenen Hirnverletzungen, wobei pausenlose Beschallung mit wahlloser Musik oder Rundfunksprecherstimmen durch die Nacht hindurch das Leben nicht leichter machen und dosierte Reizung lebendiger wäre).
   • Während der auch einfachsten Rezeption und Gestaltung am digitalen Instrument wird der Klient „ge-reizt". Nutzbar und transferierbar dann, wenn kommunikative Begleitung wirklich eine Begleitung ist, teilt, mitteilt, verstärkt.
– „Digitales zum Träumen": Projektionen in sonst nie lebbaren Dimensionen von Macht und Liebe, Abenteuer und Mystischem.
– „Digitales aus fremden Ländern": Transkulturelle Funktion. Niemals zuvor konnten wir Einheimisches und Fremdes, Migranten und Ureinwohner in ein lebendiges, neugieriges Zusammensein einladen. Digitale Welten ermög-

lichen im Nu die Bilder und Töne aus jeder Ferne und Fremde dieser Welt hierher zu klicken, zu touchen. Hier im Zusammensein, im Interagieren und Kommunizieren mit künstlerischen Medien können wir uns unsere Welten zeigen und vorurteilsfreies, neugieriges Zeigen bedeutet Interesse am Gegenüber.

- *Inter-esse*, lat. = dabei sein, dazwischen sein, meint hier: Ich bin lebendige Mitte in der Beziehung des immigrierenden Menschen zu seiner Heimat und unserer hiesigen.

– Allein schon zwei vertraute „Apps" (Kürzel für das engl. Application = Anschluss, Beigabe, Annäherung) auf dem Smartphone sind in der Arbeit mit Migranten wundersame Türöffner zu ihren geographischen Heimaten und deren Engrammen, Einschriften in ihrer Seele.

### App Wetter

Ob in Kurdistan oder Afghanistan oder Libyen: Der Schriftzug der geflohenen Heimat, die Symbole Sonne oder Regen sind Einstiege in das Wetter dort und hier und über das „Wetter reden" bedeutet nicht nur bei den Engländern Zeit, um Witterung mit dem Gegenüber aufzunehmen.

Manche weltweiten Wetter-Programme liefern gleich ein Foto der betreffenden Wetterzone mit.

### App Google-Earth

Mit der App können wir heimatliche Regionen, Städte, Dörfer, Land- und Wasserstraßen, Bergzüge von überallher aufrufen und bebildert betrachten. Allein das Zoomen vermittelt vielen schon das Gefühl der Brücke nach Hause und von dort zurück in das Hier und Jetzt.

– „Digitales für Übergangserleben": Das digitale Instrument kann mit seinem sofortigen Herzaubern mittels eines Klicks, eines Wischens, eines Hineinsprechens in die Siri- und Google-Mikrofunktionen von Bildern, Filmen, Tönen, Geräuschen, Musik aus der verlassenen, geflohenen Heimat Übergangsphänomen sein zu
  - Personen, noch dort lebenden – oder schon verstorbenen,
  - Landschaften der Landschaft,
  - Landschaften an der Küste,
  - Wasserlandschaft auf Seen und Meeren,
  - Landschaften der Städte, Häuser, Straßen
  - Flora und Fauna der verlassenen Heimat
  - Zeiten, die ich zuhause verbrachte (Kindheitsbilder, -töne, Jugend-, Erwachsenenwelten).

In der Arbeitsgemeinschaft einer Weiterbildung, die auch das Thema dieses Buches behandelte, wurde in den Praxisberichten aus Migranten- und Asylheimen anhand mitgebrachter Bilder- und Tonmaterialien auf dem mit geflohenen Smartphone deutlich wie intensiv

- Leben in der oder am Rande einer Wüste ist,
- wie dort Sichtbares, Hörbares, Fühlbares sich anders ansieht, anhört, anfühlt – taktil-haptisch und emotional – in zerbombten Innenstädten oder in Zelten.

In diesem Sinne ist unser Interesse, ein Dazwischen und Dabeisein, wenn der Austausch sich um verschiedene Heimaten dreht, in den künstlerischen Therapien immer auch ein politischer Austausch, kein politischer Auftrag.

- „Digitales zum Zusammensein, Dazugehören": Das Verstehen in Wort, Bild und Musik für die soziokulturelle Zugehörigkeit unserer Klienten mit ferner Heimat baut die hiesige Zugehörigkeit mit auf und aus.

Heimat hängt mit „Heim" zusammen und das wichtigste Heim ist ein mobiles Heim, in jedem von uns. Wir verlassen alle mehrere Heimatorte im Laufe des Lebens, indem wir es sind, die durch unser Leben laufen oder wandern, eilen oder innehalten, zurückkehren oder daraus fliehen.

Künstlerische Therapien haben vielleicht noch nie zuvor mit der modernen Völkerwanderung in digitalen Zeiten derartige Auftragsdimensionen erhalten: Menschen gegenüber wie gegenüber den vertrauten und neuen Medien.

Weitere Funktionen sind wie in der Musik und Kunst, in Theater und Poesie auch und im Hier und Heute jetziger und künftiger Klienten in unseren Heimen und Krankenhäusern, Schulen und Beratungsstellen im Digitalen

- „Digitales als Verstärkung des Gefühls bei Erinnerung und Gegenwart: s. die emotionale Verstärkungsfunktion beim eben umrissenen Thema „Heimat". Diese Funktion als „emotionaler Resonanzgeber" ist die am häufigsten erwähnte, gefühlte, mitgefühlte Funktion.
- „Digitales – wie im Himmel": Die transzendierende Funktion, das Hinüberfühlen in eine nochmals andere Welt, als den Welten auf dieser unserer Mutter Erde. Religiöses ist bei Migranten meist breiter und tiefer gelebt und erste Erfahrungen mit ihnen, „ihre Gebetsmusik" zu teilen oder unsere westlich sakral motivierte Musik zu hören (Bachs Festkantaten wie die Kantaten des Weihnachtsoratoriums oder Mozarts Requiem oder Krönungsmesse) zeigten tiefe Momente der Begegnung zwischen Klienten und Begleitungen.
  - Bei diesem Teilen des Religiösen (*re-ligio*, lat. = Rückbindung des Menschen an das, woran er glaubt, den christlichen Gott oder Allah) wird auch die besondere Nachhaltigkeit deutlich, wenn eines unserer großen Musikwerke als Musikvideo erlebbar wird und vitale Gesichter von Sängern und Instrumentalisten die Musik als Bindeglied zwischen verlorener Heimat und ersehnter anderer Welt verstärken.

– Die Funktion, Vehikel zu sein. Frohne-Hagemann ordnet ursprünglich dieser Funktion die Eigenschaft von Musik zu, *neben* und zusätzlich zu ihrer Rolle als Mittel zum Zweck (Beispiele: die Funktion in der Krankengymnastik, in der Animation, in der Werbung, im Wartezimmer, im Flugzeug, Anm. d. Autors), basale Affekte zu ermöglichen bis hin zur Katharsis (griech. = innere Klärung, Reinigung).

Dies gilt für das digitale Instrument, welches unbegrenzte Materialien freisetzt, natürlich auch: Es ist weniger ein Kunstwerk alter flämischer Meister oder naiver Malerei, weniger romantische Schlager- oder Rockballadenmusik, die Türöffner für das Begegnen zwischen Klient und Begleitung sind, die uns das Tablet via Klick ermöglicht, als mindestens ebenso oft Werbebilder und –sounds, die in ihrer Vehikelfunktion starke emotionale Bewegungen auslösen und die weiterbegleitet werden können hinein in die mediale Bearbeitung ohne digitales Werkzeug.
  – Digitales als Container
    • Wir erlebten Tablets und kleine Handys ohne viele Apps als „Halterung" für die innere Haltungsfestigkeit von Klienten. Ohne dass sie „online" waren.
    • Sie und das durch sie mögliche audiovisuelle Material können wie jede für den Klienten „mütterliche" Musik oder das den Blick und den Blickenden umfassen Gemälde, die Requisit eines Rockes aus dem Theaterdepot die Empfindung des Gehaltensein, des Geborgenseins vermitteln.
    • Ganze Filmsentenzen, die in irgendeiner Variante beschützende Liebe zeugen, sind für die Identifizierung geeignet und „Container" für den Klienten.

Für alle Funktionen, die wir dem einen oder anderen und hier dem digitalen Medium zuschreiben, gilt, dass der Klient auch Abwehr dagegen zeigt (in der Therapie sprechen wir von Widerstand).
Die Hintergründe dafür zu bearbeiten ist ein Weg, der nicht immer und in allen sozialen Berufen gangbar ist. Aber zu respektieren ist die Welt der Abwehrsignale dann umso mehr, je weniger wir „gründeln" können.

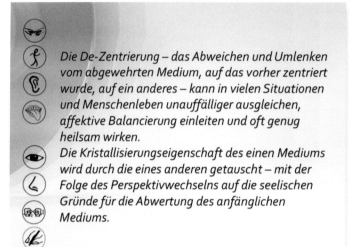

Die De-Zentrierung – das Abweichen und Umlenken vom abgewehrten Medium, auf das vorher zentriert wurde, auf ein anderes – kann in vielen Situationen und Menschenleben unauffälliger ausgleichen, affektive Balancierung einleiten und oft genug heilsam wirken.

Die Kristallisierungseigenschaft des einen Mediums wird durch die eines anderen getauscht – mit der Folge des Perspektivwechselns auf die seelischen Gründe für die Abwertung des anfänglichen Mediums.

# 15. Narzissmus

**!** Als Kind träumten Sie davon, etwas ganz Tolles werden zu wollen. Was war das?
Und wovon träumen Sie heute?

## 15.1 Gesunder und kranker Narzissmus

Das vertraute „Spieglein, Spieglein an der Wand" ist nicht das Problem des Menschen, ob Königin oder Küchenmagd, ob König oder Knecht.

Das Problem ist nicht die Frage nach der Schönheit und wer sich ihrer rühmen darf. Das Problem hängt nicht an der Wand, sondern liegt wie immer im Menschen, der sich im Wandspiegel prüft und vergisst, dass der wichtigste Spiegel für den Menschen – der andere Mensch ist.

Wir sehen uns, wenn wir das Gegenüber sehen und dieses sieht sich, wenn es uns sieht. Sehen wir Freundliches, gar Herzliches im anderen oder Gleichgültigkeit und Kühle? Und wenn wir Freundlichkeit und Herzlichkeit beim anderen sehen, mit denen dieser auf uns zukommt – wirken diese als Routine auf uns? Oder „echt", authentisch, weil ich, weil wir wirklich gemeint sind?

Und das, was vom anderen auf uns wirkt – das liegt „im gesunden Fall" in uns selbst. Freundlichkeit oder Abgebrühtheit.

In unseren sozialen wie allen anderen Berufen, die mit Menschen zu tun haben und zwar mit vielen Menschen – Erziehern, Sozialarbeitern und -pädagogen, Pastoren, Chefärzten, Lehrern und Rezeptionisten im Hotel – besteht auch die Möglichkeit, dass wir Freundlichkeit und Herzlichkeit standardisieren, routinieren.

Das kommt dann beim anderen ähnlich an, wie wenn er nur einen Badezimmerspiegel hat.

Es ist eines der schönsten und tiefsten Bilder, die der Psychoanalytiker Heinz Kohut (H. Kohut, 1983) für das Thema gesunder und gekränkter oder kranker Narzissmus nutzt, wenn er „vom ersten Spiegel schreibt", in den jeder Menschen schaut: „In den Glanz im Auge der Mutter". Vorausgesetzt, wir waren dieser Mutter willkommen.

Kohut beschäftigte sich zentral mit dem Narzissmus des Menschen, der Eigenliebe zu sich selbst. Eine seiner Tabellen, in denen er die Merkmale für die Übergänge von gesunder zu gekränkter bis zu krankhafter Eigenliebe mit der Sprache der Psychoanalyse beschreibt, habe ich nachstehend „übersetzt" und in eine Waage gelegt – als Symbol für die ständige Bewegung, in der sich Eigenliebe mit der daraus sich entwickelnden Liebe zum Du, zu anderen, zu Menschen allgemein erst als Folge ergeben kann.

## Psychische Gesundheit, gesunder Narzissmus

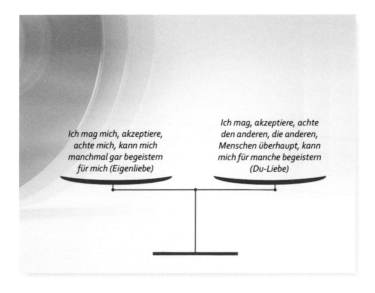

## Gesunder und erkrankter Narzissmus

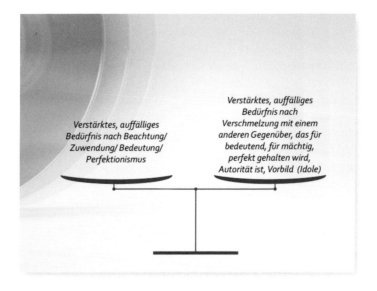

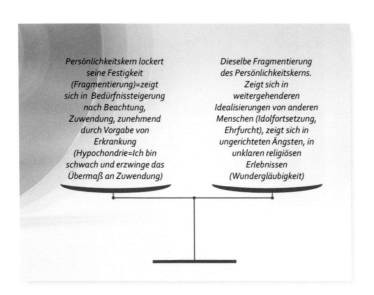

## Narzisstisch begründete Psychosen

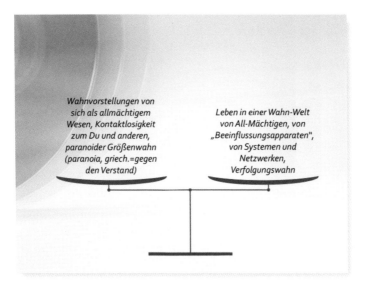

*

Den Namen für diesen Anteil einer jeden Persönlichkeit, ob gesund, krank oder wie schwer auch immer beeinträchtigt, gab jener Jüngling Narziss. Alle antiken und späteren Mythen laufen auf das Bild hin, wie der junge Mann sich verläuft und letztlich in seiner Einsamkeit in jenem See sein Spiegelbild erschaut und sich in sich selbst verliebt. Er mag sich als einzigen, weil er keinen anderen erreicht und kein anderer ihn.

Zwangsweise.

Die Ätiologie, die Krankheitsgeschichte, liefert bereits die Urgeschichte, die alte Mythe, die immer Lehrgeschichte sein soll, gleich mit: Das Kind Narcissos wird zwar geboren in göttlichen Kreisen, aber das Kind ist Folge einer Vergewaltigung und unwillkommen gewesen, nur unter Bedingungen geliebt worden. Milieuentsprechend herrschaftlich wächst er in kühler Atmosphäre auf, auf der Suche nach wärmender Nähe.

Dann tritt eine Nebenrolle in der antiken Lehrgeschichte auf, die keine ist: das Mädchen namens Echo.

Echo ist bestraft worden wegen ihrer Vielrederei bei Hofe. Zuvielrederei. Die Strafe: Sie konnte nur noch das nachsagen, was der andere sagte. Imitieren. Echo-en.

Wir würden heute diagnostisch vielleicht von Logorrhoe sprechen, aber eine Diagnose allein hilft nie weiter. Auch dem Narziss nicht, der sich bereits in der Placenta seiner Mutter unwillkommen gefühlt haben dürfte und seit der Geburt „echte" Liebe sucht. Das Drama vollzieht sich in einsamer Berggegend, in der sich der auf (Tier-) Jagd befindliche Narziss verläuft. Und wer läuft ihm in ihrer Liebe hinterher: Echo, die auf seine Rufe nur als Echo antworten kann:

*Wo bist Du? ruft Narziss.*

*Wo bist Du? hört er Echo.*

*Komm her! ruft er.*

*Komm her! hört er.*

*Zu mir! ruft er lauter.*

*Zu mir! kommt es lauter zurück.*

Soweit die Kürzestfassung der Urgeschichte, die sich bis heute wiederholt.

Ein Echo wäre die schrecklichste Navigation für den durchs Leben wandernden Menschen. Wir kennen alle diesen oder jenen Echo-Typen, mit dem wir vielleicht viel reden und machen – aber es wird keine Begegnung daraus, die wir gerne weiterführen würden.

Narzisstische Störungen, die oberflächig und nach außen an ein immer auffälliger werdendes Ego gebunden sind, gehen immer Hand in Hand mit Depression und die Hand der Depression ist es, die nicht loslässt.

Der häusliche Badezimmerspiegel oder der in Sanifair-Toiletten an den Autobahnen, in den wir schauen und uns unserer Attraktoren vergewissern, zeigt nur unser Echo. Wir brauchen zur Bestätigung, dass wir sind, wer wir sind und wie wir sind – den anderen Menschen als für uns wichtigsten Spiegel.


## 15.2 Narziss in uns und dem anderen

Das Thema Narzissmus hat uns nicht nur zu beschäftigen im Blick auf die Einsamkeit des schönen, edlen Narcissos, so sein Urname, im Kreise der Götter, Halbgötter und Viertelgötter seiner Mythen-Welt. Das Thema Narzissmus hat uns auch nicht nur zu beschäftigen im Blick auf seine Nachfolger in der heutigen Welt, über die wir lesen können in den Krankheitsprofilen der Psyche, wie sie die Psychiatrie und Psychosomatik kennt.

In sozialen Berufen haben wir die Frage in die Begleitung unserer Klienten einzubeziehen, wie wir den Narzissmus eines altgewordenen Menschen gesund erhalten, der seine jahrzehntelangen vertrauten Wände mit fremden tauschen musste, weil seine Funktionen nicht mehr alle fungieren. Dessen Generation um ihn weggestorben ist, dessen Kinder und Kindeskinder weggezogen sind.

Es fehlen die vertrauten menschlichen Spiegel und im kleinen Zimmer des Altenheims habe ich als Bewohner im Altenheim nicht einmal mehr an den Wänden oder auf den Möbeln Platz für alle die Fotos, die die Abbilder der Menschen zeigen, die mir früher Spiegel waren. Oder Platz für deren Geschenke an mich, die mich an die Schenkenden erinnern, welche mich spiegelten.

Wir sind als Bewohner in welchem Heim auch immer oder noch zuhause lebend in unseren eigenen Wänden, weil wir einen Pflege-Grad mit ambulanter Versorgungshilfe zugesprochen erhielten, angewiesen auf die Nähe von Menschen, die für diese Nähe bezahlt werden.

Oder im Altenheim. Oder Seniorenstift. Oder auf den zugehörigen Pflegestationen oder denen von „austherapierten" Patienten oder oder oder …

Wenn sich die äußere Ordnung (= Vertrautheit) ändert, dann ändert sich die innere. Gerate ich zunehmend in Un-Ordnung (durch eine zu radikal einsetzende neue Ordnung) fühle ich mich mit mir unordentlicher, fremder.

Diese Un-Ordnung, Un-Vertrautheit und Entfremdung, die der Mensch von sich selbst und in sich selbst erlebt, führt zu einer Kränkung, einer narzisstischen Kränkung. Das bisher im Leben als vertraut, sicher erscheinende Selbstbild stimmt nicht mehr und dieses Nicht-Stimmen führt zu Verstimmung und weiter zu Kränkung und Krankheit.

Diese Entfremdung von sich selbst wird also erlebt
- bei jedem unfreiwilligen Wechsel des bisherigen Wohn*sitzes*, der immer auch zum inneren Besitz gehört.
- beim Tod des Lebensgefährten, des Freundes, des Haustieres.


Der frühere Begriff des „Hospitalismus", der die belastenden Änderungen eines Menschen umschrieb, der wider Willen in Heim oder Klinik, in Kaserne oder Internat „kaserniert" wechselt und dessen narzisstisches Gleichgewicht („Ich mag mich und deshalb auch andere") irritiert ist, griff zu kurz. Zumal die lateinische Wurzel des „Hospes" (s. Hospital, Hospiz) das Dasein als „Gast" meinte und als „gastlich" wird kaum etwas empfunden werden können, was unfreiwillig, was wider meinen Willen geschieht.

Das Thema gesunder oder erkrankter Narzissmus hat uns zu beschäftigen im Blick auf Kinder in Heimen und Krankenhäusern, bei denen die Nähe von Erziehern, Pflegern, Klinik-Clowns und Lehrern nicht die Nähe einer gewachsenen Familie ersetzen kann, in der sie selbst aufwuchsen.

Wohl aber können künstlerische Therapien das Thema des gestörten Gleichgewichts aufgreifen, gestalten. Und immer führt das Aufgreifen des Themas „Was verändert sich um mich herum – und in Folge davon in mir?" zu einer Veränderung der Verstimmung in Richtung Akzeptanz der Änderungen, Akzeptanz des Wechsels und dadurch zur Integration der „neuen Welt" in die bisherige alte Welt.

Vereinsamung ist eine der Hinführungsgarantien zu narzisstischer Kränkung und Krankheit. Was bedeutet: Es gibt auch einen gesunden Narzissmus.

Der Lebensauftrag „Erkenne dich selbst!", den alle Denker seit den Philosophien der Antike für den Menschen sahen, meint nicht, in Einsamkeit über sich zu reflektieren. Immer reifer werdende Selbstwahrnehmung ist abhängig von dem Austausch mit dem anderen und seiner Wahrnehmung von mir. Auch und oft gerade ohne die Maskierungsgefahr durch Worte, weswegen das Arbeiten mit künstlerischen Medien in der Therapie in seiner heutigen Bedeutungsdimension noch größer ist als in prädigitalen Zeiten.

Wer keinen Glanz im Auge der Mutter fand, aufgrund von Krankheit der Mutter oder ihrer Vergewaltigung oder weil wir – kaum geboren – als krank oder behindert diagnostiziert werden – der hat noch die Chancen, den Glanz als Antwort auf sich selbst im Auge anderer Menschen zu finden. Künstlerische Therapien mit ihren unendlichen Ausdrucksmöglichkeiten bieten solche Chancen.

*Beispiel aus einer Einzeltherapie mit künstlerischen Medien*

*Die Therapeutin sitzt mit Ben, einem 22jährigen jungen Mann, im Therapieraum eines sonderpädagogischen Förderzentrums für körperliche und motorische Entwicklung vor einem Spiegel. Der ist groß genug, um beide zu spiegeln: Ben im Rollstuhl mit dem Blick in den Spiegel, die Therapeutin auf dem Stuhl neben ihm. Die Therapeutin lädt Ben ein, sich selbst im Spiegel anzuschauen, Grimassen zu ziehen, die sie imitiert oder vormacht zum Nachmachen. Einfachere Spieleinladungen versteht Ben durchaus, weil sich während der Therapien ein langsam entwickelndes Sprachvermögen aktiv wie rezeptiv zeigt.*

*Die im Grimassenspiel ausgelassen gewordene Zeit mit Impulsen der Vergnügtheit und Lust am Spiel geht sehr schnell über in ruhiges Sich-Beobachten von Ben im Spiegel, als die Therapeutin beginnt, seinen vollen Namen zu singen: Benjamin. Sie variiert, schattiert seinen Namen mit Gefühlen, die sie an Ben im Laufe der Therapien besonders betont erlebte (Temperamentsausbrüche, in-Sich-Gekehrtsein, Redenwollen, aber im Redestau versinken, Trauer).*

*Wenn Ben im Spiegel seinen Blick zur Therapeutin wechseln will, lenkt sie den Blick wieder auf ihn selbst zurück, indem sie mit dem Finger weg von sich auf ihn weist – gespiegelt im Spiegel.*

*Dann erzählt sie im freien Singsang, wie sie ihn erlebte:*

*„Du kannst so toll grinsen, Benjamin"*

*„so wunderschön Lächeln"*

*„so traurig sein, dass ich gleich traurig mitsinge"*

*„so sanft auf der Dschembe streichen" (das Instrument steht zwischen ihnen und sie streicht das Fell leise ab)*

*„so zornig darauf schlagen"*

*„so höflich sein".*

*Ben sieht auf sich im Spiegel und das Begreifen, dass alles im Spiegel UND neben ihm von der Therapeutin ER ist, er mit ihr, lässt ihn länger fasziniert dabei bleiben und zuschauen und zuhören als wenn er seine geliebten Raps über Kopfhörer hört.*

*Urheberschaft wird gefestigt, soziales Angesprochensein verbunden mit dem Erkennen: Das bin ich – durch den anderen.*

## 15.3 Narzissmus – entwicklungspsychologisch betrachtet

Nach dieser tragischen Negativ-Karriere, die unser Narzissmus, unsere Eigenliebe und damit auch unsere Liebe zum Du, zu anderen, zum Menschen nehmen kann, denken wir wieder einmal konstruktiv entwicklungspsychologisch.

Oder anders: Wann die Stufen I – III auf unserer „Kohut-Waage" auch dort sogar gesund sein können, wo sie bei Kohut schon Merkmale von narzisstischen Persönlichkeitsstörungen sind.

Kohut bezog die Merkmale der narzisstischen Persönlichkeit aus der Beobachtung und während der Behandlung von Erwachsenen. Wir wandern daher in die Kindheit, wo die narzisstisch gesunde Entwicklung so aussieht:

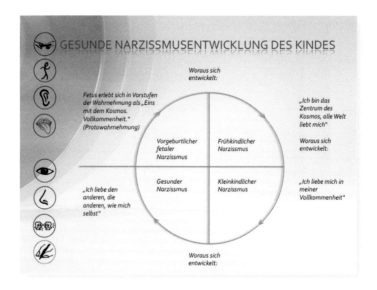

Die Erfahrung dieser letzten Kraft zu Akzeptanz und Liebe zum Du, zu anderen, liegt nun auf der rechten Waagschale gegenüber der der Eigenliebe.

Bleibt diese Waage in lebendiger Bewegung des Wechselkönnens von Eigenliebe zur Du-Liebe, dann ist sie fühlbar für einen selbst und das Gegenüber: die psychische Gesundheit. Der gesunde Narzissmus.

Ohne den würden wir nicht gerne auftreten, singen, tanzen, Theater spielen, am Klavier sitzen oder Poster malen, uns verkleiden oder Ansprachen im Kasperletheater halten.

Gesunder oder leicht kränkbarer oder ein erkrankter Narzissmus ist – wie alle psychischen Auffälligkeiten – nur graduell vom gesunden Narzissmus unterschieden. Ein Michael Jackson rangierte hoch oben auf der Leiter mit einer Überbetonung der Eigenliebe und der zugehörigen Depressivität, auf der ganz unten die „normalen" Kindheitserfahrungen stehen, vollkommen zu sein und diese Vollkommenheit „gesund" zu relativieren.

Ohne manchmal krankhaften Narzissmus („Ich bin der Beste oder will es sein") hätten wir allerdings auch zahllose Höchstleistungen auf den Bühnen dieser Welt weniger.

※

Die Reifungsstufen in der kindlichen Entwicklung sind alle bereits im „kosmischen Narzissmus" im Mutterleib vorbereitet und entwickeln sich nach und nach von Profil zu Profil. Am besten gedeiht diese Entwicklung des kindlichen Narzissmus bei einer elterlichen „Liebe ohne Bedingung", der unbedingten Liebe.

Durch die Pubertät gerät dieser kindliche Narzissmus nochmals in schwere Fahrwasser, weil in ihr die in der Kindheit gewonnene Identität allein schon durch die körperlichen Umstellungsstürme erneut erschüttert wird.

Vor dem Hintergrund dieser gesunden Entwicklung halten wir als Kinder dann auch die späteren Erkenntnisse aus, dass wir nicht das geliebteste Zentrum der Welt sind, dass wir Konkurrenz haben, dass wir nicht vollkommen sind.

Mit dieser Erkenntnis suchen wir jemanden, den wir für vollkommen (allmächtig) halten und werden ein Teil von diesem: Mutter, die schönste, die klügste, Vater, der größte und stärkste. In fremden Umgebungen wählen wir andere Bezugspersonen in diese Rollen: Erzieher, Lehrer.

Bei radikalem Umgebungswechsel, der uns in unserem narzisstischen Gleichgewicht vom „Ich mag mich/Ich mag Dich" schwächt, werden wir diese Macht später suchen in der begleitenden Schwester, dem Pfleger, dem Arzt, der Heimleitung. In Autoritäten.

Oder wir werden uns gegen sie wehren, weil wir seither Probleme mit der Autorität anderer hatten.

Denn Kinder, die uns Begleitern später als schwer erziehbare Jugendliche oder im Alter als „schwierig" begegnen, sind eben nicht in „unbedingter" Liebe aufgewachsen, sondern in Liebe unter bestimmten Bedingungen.

Es sind Kinder, wie sie Alice Miller in ihrem alt gewordenen, aber bis heute gültigen Buch beschreibt „Das Drama des begabten Kindes". Solches Kinderschicksal bedeutet das Aufwachsen in einer Liebe, die an Bedingungen geknüpft ist. „Wenn du (nicht) das und jenes tust, dann …" Solche Bedingungen reichen vom „besonders hübschen Aussehen" (Töchter als Prinzessin ) über Leistungen in den Schulfächern, Auftritte in Ballett, Chor und Theaterspielkreis („Da vorne steht mein Kind und das ist ein Teil von mir.") bis zu den Hochleistungsträgern, wie wir sie aus der Musik kennen, aus dem Schachspiel, aus dem Sport.

Begabt zu werden und zu sein oder sein zu müssen wird dann das Drama des Kindes, wenn dessen Eltern „es nötig haben". Wenn deren narzisstische Bedürftigkeit mit dem Kind kompensiert werden soll.

Die Jugend- und Altenheime sind voll mit Schicksalen dieser Art und die „Narzissen", die den Begleitern den Alltag schwerer machen, sind oft genug selbst Opfer der narzisstischen Störung eines oder beider Eltern gewesen.

✳

Ein Leben lang wird die Waagschale mit der Kraft zur Eigenliebe einerseits und zur Du-Liebe andererseits in Bewegung bleiben, „switchen" – „relative Gesundheit" vorausgesetzt. Mehr dürfen wir gegenwärtig nicht erwarten.

Bei jeder durchgreifenderen Änderung wird die Bewegung stärker ausfallen: Bei Erfolgserlebnissen im Beruf oder in der Liebe die eine Bewegungsrichtung der einen Waagschale, die sich neigt und unsere „glückhaften Momente oder Zeitstrecken" symbolisiert. Bei Abschied von Geliebtem in Beruf oder geliebten Menschen neigt sich die andere Waagschale und drückt uns nieder bis zur Niedergeschlagenheit (lat. = *deprimere*, das Wurzelwort für depressive Verstimmtheit oder gar Depression).

In allen Praxisfeldern unserer sozialen Berufe werden wir die narzisstische Befindlichkeit unserer Gegenüber immer einbeziehen in unsere Begleitung.

Das „Sich-Aufspielen" von einem neuen Heimbewohner oder sein Rückzug in die Schweigsamkeit eines Eremiten sind Signale, dass er Hilfe braucht beim neuen Aus-Tarieren seiner „Waagschale des Narzissmus".

Dasselbe gilt für den Eintritt eines Kindes in den Kindergarten. Für den Schuleintritt, Berufswechsel und -abschiede, Wohnungswechsel und Partnerwechsel: Die Waage braucht Zeit, sich neu auszuprobieren. Sie beschwert vielleicht eine kleine Zeit starr die Seite der auffälligen Eigenliebe oder die der auffälligen Anhänglichkeit an einen anderen.

Wenn ein solches Menschenkind in den Zeiten des Übergangs, des Wechselnwollens oder -müssens, unser Klient ist, unsere Klientin, unser Gegenüber – dann hat die Waagschale dieses Menschen Hilfe in uns und in dem, was wir anbieten an künstlerischem Gestalten.

*Praxis-Szene für den Umgang mit narzisstischem Bedürfnis*

*„Ich will aber nicht mit den anderen Kindern spielen – ich will an meinem Schlagzeug spielen", sagt Ulf, 8 Jahre alt, an seinem 2. Tag im SOS-Kinderdorf nach dem Schulunterricht. Vorher hatte er abgelehnt, mit auf dem See zu rudern und davor Boccia zu spielen.*

*„Du spielst Schlagzeug?" Die Sozialpädagogin Annette kann sich nicht erinnern, dass beim Einzug des Jungen ein Musikinstrument mitkam, geschweige ein mehrteiliges Schlagzeug.*

*„Wir können ja vielleicht eines bauen, drüben in der Werkstatt – mit allen möglichen Materialien", ist der Vorschlag von Annette.*

*„Nein – ich meine richtiges Schlagzeug. Auf dem Laptop – im Heim durfte ich immer darauf spielen und manchmal hörten alle zu."*

*Am Abend war es soweit, dass Annette mit Hilfe eines Kollegen eine App „Percussion" mit Dschemben, Trommel, Vibraphon und Röhrenglocke auf einem älteren Laptop installiert hatte – und Ulf sich noch vor dem Schlafengehen „einspielen" durfte. Was am Anfang, als er noch ohne Kopfhörer spielte, für die anderen zu hören war, war zum Staunen: Derart fortgeschritten war Ulfs Spiel über das Touchscreen auf den Instrumenten des Schlagzeugs.*

*Der Laptop wurde dann Bestandteil im Musikraum und wurde zum Spielen, das für Ulf schon „Üben" war, ausgeliehen. Mit Kopfhörer für das Üben und ohne, wenn ihn seine Gruppe bat, vorzuspielen.*

*Ulf nahm am 3. Tag dann am Boccia-Spiel teil und am Wochenende an der Rudergruppe. Vor seinem ersten 10-Minuten-Konzert für die Mitspieler.*

*Die Entwicklung von Ulf und seiner Gruppe des Kinder-Dorfes nahm dann dadurch weitere Dynamik auf, dass Annette ein Seminar „Instrumentenbau" besuchte und in der Werkstatt eine Extra Ecke für den Instrumentenbau für Ulfs Gruppe einrichtete.*

*Mit den Kindern.*

# 16. Ethik

Diese Aussage aus dem weiten Feld von Behandlungskunst, Therapiekunst, der Kunst der Heilpädagogik und Pflege stammt von jemandem, in dessen Zeit z.B. das Wort der Heilpädagogik und Heilerziehung noch nicht existierte. Der katholische Theologe Hans Küng (H. Küng, 1996) schreibt ihn in seinem Vortrag auf einer der Lindauer Psychotherapie-Wochen dem „englischen Hippokrates" Thomas Seidenheim im 17. Jahrhundert zu. Mr. Seidenheim beweist mit seiner Äußerung nicht gerade die Bescheidenheit des Philosophen, aber als Ideal unseres Handelns im Bereich von Gesundheit, Krankheit, Behinderung taugt sein warnender Appell an sich und andere gut.

Seidenheims forscher Satz ist eine Variante der „goldenen Regel" der Ethik, genauer der „praktischen Ethik":

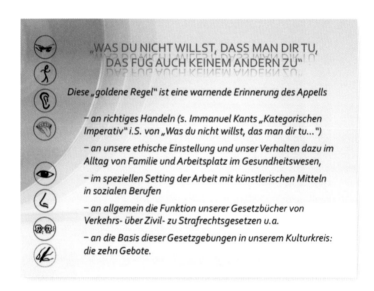

„WAS DU NICHT WILLST, DASS MAN DIR TU, DAS FÜG AUCH KEINEM ANDERN ZU"

Diese „goldene Regel" ist eine warnende Erinnerung des Appells

– an richtiges Handeln (s. Immanuel Kants „Kategorischen Imperativ" i.S. von „Was du nicht willst, das man dir tu...")

– an unsere ethische Einstellung und unser Verhalten dazu im Alltag von Familie und Arbeitsplatz im Gesundheitswesen,

– im speziellen Setting der Arbeit mit künstlerischen Mitteln in sozialen Berufen

– an allgemein die Funktion unserer Gesetzbücher von Verkehrs- über Zivil- zu Strafrechtsgesetzen u.a.

– an die Basis dieser Gesetzgebungen in unserem Kulturkreis: die zehn Gebote.

Es gab in einer Befragung junger Juristen in den 90er Jahren nicht wenige, die die letztgenannte Basis der aktuellen Gesetzbücher – die 10 Gebote Moses im Alten Testament – nicht mehr kannten. Geschweige die Bergpredigt Jesu aus dem Neuen Testament, die eine Ausführung der mosaischen Gesetze darstellt.

Ob die zehn Gebote nun das kluge Ergebnis einer selbstauferlegten Denk- und Schreibklausur vom einsamen Politiker und Volksführer Mose auf dem Berg waren oder ob sie von Gottes Mund Mose in den Steinmeißel diktiert wurden – das war und ist Gegenstand einer konservativ-gläubigen theologischen Auseinandersetzung.

Wir haben zu staunen, wie viele der zehn Gebote – also die Basis unserer Normen und moralischen Werte in einer noch vorwiegend jüdisch-christlich geprägten Gesellschaft – sinngemäß in anderen Entwicklungen anderer Ethiken in nur leichten Varianten der „goldenen Regel" auftauchen.

In allen Ethik-Überlegungen geht es um „Moral" (*mores*, lat. = die Sitten). Und die unterscheiden sich „im Grunde" und prinzipiell (*principium*, lat. = Anfang) gar nicht so weit voneinander. Für die Bewegung des „Weltethos" bereiste der katholische Theologe Hans Küng die Welt und stellte diese Varianten der fünf Weltreligionen zum Vergleich zusammen:

–   Das Neue Testament des Christentums: „Alles, was Ihr wollt, das Euch die Menschen tun, das tut auch ihnen ebenso" (oder bekannter: „Liebe Deinen Nächsten wie Dich selbst")
–   Das Alte Testament des Judentums: „Tue nicht anderen, was Du nicht willst, das sie Dir tun"
–   Der Koran des Islam: „Keiner von Euch ist ein Gläubiger, solange er nicht seinem Bruder wünscht, was er sich selber wünscht"
–   Das indische Epos Mahabharata im Hinduismus: „Man sollte sich gegenüber anderen nicht in einer Weise benehmen, die für einen selbst unangenehm ist …"
–   Buddhismus: „Ein Zustand, der nicht angenehm oder erfreulich für mich ist, wie kann ich ihn einem anderen zumuten"

Die Ideale, die Ziele sind also ähnlich, die Wege dahin sind z. T. radikal unterschiedlich durch gesellschaftliche Hierarchien erzwungen bzw. durch extreme Strafsysteme.

Erinnern wir uns an den „englischen Hippokrates", mit dem dieses Kapitel begann und wir haben die Brücke direkt zu den Praxisfeldern, in denen wir in den sozialen Berufen arbeiten. Ethik spezialisiert sich nicht unendlich auf verschiedene Praxisfelder, sondern erarbeitet Leitaussagen für alle Berufe, besonders für unsere, die mit Interaktionsangeboten der künstlerischen Therapien die Verstehensebene von uns zu unserem Gegenüber als Ziel hat bzw. die Verstehensebene von unserem Gegenüber zu uns.

Wir sind in Berufen tätig, die auf dem Boden des Humanismus gewachsen sind, also den Menschen (lat. = *homo, hominis*) in den Mittelpunkt unseres Handelns stellen, keine bestimmte Ideologie, keine bestimmte Religion.

Die humanistische Psychologie prägte mit dieser Position inzwischen alle unsere Ausbildungsberufe im therapeutischen Bereich mit, auch die Psychoanalyse, auch die Verhaltenstherapie, auch die Medizin, auch die kirchliche Seelsorge. Und alle Berufe, die das anspruchsvolle „sozial" als Erkennungsbild vor sich setzen.

## 16.1 21. Jahrhundert – Ethik – und wir

Da wandern wir nun mit unseren Therapiekonzepten, Pflegekonzepten und (heil-) pädagogischen Konzepten durch das 21. Jahrhundert christlicher Zeitrechnung. Unser Jahrhundert ist – wenn wir es mit dem Werden und Wachsen eines Kindes vergleichen – auf dem Übergang von der älteren Kindheit zur jüngeren Jugend und scheint wie diese als Lieblingstempo die Eile, oft genug die Hektik zu nutzen, um endlich erwachsen zu werden. Wie immer schon. Scheinbar.

Scheinbar sind Zeiten, in denen etwas berechenbar schreitet oder läuft, krisenärmere Zeiten. Im Vergleich zu solchen „Ruhe-Phasen" erscheinen uns Übergänge von etwas zu etwas als Zeiten, in denen sich Krisen zeigen, die sich lange vorbereiteten. Oder es sind Krisenherde, die sich aktuell gründen.

Übergänge sind Zeiten, in denen sich neue Phänomene zeigen. Ob im individuellen Leben von uns selbst oder im Leben derer, die sich uns anvertrauen oder die uns anvertraut sind. Ob in Gruppen oder Großgruppen unserer Region, unserer Nation – Übergänge zeigen die Veränderungen, die sich in den „stillen Zeiten" vorbereiteten und die wir jetzt zu organisieren haben: auf das Individuum bezogen, sozial bezogen, den globalen Kontext einbeziehend.

Soviel wie heute hat sich noch nie in derart kurzer Zeit verändert und das Stichwort „Digitalisierung der Gesellschaft" ist nur ein Wort, das uns mehr als nur sticht und das auch den Klinikalltag, den Heimalltag, den Stationsalltag bestimmt: Von der Bettenbelegung über die eigentliche Pflege und Behandlung bis zur Essensausgabe können wir nicht mehr ohne digitale Informationsträger arbeiten.

Eben hinter diesen Informationsträgern steht sie – eine neue Macht.

Der spanische Philosoph und Theologe Clemente Martin Munoz (C. M. Munoz, 2018) sieht nicht erst morgen, sondern heute die Welt als eine, die aus drei Teilen besteht und in allen drei Teilen geht es um das menschlichste Streben: das Streben nach Macht.

Die abgegriffenen, inflationär wirkenden Namen der drei Teile, die einander bedingen und voneinander, untereinander abhängig sind (Interdependenzen) sind:

Politik, Wirtschaft, Information. Oder vollständiger: Es geht um die Politik der Politik, die Politik der Wirtschaft, die Politik der Information.

Die drei Teile sind jedoch nicht gleich groß und dies schon gar nicht im Blick auf Machtfülle.

Während die Verzahnung und Abhängigkeit der Politik von der Wirtschaft früheres Allgemeinwissen war und von der Welt der Königreiche und Fürstentümer ebenso be- wie genutzt wurde wie in heutigen Republiken mit mehr oder weniger funktionierenden Demokratien, zeigt sich die Ware „Information" durch die digitalen Medien.

Der Wert der Ware „Information" ist längst die uneinholbare Macht.

Digitalkonzerne wie Facebook und Amazon sind nicht nur wirtschaftlich größere Riesen als Politiken und Wirtschaftskonzerne, sondern sie sind uneinholbar
bei der Meinungsbildung und der Abhängigkeit von derselben.

Die neue Hierarchie zeigt als unterste Stufe die der Politik, darüber die Wirtschaft und als oberste Hierarchiestufe, die gleichzeitig die unteren Hierarchien
beherrscht, wirkt die Welt der Informationsverbreitung, die Welt der Informati-
onserfindung und die Welt der Vermarktung von beidem.

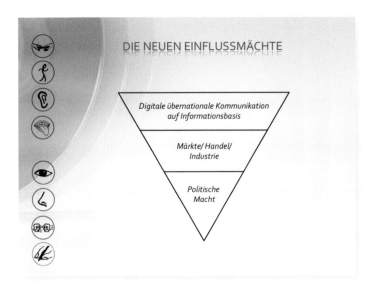

Mit was sind wir am meisten beschäftigt derzeit? Im Arbeitsverlauf wie in der Freizeit? Mit Information. Ob wir als Politiker arbeiten oder im Gesundheitswesen, im
Sozialbereich oder als Landwirt, alle trifft die Definition von Munoz:

*„Globalisierte Informationsgesellschaft beruht darauf, dass die Information ein
fundamentales wirtschaftliches Gut und Grundlage der sozialen Entwicklung ist."*

Das klingt nicht nach dem Gegenteil von Pessimismus, sondern ist auch so gemeint: Die digitale Informationsgesellschaft ermöglicht erstmalig in der Mensch-
heitsgeschichte nicht mehr theoretisch, sondern praktisch die Verbindung von
jeder mit jedem, individuell wie kollektiv, nationale Grenzen ebenso überschrei-
tend wie ethnische.

*„So öffnet sich der Weg zu einer universellen Humanität".*

Dem Blick des Theologen wird jetzt der des Philosophen hinzugesellt. Denn diese globalisierte Welt wird nicht mehr von Regierungen, gleich ob demokratisch

gewählten oder autokratisch gelenkten oder despotisch herrschenden, definiert, sondern durch die Informationsmärkte, von denen Industrie und Handel abhängig sind und diese wiederum allesamt abhängig von alle Grenzen überschreitender Kommunikation.

In dieser Welt leben Pflege, Therapie, Behandlung und damit die künstlerischen Therapien und ihre intermedialen Methoden. Überleben wir angesichts einer neuen Wissenschaft, der „Verwaltungswissenschaften für digitale Informationswelten"?

Kein Wettbewerb aber ein Wettlauf hat begonnen, der für manche schon als klar gewonnen gilt: Der des bisherigen „Humankapitals" gegen das „Informationskapital". Das bisherige Denken, wie beschaffen das Menschenmaterial sein muss, um maximalen Profit mit seiner Arbeit zu verdienen, wird langsam aber sicher abgelöst vom Denken, wie beschaffen und wie adressiert Informationsmaterial sein muss, um noch mehr zu erreichen.

Soziale, therapeutische, pflegerische, medizinische Berufe fielen durchaus bisher unter Kriterien des Humankapitals. Beispiel Kalkulation eines erfolgreichen privaten Altenheims, Kalkulation einer privaten ambulanten Pflegeorganisation, Kalkulation eines Strafvollzuges für Jugendliche, eines Frauenhauses usw. usf.

Aber wir konnten und können innerhalb dieser engen finanztechnischen Denk-Systeme zum „Einsatz von Menschen" unsere kleinen Freiräume erweitern – durch die Überzeugungskraft der Wirkung unserer Arbeit auf die Lebensqualität. Womit wir bei „moralischen Werten" sind, die immer schon gegen das Humankapital standen und jetzt gegen das Informationskapital.

Es ist der Wettbewerb zwischen menschlicher Interaktion und Kommunikation und der virtuellen, digitalen.

Einerseits die Welt des Computers, der nicht nur als unverzichtbares Instrument für Entscheidungsprozesse gilt (Bsp. im Gesundheitswesen die Datenmengen der Tomographen bei Diagnosen und Lenkungshilfe bei chirurgischen Eingriffen). Zu diesem Einerseits gehört die Verschiebung der direkten menschlichen Kommunikation auf der Ebene echter Begegnung auf die virtuelle Ebene.

Es gibt sie längst: Die Verdrängung direkter Kommunikation durch die virtuelle Kommunikation via Smartphone, Tablet, Laptop, PC und ihre „sozialen Netzwerke", die eine virtuelle Sozialität gestalten.

Markantes Einzelbeispiel aus der Jugendarbeit: Mancher junge Mensch nähert sich sexuellen Themen via Datenaustausch. Sie erleben mit dem Blick auf das digitale Instrument starke Affekte der „Liebe" wie ihren Triebwunsch, ihre Sehnsucht nach Kontakt, nach Symbiose, nach Berührung der Haut und damit der Seele.

Dieselben Menschen zeigen aber alle Signale der Verunsicherung, der Blockierung, wenn sie dem digitalen Sehnsuchtspartner unerwartet gegenüber stehen. Oder einem anderen, lebendigen Traummann, einer Traumfrau. Sie sind nicht in der Lage, dem Gegenüber die Hand auszustrecken ohne eine Gefühlsaufwallung, die sie blockiert. Das einfachste Kissing and Touching jeder sonstigen Begrüßung ist für sie nicht auszuhalten …

Der Wettbewerb um den einzelnen Menschen in der Informationsgesellschaft hat begonnen und er wird digital entschieden werden – wenn nicht, ja, wenn nicht das Nachdenken über Ethik uns Akzente setzen lässt, die diese Übermacht der digitalen Informationswucht einschränkt.

Ethik (griech.: Lehre vom „rechten Handeln") ist – schlicht gesagt – das Leben und Entscheiden zwischen Gut und Böse. Heute und für die nächste Zukunft haben wir nachzudenken, wie wir unser Handeln zwischen den Mächten „recht" gestalten.

Immanuel Kant formte die zentrale Frage so: „Was soll ich tun?" und seine Antwort mündete in den „kategorischen Imperativ", frei übersetzt: eine Theorie vom und ein Appell zum „rechten Handeln". Um keinerlei Nähe zum politischen Rechts und Links zu denken, denken wir für „rechtes Handeln" einmal „richtiges" Handeln im Sinne eines moralischen Handelns.

Womit wir im Bereich der Ethik sind, einem Teilbereich der Philosophie. Wer damit zu denken und zu handeln versucht, für den ist Ethik das wichtigste Kapitel für das Bestehen des menschlichen Lebens. Besonders dort, wo wir bezahlt werden für das Menschliche im Zusammensein mit anderen Menschen. Umgeben von Flora, Fauna und dem Gesamt der Natur in der Schöpfung der Mutter Erde und dem sie umgebenden Universum in allen ihren kunstvollen Erscheinungsformen, die in alle unsere künstlerischen Gestaltungen, in jede Therapie wirkt.

Wieweit Ethik bzw. ihr Gegenteil reicht, sehen wir heute – anders als frühere Generationen – in unseren Berufen. Wir arbeiten in sozialen Berufen und profitieren von dem gesetzlichen Schutz der Begegnungsgestaltung mit Komapatienten, mit schwerstmehrfach behinderten Partnern mit emotional-affektiv eingeschränkten Menschen und ihrem Anspruch auf „basale Bildung". Oft genug spielt „Profit" auf dem konkurrierenden Gesundheitsmarkt eine Hauptrolle, die das Nachdenken über Ethik überschattet, wenn nicht gar verunmöglicht.

Dabei ist Ethik als Grund des eigenen Handelns aktuell notweniger, die Nöte der Zeit wendender als je zuvor. Der „Chance für eine globale Humanität" und einer „Humanität bei der Verteilung der Ressourcen im Kosmos" steht entgegen Goethes „Die ich rief, die Geister, werd ich nun nicht los". Oder im Blick auf die Abhängigkeit individuellen und kollektiven Lebens von digitalen Instrumenten „Mich macht krank, was ich liebe"(H.-H.Decker-Voigt,1995) Titel eines Buches, das Musikerkrankheiten bzw. Musikergesundheit thematisiert und Therapien aufzeigt für Situationen, in denen das bis zur Sucht geliebte Instrument erst den Körper und dann die Seele erkranken lässt.

## 16.2 Ethik – soziale Berufe – künstlerische Therapien

Sigmund Freud sprach nicht von heutigen „sozialen Berufen" der Heilpädagogik, der Pflege, der Begleitung von Menschen mit Lebensbedingungen einer Behinderung, sondern fasste unsere heutigen sozialen Berufe zusammen, wenn er im österreichischen Deutsch der Jahrhundertwende um 1900 von „Warthepersonen" sprach und schrieb. Personen, die andere Personen „warten" im Sinne von pflegen, behandeln, begleiten. Personen, die abhängig sind in ihrem Wohl und Wehe von uns, den Begleitungen ihres Lebens.

Lebte er heute noch, würde er auch die Humanmediziner und alle Psychologen, Therapeuten, Sozial- und Heilpädagogen und Erzieher dazu zählen, denn es ging ihm um eine ethische Perspektive.

„Warthepersonen" sah er als besonders gefährdet an und zwar im Blick auf die Verführung zu Übergriffen, zu Durchgriffen, zu Zugriffen, zu negativer Manipulation und damit Missbrauch von Körper, Seele und Geist an den ihnen anvertrauten Bewohnern, Patienten, Klienten.

Warthepersonen damals und unsere sozialen und therapeutischen Rollen heute waren und sind mit entsprechender Autorität verbunden. Diese unsere eigene Rollenautorität können wir in allen sozialen, therapeutischen und medizinischen Berufen „brauchen" und einbinden in eine grundsätzlich wohlwollende, empathische und liebevolle Einstellung zum Menschen (s. das „hominibus bonae voluntatis" im Weihnachtsevangelium). Oder missbrauchen aufgrund von Mächten, die aus dem Unbewussten des einzelnen Täters ebenso gesteuert sein können wie aus einem empathieverkümmerten Bewusstsein.

„Von guten Mächten wunderbar geborgen, erwarten wir getrost, was kommen mag"(eines der bekanntesten Lieder in der Ökumene von dem Dichter und evangelischen Theologen Dietrich Bonhoeffer) ist christlich begründet.

Weiter als christlich gefasst: In anderen religiösen Bindungen oder auch in dem an religiöse Bindung nicht gebundenen „Grundvertrauen" in liebenden Beziehungen außerhalb der religiösen Welt, die wir im gelingenden Fall in Schwangerschaft und früher Kindheit ausprägen – vermag auch genügend Resilienz und Lebensbejahung und Überlebenskraft entstehen.

Das Thema „Macht und Ohnmacht" ist nicht nur in der Therapie und der zugehörigen Supervision ein ständiges Thema, sondern es gilt für alle Interaktionsberufe, in denen unsere Klienten aufgrund seelischer und/oder körperlicher und/oder geistiger Beeinträchtigung von uns besonders abhängig sind.

Nur weil die Missbräuche und Übergriffe in letzter Zeit durch inzwischen erwachsen gewordene Opfer aus kirchlichen Institutionen deutlich wurden, sind wir heute in allen Bereichen, in denen Menschen von uns Begleitungen, den Nachfolgern früherer „Warthepersonen" zur erhöhten Aufmerksamkeit und Prävention durch Supervision aufgerufen und dürfen diese Aufmerksamkeit pflegen. Das ist eine der positiven Folgen eines düsteren Kapitels, das auch nie in Gegenwart und Zukunft gänzlich erhellt werden wird.

Aber das Ziel der Ausleuchtung und Erhellung hat uns zu leiten.

Jede Körper-Pflege und „Seelen-Pflege" in den therapeutischen und pflegerischen und seelsorgerlichen, kirchlich-pädagogischen Situationen u. v. a. bedeutet das Eintauchen in eine Atmosphäre der Intimität, mindestens die der Seelenlandschaft. In jeder Pflege des Körpers unserer Gegenüber (auf jeder Altenheim-Pflegestation, in jeder Arbeit mit Patienten mit erworbenen Hirnverletzungen, in der Arbeit mit schwermehrfachbehinderten Menschen) kann seitens unserer Klienten das Bedürfnis nach Zärtlichkeit, nach sexueller Befriedigung, nach Symbiose im weitesten Sinne auftauchen, manchmal für die Begleiter überraschend aufbrechen.

Hier spielen einerseits die sog. „Übertragungsbeziehungen" unserer Klienten eine Rolle, die anlässlich unserer rollenbedingten Nähe und Empathie in den Tiefen ihres Unbewussten an früheste und frühere Bezugspersonen und an deren Liebe oder Nicht-Liebe erinnert werden und deshalb das Bedürfnis nach ganzheitlicher Liebe zeigen.

Einerseits, seitens unserer Gegenüber.

Andererseits, unsererseits, entscheidet dann, wie „ethisch gefestigt" wir sind, die in Begleitungen in Pflege, Heilpädagogik, Medizin, Therapie, in der Seelsorge der Kirchen arbeiten – und da besonders in den Gestaltungsprozessen mit den Ausdrucksmedien von Musik, Bildern, Poesie, Tanz, Filmen. Denn die Einladung an unsere Gegenüber zur Ausdrucksgestaltung mit diesen künstlerischen Medien bedeutet für sich schon den Zugang und die Mitgestaltung besonderer Intimität: Zu der Dynamik der Psyche eines Gegenübers. Wir und unsere Gegenüber haben auch nie nur eine Seelenlandschaft, nur eine Psyche. Wir leben in verschiedenen.

Im Positiven ist es das gemeinsame Erleben „des Dritten" während eines Fingertanzens auf der Bettdecke eines liegenden Menschen oder eines Rollstuhltanzes bei Sitzenden, wo neben Musik und Bewegung auch Berührung eine wichtige basale Stimulation ist, die zu besonderer Nähe führt.

Auch wenn wir bei einem Tanz mit der Taschenlampe an der Decke im Zimmer eines Liegeklienten zu Musik vom Datenträger die Hand des Liegenden führen – kann dies Verführung zu mehr Berührung für diesen ebenso sein wie für den, der die Hand führt. Zumal wenn die Musik eine ist, die den Patienten oder uns erinnert an positiv erlebte Intimität der frühen Kindheit.

Auch ohne taktil-haptische Berührungsmomente, nur im gemeinsamen Singen oder Anhören von besonders geliebter Musik, im gemeinsamen Malen eines Bildes können intensive Näheerfahrungen geschehen – und von dieser Nähe lebt unser Gegenüber. Oder lebt erst mit dieser Nähe wieder auf.

Oder die Fähigkeit zur Nähe, die Kraft zur interpersonalen und transpersonalen Begegnung, wird gestört, zerstört, geschädigt.

## 16.3 Ethik und künstlerische Therapien

Im frühen „inter-mediären" Raum zwischen Mutter und Kind, dem Spielraum für alle frühkindlich möglichen Ausdrucksmedien, geschah alles un-befangen. Dass wir be-fangen werden, hängt immer auch mit ersten und weiteren Erfahrungen von Gefangen-Sein zusammen.

In den künstlerischen Therapien nutzen wir den Begriff des „Intrapersonalen" (*intra*, lat. = innerhalb), wenn wir die innere Empfindungswelt in uns selbst meinen oder die in unserem Gegenüber – bezogen auf die jeweilige kernhafte Beziehung zu einem bestimmten Medium, zu einem bestimmten künstlerischen Ausdruck. Herr A. zeigt Malen auf dem Kniekissen als Zugang zu seiner Persönlichkeit. Frau B. will singen, immer singen und dabei mit den Händen tanzen …

Oft genug ist ein solches künstlerisches Medium der einzige Zugang zu einer Persönlichkeit. Diese intrapersonale Welt in den Herren A oder Frauen B kann durch die künstlerischen Therapien neues Gestalten ermöglichen, neues oder gar erstes Machen. Vorausgesetzt ist eine Atmosphäre ohne Macht, ohne Gebrauch von Menschen. Dann kann Übermacht und Ohnmacht und Missbrauch nicht entstehen.

✳

Missbrauch der Intimität durch „Warthepersonen" damals wie durch Interaktions-Berufe heute, muss keineswegs mit krimineller Energie zu tun haben. Vielmehr prägen sich oft genug freundschaftliche Nähe und liebevoller Umgang von beiden Seiten aus.

Wieweit wir in allen Rollen unserer Begleitung mit Nähe und Intimität ethisch umgehen, entscheidet sich immer auch daran, wie nötig wir selbst die Nähe und Intimität unseres Klienten brauchen – oder ob wir sie ohne das eigene Ego und dessen Bedürfnissen dem Gegenüber in der Begleitung entgegenbringen.

Die Umarmung beim Begrüßen oder beim Abschied, beim Trösten oder Beruhigen oder beim Geburtstagfeiern, überhaupt die Welt der Berührung, ob taktil oder haptisch, ist in der Psychotherapie nicht erlaubt. Dagegen ist diese Welt im heilpädagogischen Kontext, in der Arbeit mit Kindern, beim Begleiten von Unfallpatienten in Hubschrauber oder Notarztwagen oft genug nährende Basis für die Lebenserhaltung und Erhaltung der Lebendigkeit weit über die neuronale Stimulierung der hirnelektrischen Aktivität hinaus.

„Verliebtheit" in den Klienten, in den Patienten, in die Schülerin oder Zugriff, Übergriff und Missbrauch tauchen damals wie heute immer wieder auf. Unsere mediale Welt von heute greift solche „Fälle" nur schneller und häufiger auf, als es bei den „Warthepersonen" in früheren Zeiten geschehen konnte. Was nicht heißt, dass durch die Vielzahl heute bekannt werdender „Skandale" unsere Welt schlimmer als jede vorangegangene Welt ist.

Die heute aufgedeckten Übergriffe der letzten Jahrzehnte oder die immer schneller bekannt werdenden aktuellen Übergriffe sind häufig auf Institutionen der Kirche zurückzuführen, auf weltliche Heime, Internate und Kliniken, in denen wir als „Warthepersonen" arbeiten.

Der Vergleich, welche Welten schlimmer waren, vergangene oder heutige, ist nicht weiterführend. Sicher aber ist, dass ohne die heutigen „Kontroll-Hilfen" (durch das wachsende Repertoire von Supervisionsmethoden) im Umgang mit Macht und Ohnmacht mehr Missbrauch geschehen und unentdeckt oder gedeckt bliebe.

Heute dürfen wir wesentlich mehr in Ausbildung, Weiterbildung, Supervision lernen als je zuvor.

Eigentlich ist seit Sigmund Freuds Offenheit zum Thema „Warthepersonen und Übergriffe" etwas sehr Positives verbunden: Seit damals sind die sozialen Berufe in wachsender Aufmerksamkeit gegenüber dem Problemthema geworden – bis heute.

Im Gegensatz zu Berufen, in denen Machtmissbrauch, sexueller Übergriff oder auch nur sexualisierende Atmosphäre vermuteter Weise nicht weniger häufig sind.

Z.B. auch in Berufen, in denen Kunst und Künste professionalisiert sind. Wer in Schauspiel, Bildender Kunst oder Musik oder Ballett und all ihren Communities und Kompanien Karriere machen will – und wer tritt nicht in diesen Berufen an, um eine solche zu erhoffen – wird auf nicht nur unproblematische Nähe stoßen. Sondern auch auf Nähe, die – das Wortspiel sei nochmal erinnert – be-fangen und nicht selten ge-fangen hält. Es ist kein Spiel, sondern beschreibt Nöte mit Macht und Ohnmacht, mit Übergriff und Missbrauch.

Z.B. in Orchestern, in Chören sind Supervisionsseminare für die musikalischen Leiter nötig und sinnvoll im Blick auf Prävention gegen Übergriffigkeit. Übergriffigkeit keineswegs nur von Seiten der Leitungen, sondern ebenso oft von „machthabenden Klammeraffen" aus der Gruppe.

Der Slogan „Music is crossing borders" – Musik überschreitet Grenzen – ist zu oft einseitig verstanden. Die besondere Fähigkeit der Musik, Seelenlandschaften zu öffnen, verführt natürlich auch den, der der „Macht der Musik" zusätzlich ausgeliefert ist zu der „Wartheperson".

Was uns, den Begleitern, noch hilft außer Supervision, die wir selbst nehmen oder die die Institution arbeitsbegleitend anbietet?

Die englische Musiktherapeutin Mary Priestley war bereits eine ältere Dame, als sie in ihren Vorlesungen und Büchern mit englisch-trockener Nüchternheit dies feststellte: (Musik-) Therapie gelänge dann, wenn die Therapeutin
 – privat intakte Beziehungen lebe,
 – sehr viel Urlaub habe
 – und zufrieden mit der Bezahlung sei.

Fügen wir diesem Feuilleton, in dem ein arbeitsrechtlicher weiser Kern steckt, zum Schluss dieses Nachdenkens über Ethik noch die wichtigsten Sätze des Regelwerks hinzu, die das „Weltparlament der Religionen" mit 6.500 beteiligten Menschen aus

125 Religionen 1993 in Chicago aufstellte. Ziel war, die Menschenrechtserklärung von 1948 ethisch zu füllen.

Die daraus folgende „Erklärung zum Weltethos" gilt im Großen wie im Kleinen der menschlichen Begegnung ob nun familial, am Arbeitsplatz, in Therapie, Pädagogik oder all ihren Sonderformen.

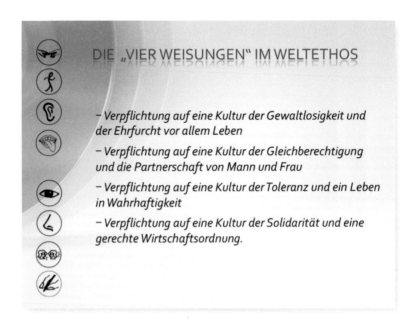

Gewiss, ideale Ziele. Aber wir wissen um die Funktion von Idealen: Wir erreichen sie nie. Aber wir können Fühlen, Denken und Handeln daran orientieren.

Orientieren im Makrokosmos einer von Informationswarenmassen beherrschten Welt, welche die Finanzmärkte wie Politik steuert, nicht umgekehrt.

Orientieren im Mikrokosmos eines Bildes, das ich für jemanden male, mit jemandem male. Im Mikrokosmos des Haltens einer Hand auf der Palliativstation beim Anhören einer Lieblingsmusik der Patienten. Im Mikrokosmos des Singens eines Liedes für das Gegenüber zum 90. Geburtstag. Im Mikrokosmos der Theateraufführung für Kinder in einem Heim für Migrantenfamilien.

Unser Leben im Großen und Ganzen des Makrokosmos einer globalen-universalen Welt ist nicht weniger fragil als unser Leben mit denen, für die wir beruflich Sorge tragen. Fürsorge.

Diese Zerbrechlichkeit und der zu ihr gehörige nötige Schutz ist kein Phänomen der Gegenwart. Es gab sie immer schon, wenn Menschen beruflich mit Menschen arbeiteten.

Wir sind heute nur in eine Dimension von Zerbrechlichkeit und deren Schutzbedürfnis eingebunden, die es so vorher noch nicht gab.

# 17. Berufspolitisierendes

! Ihr Beruf ist mit irgendeinem Verband oder einer Gewerkschaft in der Politik vernetzt. Kennen Sie den oder die? Und was würden Sie sich gegenwärtig am dringlichsten wünschen, dass es durchgesetzt wird?

Töne und Klänge in der Musik beginnen und klingen aus. In der Bewegung, im Tanz, im Hören oder Gestalten von Poesie, im Theaterspielen oder dem Gestalten auf dem Tablet geschieht das gleiche: Eine Schöpfung, eine Kreation nimmt ihren Anfang, gelangt in eine Mitte – und zu einem Ende, einer Schließung.

„Ausklang" heißt oft die Schlussgestaltung nicht nur von Musik, sondern von einer Lesung, von Bewegungs- und Ausdruckstanz, von einem Filmabspann.

Ein Buch beginnt (mit einem Vorwort) und schließt mit einem Schlusskapitel, das auch „Ausklang" heißen könnte. Dies schließt mit einer Nachlese, einem Lesen nach dem Buch.

In der internationalen Politik müssen „Kunst und Wissenschaft" besonders dann herhalten und funktionieren, wenn das politische Klima nicht mehr hält, die Flexibilität der Verhandlungskunst nicht mehr funktioniert und Bremsungen, Blockierungen Platz macht.

Mit dieser diplomatisch-friedlichen Funktion des Ausgleichs von Spannungen und von Bedrohungen gewannen z.B. Musiktherapie und künstlerische Therapien ab 2007 vermehrt Einfluss in Russland. Der Deutsche Akademische Austauschdienst (DAAD) finanzierte eine mehrjährige Gastprofessur an der Rostropovitch-Hochschule für Musik und Bibliothekswissenschaften in Verbindung mit dem Psychotherapeutischen Zentrum der Universität Orenburg/Russland mit einer „Multiplikatorenausbildung", überwiegend von Ärzten und Psychotherapeuten. Deren Mitglieder veranstalteten dann Kongresse und Symposien an Medizinischen Universitäten, von denen aus die Ausdrucksmedien wie Musik als Gesamtkunstwerk und die weiteren künstlerischen Medien sich wie Ringe um den in das Wasser geworfenen Stein ausbreiteten und in die Alltage von Kliniken einzogen.

Ähnliche besonders wichtige Ausgleichsfunktionen haben alle Wissenschaftler dann, wenn Politik in Drohung, Handelskriege u.a. mündet, und Wissenschaftler sind die von uns, die Wissen schaffen. Wissen, dass dann geteilt wird in den internationalen Beziehungen und diese Teilung des Wissens oft genug die Beziehung der Staaten untereinander aufrecht erhält und konstruktiv stützt.

Ebenso kann und hat künstlerisches, wissenschaftliches Gestalten im Kleinen diese gleiche Funktion des Ausgleichs von Spannung, von Ungesundem in jeder anderen Institution, in Behörden, in Einzelfirmen. Nur, dass es (noch) nicht üblich ist und wenig bekannt, wie viele Geschäftsführungen von Firmen, Leitungen von Behörden, Hochschulen, Parteien, Wirtschaftskonzernen und einzelne ihrer Führungskräfte sich „Künste" leisten, improvisierte Gestaltung von Musik und

Farben/Formen , von Bewegungsabläufen u. a. – als Prävention für ihre psychisch-physische Gesundheit einerseits. Als Trainingswelt für den Umgang mit Unvorhersehbarem andererseits.

Teams aus Konzernen wie IKEA, wie OTTO, die frühere Swiss Air, die heutige Airbus, einzelne Führungskräfte der Politik aus einzelnen Parteien und Verwaltungszentren suchten und suchen den Kontakt zu Kreativtherapeuten und ihren künstlerischen Medien, um die Kompetenz für diese Hauptaufgabe gegenwärtigen und zukünftigen Lebens zu erwerben und zu erhalten: Umgang zu üben mit den Imponderabilien des nächsten Tages, dem nicht Einschätzbaren, nicht Abwägbaren.

Solches Üben des Umgangs mit immer weniger „Wägbarem", Vorhersehbarem geschieht in den improvisierten Gestaltungen mit den künstlerischen Medien und dient der Prävention und Prophylaxe von Erkrankungen an dieser Welt, allen voran den Depressionsformen, die hinter dem Sammelbegriff von Burnout stehen.

Oft genug waren bis in die ersten Jahre des 3. Jahrtausends diese neuen „Kunden" den Therapeuten während eines Aufenthaltes in einer der Kliniken für Psychosomatik begegnet – oder einer kardiologischen oder anderen Rehabilitationsklinik. Dort waren diese Patienten derart überzeugt und gerüstet für ihren Alltag, dass sie diese künstlerische Gestaltung mitnahmen – und die Therapeuten erste Aufträge im Management-Training erhielten. Übersetzen wir „to train" und „trainer" sind wir beim Üben – eben beim Umgang mit dem Unvorsehbaren.

Es sind heute keine einzelnen, sondern mehrere und zunehmend mehr künstlerisch therapeutisch arbeitende Fachkräfte, die im therapeutischen und heilpädagogischen, im weitesten Sinne sozialen Kontext arbeiten – und selbstverständlich zu ihrer beruflichen Identität die Beratung und Begleitung zählen von noch-nicht-Erkrankten oder nicht-mehr-Erkrankten im Management von Firmen, Behörden und Politik.

Musik- und Kunsttherapeuten, die sowohl im klinischen Kontext tätig sind, in Krankenhaus und ambulanter Praxis, werden künftig immer mehr die Begleitung der Persönlichkeitsentwicklung von Führungskräften und Teams als zweites Bein ansehen. Meistens jenes Bein, das mehrfach besser bezahlt wird als das, auf dem sie innerhalb des klinischen Arbeitens stehen.

Ob wir diese Welt außerhalb von Therapie und Behindertenpädagogik nun als Prävention oder als Lebenshilfe oder als Salutogenese bezeichnen und mit Namen und methodischen Schritten von Supervision oder Coaching zu eigenständigen Verfahren anheben – die Kerne dieser Entwicklungen sind in den Geschichtsentwicklungen der Therapien zu finden.

Künstlerisches Gestalten im Sinne dieses Buches über Künstlerische Therapien ist eine der größten Ressourcen, die das einzelne Individuum und die Gesellschaft für sich pflegen kann, um sich zu pflegen: seelisch, geistig, ganzheitlich. Dies Bewusstsein, dass es dem und den Gepflegten für die wir Verantwortung tragen, nur gut gehen kann, wenn sich der Pfleger pflegt – gilt für jede sozial sein wollende Institution.

Improvisation (lat. = das nicht Vorhersehbare) ist die Übungsebene in spielerischer Form für den Umgang mit der immer weniger einschätzbaren Welt. Ob Börse, Personalstand, Streik, Unwetter, Epidemie, Terror oder bedrohliche Diagnose – das jeweilige Morgen ist in einem berechenbar: Es ist nicht mehr berechenbar. Veränderung ist die einzige Konstante.

Ob Handelskrieg oder der Terror der Terroristen oder der Terror der militärischen Kriege, ob kommunalpolitische oder geopolitische Kurzschlussentscheidungen und -handlungen oder schlicht der respektvolle Umgang miteinander – sie scheinen nicht nur schwer einschätzbar. Sie sind es nicht mehr.

Dabei reden wir nicht einmal von der Geschwindigkeit, mit der sich Normen und Werte ändern. Für den Einzelnen, die Gruppe, die Familie, das Bildungswesen.

Eine solche Sammlung von Unsicherheiten und Erschwernissen führt zu Pessimismus, von der der Kulturpessimismus nur einer ist, aber dafür das Ganze betrifft und trifft. Im Kern.

Künste und Wissenschaft sind jedoch keine Zweiergruppe, kein Paar, das langlebig wäre und dazu noch kreativ. Da fehlt etwas Drittes. Das Nachdenken über sie. Diese Rolle fällt der Philosophie zu, der Denkweise, die nicht der einen Kunst oder der anderen oder der einen oder anderen Wissenschaft Recht gibt. Vielmehr schaut sie wie vom Schnürboden eines Marionettentheaters auf die Bühne und gibt zu bedenken, zu denken. Mit dem Wissen der Bescheidenheit, dass sie zwar leidenschaftlich an Wahrheiten interessiert ist, aber sie nie ganz erreicht.

Werner Heisenberg, Nobelpreisträger für Physik, mahnt zu dieser Bescheidung, wenn er daran erinnert, dass alle Denkmodelle und Theorien nie eine Wahrheit darstellen können, sondern immer nur Umschreibungen der Realität eigener Erfahrung ist.

Dieser Konflikt zwischen denen, die genau wissen, wie die Welt ist und wo es in ihr lang geht einerseits, und denen mit dem Wissen, dass kein Wissen sicher und das Wissen über sich selbst das Winzigste ist, beschreibt Matthias Claudius in einer Strophe seines Liedes „Der Mond ist aufgegangen". Er schrieb das Lied mitten in den stürmischen Folgen, die das Aufklärungszeitalter auf das Wissen von Menschen über Menschen und ihre naturwissenschaftlich immer genauer begründete Welt hatte. Für mich ist es mein „Lied für die, die Forscher sind oder sein wollen":

*„Siehst du den Mond dort stehen?*
*Er ist nur halb zu sehen –*
*Und ist doch rund und schön.*
*So sind wohl manche Sachen,*
*die wir getrost belachen,*
*weil uns're Augen sie nicht sehn."*

# 18. Geschichtliches – Keine Zukunft ohne Herkunft

**!** Ihr Beruf hat eine Vergangenheit wie Sie – und er hat eine Zukunft wie Sie.
Was in der Vergangenheit ist für Sie überflüssig – und was für die Zukunft wichtig?

## Soziale Berufe, die künstlerischen Therapien und die Wissenschaft

Scheinbar „Ketzerisches" vorweg:

Was Kolleginnen und Kollegen in ihren Praxisfeldern beim Blick auf die verschiedenen Flüsse und Bächlein der Wissenschaften und Wissenschaftler oft sehen: Diese münden ein in ein immer unübersehbareres Delta.

Dass jede Generation von Wissenden und Forschenden Neues zur Verbesserung der Lebensbedingungen mit einer Krankheit, mit einer oder mehreren Behinderungen herauszuarbeiten versucht – und dabei auch das Neue am eigenen Profil –, ergibt sich nicht erst seit dem Einzug der Digitalisierung in die Diagnostik und der „Inflation des Neuen" durch den permanenten Griff zum Alleswisser Internet.

Die Philosophie – versuchsweise Beobachterin des Ganzen vom Schnürboden des Theaters aus („Vogelperspektive") – entdeckt dabei Gemeinsamkeiten zwischen sich, den Wissenschaften und den Künsten. Und ihren Therapien.

Das Gemeinsame ist das Element des schöpferischen Aktes, das Element der Kreativität. Die „Kreation" ist immer der Anfang. In Wissenschaft, Kunst und dem Nachdenken darüber. Die Aufteilung, die manchen als Aufsplitterung vorkommt, weil oft gesplittert werden sollte, um sich selbst als Kreator oder das kreativ Geschaffene zu profilieren, ist ein Ergebnis unserer menschlichen Wahrnehmung.

Der Ausdruckstherapeut Paolo J. Knill – dieses Buch ist mit ein Ergebnis der jahrzehntelangen Zusammenarbeit mit ihm – formulierte es vor nahezu einem halben Jahrhundert so:

„Jeder schöpferische Akt des Menschen ist ein Tribut an die Schöpfung. Die Kunst ist sein ursprüngliches Ritual, Wissenschaft und Philosophie dessen Auslegung. In jedem dieser Bereiche hat der schöpferische Akt eine andere Gestalt:

–  In der Kunst ist er rituelle Nachschöpfung.
–  In der Wissenschaft entwirft er Ordnungen und Gesetze.
–  In der Philosophie erschaut er Sinnzusammenhänge.

Geht das kreative Handeln, das die drei verbindet, verloren, dann verfestigen sich zwischen ihnen die Grenzen und in der Folge entstehen Absolutheitsansprüche."

Bevor wir zu den Künsten im therapeutischen Handeln und damit zum Spielen mit und aus den Sinnen heraus gelangen, um im Leben unseres Gegenübers und in unserem eigenen eine Sinngebung leben zu dürfen, die über das bloße sensorische Erleben weit hinaus reicht, ein Satz zum „Ritual" in der Kunst, im künstlerischen Prozess, in den künstlerischen Therapien:

„Ritual ist Bewusstheit".

Er stammt von Sigmund Freud. Heute setzen wir diese „Bewusstheit" nicht allein in Freuds Bezugssystem von Ich, Über-Ich und Es oder dem System von Bewusstsein, Unbewusstsein, Vorbewusstsein. Wir setzen es vielmehr in Bezug zu SINN, Sinngebung, die uns unsere Patienten und Klienten für unsere Identität ebenso ermöglichen wie wir mit unserer Arbeit mit ihnen SINNgebung für ihr Leben anbieten.

※

Neben manchen Eltern und Großeltern, vielen Erzieherinnen und Altenpflegern, die die Begabung des Spielens mit sich und mit anderen ohne Professionalisierung in künstlerischen Therapien leben, gibt es unsere Berufe. Soziale Berufe, sozialpädagogische, therapeutische Berufe.

In ihnen wachsen das Wissen und das Handlungsrepertoire um das Spiel mit unseren Sinnen als Prävention, als Therapie, als Rehabilitation, als Vitalisierung, als Beruhigung im Alltag des Älter- und Altwerdens. In den „Künstlerischen Therapien" dürfen wir das Spielen mit den Sinnen nicht nur gestalten, sondern wir sollen es, weil es unser Berufsauftrag ist und für die meisten Berufung.

Die Pionierzeiten der künstlerischen Therapien, in denen Pioniere wie ihre Methoden das Schicksal alles Exotischen erlebten zwischen Verächtlichmachung, Interesse und überzeugter Begeisterung, haben sich gewandelt.

Nicht selten hieß es, dass die, die in die Musiktherapie gingen, in die Mal- und Kunsttherapie, in die Tanztherapie, in die Theater- und Poesie-Therapie, deshalb hineingingen, weil sie die große Karriere nicht schafften. Sie gingen in Tätigkeiten mit ihrer Kunst, die anfangs noch nicht als Beruf galten.

Dann gab es eine Zwischenzeit. Da waren manche Künstlerinnen und Künstler so groß, dass sie einzusehen vermochten, keine großen Künstlerinnen und Künstler zu sein. Weswegen sie dann in denjenigen Tätigkeiten Großes entwickelten, das zu Berufen führte, die heute in staatlichen Hochschulen und privaten Ausbildungsstätten gelehrt werden, oft schon dual: in Dauerpraktika neben dem Studium oder Praxis-Projekten vor Ort innerhalb des Studiums.

Einige von unseren Pionieren, die Großes erreichten, waren so mutig, dies in der Rückschau mitzuteilen, wie z.B. die Musik- und Körpertherapeutin Gertrud Katja Loos (G. K. Loos,1986) Sie „beichtete" als Grande Dame der Musiktherapie (u. a. künstlerischen Therapie-Ansätzen), dass ihr Traum der Konzertflügel gewesen sei. Und sie auf diesem spielend auf der Bühne mit jubelndem Publikum.

Wo die Künste hingehören, damit wir durch sie unsere Klienten hören, sehen, malen sehen, bewegen/tanzen erleben – und sie uns Therapeuten, die wir ihnen künstlerisches Gestalten anboten, zeigt diese Synopse.

Der Außenkreis soll die meisten unserer Arbeitsfelder zusammenfassen – und der Innenkreis die entwicklungspsychologischen Bereiche, in denen wir unsere Klientel antreffen:

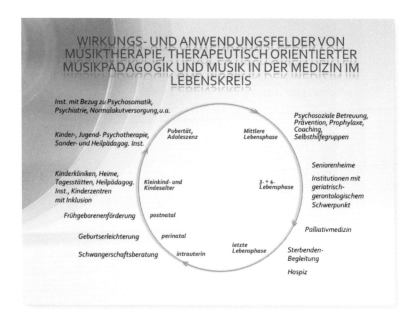

Wir treffen uns in den genannten Praxisfeldern immer mehr: Soziale Berufe und die Therapeutinnen, die mit den Künsten und ihren Medien arbeiten, weshalb dieses Buch alle anzusprechen beabsichtigt.

Jede Synopse, jede Zusammenfassung lässt gleichzeitig etwas aus. Zur Frühgeborenenförderung gehören neben den Neonatologie-Stationen auch Spezialstationen für die Behandlung von „Postpartal-Depressionen", in denen Bindungsaufnahmestörungen zwischen Mutter und Kind begleitet werden.

Man sollte annehmen, dass in solchen Stationen neben Ärzteschaft und Pflegeteam nur Spezialisten der künstlerischen Therapien und weniger Vertreter der Sozialen Berufe arbeiten. Aber wir finden immer öfter Sozialarbeiter als Bindeglied zwischen Klientel und Arbeitsplatz/Behörde/Familie, wir finden Erzieher und Sozialpädagoginnen in den „interdisziplinären Behandlungsteams".

Die folgende Synopse symbolisiert diese Interdisziplinarität innerhalb der künstlerisch gestaltenden Therapien.

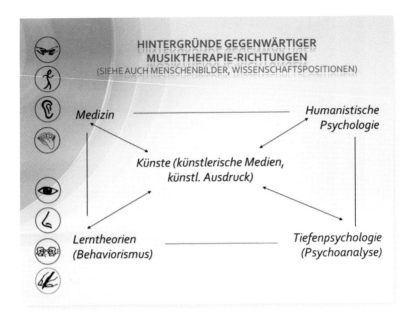

Wir können uns die vier Eckpfeiler (Medizin, Psychoanalyse, Humanistische Psychologie und Lerntheorien) vorstellen als die Haltepfeiler für ein Trapez, auf dessen Schwingboden wir mit künstlerischen Therapien arbeiten.

Ein wenig Geschichte der vier Eckpfeiler sei hier eingemischt, auch wenn die immer knapper werdende Zeit für historischen Rückblick und inhaltliche Argumente gegen die Betrachtung „alter Schulen" spricht. Aber – keine Zukunft ohne Herkunft:

Zur „Beziehungsgeschichte" hinter „Fächern"

Die Geschichte der Beziehung der Trägerpfeiler unseres Trapezes untereinander ist spannender als die jeweilig einzelne. Profil gewinnen Fächer nur in der Auseinandersetzung untereinander. Genauer:

Trägerpfeiler Medizin:
  Drei Kriterien galten und gelten für die Medizin (nach Peter Petersen):
  1. Der Absolutheitsanspruch rationaler Logik, die sich
  2. auf Massenstatistik stützt.
  3. Das Ideal der Objektivität.

Solche Kriterien prägen die Beziehungsstruktur zwischen Mediziner/Behandler und Patient.

Schulmedizinische Diagnostik basiert überwiegend auf Kausalitäten zwischen einem überwiegend zunächst körperlich erscheinenden Symptom und einer dazugehörigen Leidensbefindlichkeit.

Es ist die Denk- und Handlungswelt des „Wenn – dann …".

Für die Beziehungsstruktur in der Schulmedizin gilt – nach wie vor – weitgehend die einseitige Fachautorität des Mediziners, der dem Patienten sagt, was dieser jetzt zu tun bzw. zu unterlassen hat in den sog. „mittelbaren" Therapien. „Ich schreibe Ihnen mal ein Mittel auf …", pharmazeutische Medikation bzw. funktionelle Therapien (Bsp. Physiotherapie).

Diese Therapien folgen meist dem naturwissenschaftlichen Denkprinzip, dass einer objektivierbaren Krankheit mit objektiven Mitteln und objektiven Kontrollen begegnet werden muss. Ziel: Idealerweise gilt als Ziel das „Aus – heilen", das Aus für die Symptome.

*Kleine Übung*

*Ein Beispiel für das, was die Medizin z. B. in der Musik interessiert: Klatschen Sie einmal diesen Rhythmus:*

*X – X – XX – X*

*(Kleine Erinnerungshilfe: Skandierte Wortrhythmen bedienen sich auf der ganzen Erde dieser Rhythmisierung.)*

*In Streikdemos zur Lohnerhöhung dann*

> *Wir – wolln – acht Pro – zent!*
>
> *Wir – wolln – acht Pro – zent!*

*Oder in politischen Demos:*

> *Wir – sind – dage –gen*
>
> *Wir – sind – dage –gen.*

*In den 70er Jahren schwang sich das*

> *Ho – H o – HoChi – Minh*
>
> *Ho – Ho – HoChi – Minh*

*durch die Straßen bei der sog. Studentenrevolution oder das*

> *„Al – le – aufge – passt!"*

*sollte Volksschulklassen und Altenheimgruppen zu etwas Gemeinsamem mehr oder weniger zwingen.*

*Berühmt-berüchtigt sind diese geraden Rhythmen deshalb, weil ein Herauskommen aus diesem zur Erde ziehenden, zentripetalen kollektivierenden Sog schwer möglich ist.*

*Vielleicht fällt Ihnen zu diesem Klatschrhythmus, der auf dem*

> *„Eins, Zwei, Eins, Zwei"*

*aller Marschgruppen in Schützenvereinen oder Armeen aufbaut, eine sanfte, einladende Bewegung oder Wortschöpfung ein ...*

Jetzt der Bezug zum Interesse der Medizin, wenn z. B. ein Patient in der Musiktherapie diesen Rhythmus auf einem Fellinstrument spielt – oder aber sich ähnlich strukturierte Musik aus der Pop-Musik wünscht, um dazu zu malen (Malen zu Musik).

Der Mediziner fragt: Wie sind die vegetativen, biophysischen Körperantworten des Patienten auf diesen Rhythmus? Hat er eine anxiolytisch, also angstmindernde, Wirkung vor der OP oder – bei Flugangst – dem Start der Maschine? Wie zeigen sich diese Körperantworten in Messdaten, wenn der Patient ein Bild malt, eine Skulptur aus Ton formt – ohne diesen musikalischen Rhythmus? Welche Folgen für eine Therapie ergeben sich daraus?

Eine scheinbar gegenteilige Atmosphäre prägt dann die Welt der Reha-Kliniken, in denen z. B. bei Schlaganfall- oder Verkehrs- oder Hausunfallpatienten „Gehen" wieder gelernt wird.

*Kleine Szene*

*Stellen wir uns den Patienten vor, wie er sich mit einer Hand auf dem Klavier abstützt, gestützt von der Physiotherapeutin und nun mit z. B. einer sanften, wiegenden Klaviermusik im Eins- Zweier-Rhythmus in Bewegung kommt. Bewegung, bei der die Musik sich zunächst konsequent an den Möglichkeiten der Schrittgestaltung des Patienten orientiert: Die Klaviermusik (oder andere instrumentale oder zu den Bewegungsmöglichkeiten gesungene Musik) zaudert mit den Bewegungen des Patienten, zögert mit ihnen, nimmt die sich verlangsamende oder langsam beschleunigende Schrittfolge auf. Die Töne folgen, begleiten den Patienten.*

*Mit zunehmender Sicherheit dirigiert dann der Patient mit seinen Bewegungen den Pianisten, Trommelbegleiter, den Gesang – und die Töne folgen noch immer.*

*Schließlich lernt der Patient, den Tönen zu folgen, dem Rhythmus, dem Tempo. Die Flexibilität wächst und damit die Gang-Sicherheit.*

Solche Therapien sind inzwischen längst vertraut und die Mediziner empfehlen sie als „unmittelbare Therapien". Begegnungen, in denen die Beziehung und das Medium in ihr Vorrang haben.

So fern bzw. nah können sich Medizin und funktionelle Therapie mit künstlerischer Gestaltung kommen und mischen.

Ähnliche Begleitungskonzepte entstehen derzeit für die Klientel in Seniorenzentren und Altenheim, um – medizinisch gesehen – die Motorik zu vitalisieren. Hingegen steht für die einzelne Klientin oder die Gruppe das gemeinsame Tanzen im Vordergrund der Wahrnehmung und des Erlebens – oder dies Erleben von Musik oder der Bewegungsimitation zu einem Bild mit entsprechendem Motiv oder zu einem Filmausschnitt mit den Bewegungsabläufen von Schilfgräsern am Ufer oder von Tieren …

Mit diesem Wissen der Öffnung der heutigen Schulmedizin gehen wir nochmals zu ihrem Kern zurück:

Im „Faust" beschreibt Goethe die Sicht auf den „gelehrten Herrn (der Medizin)", in dem er Mephistopheles vor Kanzler und Kaiser sagen lässt, was ganz erstaunlich bis heute für die naturwissenschaftliche Medizin einschließlich ihrer Digitalisierung gilt:

> *„Daran erkenn ich den gelehrten Herrn!*
> *Was Ihr nicht tastet, steht euch meilenfern,*
> *Was Ihr nicht faßt, das fehlt euch ganz und gar,*
> *Was ihr nicht rechnet, glaubt ihr, sei nicht wahr,*
> *Was ihr nicht wägt, hat für euch kein Gewicht,*
> *Was ihr nicht münzt, das, meint ihr, gelte nicht"*
> *(Goethe, Faust 1. Teil).*

Die Einseitigkeit dieser Sichtweise im Trägerpfeiler Medizin von unserem Trapez weitete sich dann mit Beginn der Psychologisierung auf die Beziehungsgestaltung zum einzelnen Patienten aus.

Gelungen ist diese Wendung heute von der Einseitigkeit zur Vielseitigkeit überall dort, wo authentische Teambehandlung besteht. Etwa in der Onkologie verzichtet kaum ein Arzt mehr auf die psychologische und (kunst-,) musiktherapeutische Teambehandlung derselben Patienten, die er mit Konzepten behandelt, welche weiter auf datengestützten Diagnosen basieren.

Vor nun mehr als 100 Jahren verdichtete sich mit den Großvätern der Psychoanalyse die Gegenströmung zu der naturwissenschaftlichen Kausalität der Schulmedizin:

### Perspektive auf Musik(therapie) vor dem Hintergrund der Psychoanalyse

Tiefenpsychologie/Psychoanalyse ist eine Gegenbewegung zur Schulmedizin nicht nur und nicht erst vor 100 Jahren, sondern früher.

Geboren aus der damals deutlich überwiegenden einseitigen Orientierung der Schulmedizin am Somatischen (soma = griech. der Körper) orientierte sich die Psychoanalyse nun an der Dynamik des Seelischen, am psychisch-emotionalen Erleben des Patienten und lenkte die bisherige Perspektive auf seh-, fühl- und erzählbare Symptome um – und zwar in die Perspektive auf die Phänomene im Rezipieren und im Ausdruck des Menschen und seiner Auswirkung auf die soziale Umgebung, die wie er selbst – weitestgehend – mehr unbewusst als bewusst gesteuert ist.

Diese Lehrmeinungen führten zur bis heute gültigen Sichtweise u. a. der Heidelberger Schule um Viktor von Weizsäcker: Körperliche Symptome nehmen in bestimmten Erkrankungszusammenhängen Stellvertretung für Seelisches ein.

Dies geschieht, wenn das psychisch-emotionale Energiepotenzial des Menschen über seine individuelle Belastbarkeitsgrenze hinaus strapaziert wird. Dies geschieht, wenn – zeitgestreckt oder plötzlich – eine Kränkung wirkt, die zur Krankheit wird, zur seelischen Verletztheit, zu einem Trauma.

Etwas Patriarchales nahm die frühe Psychoanalyse trotz und wegen ihres Gegenströmungscharakters zur Schulmedizin aus eben dieser Schulmedizin mit: Die Abhängigkeit des Patienten von der Autorität des Behandlers. Der Patient folgte eher der Kompetenz des Arztes bzw. Analytikers, als dieser dem Patienten, wie es später in der humanistischen Psychologie dann eine Forderung wurde bis zum: „Die Diagnose macht letztlich der Patient".

Dennoch: Bei allen Erschwernissen durch beibehaltene Einseitigkeit, denen die Tiefenpsychologie durch die Spiegeleffektbildungen ausgesetzt war, setzte sie eines wieder durch, was der Medizin in ihrer mentalen und zunehmend apparativen Perfektionierung abhanden gekommen war: die Beziehung.

### Zwischen-Beispiel für Musik(therapie) vor dem Hintergrund der Psychoanalyse

Spielen wir, erinnern wir jenen zentripetalen Rhythmus:

$$X - X - xx - X$$

Improvisiert ein Patient diesen Rhythmus, dann wird er im psychoanalytisch orientierten Setting eingeladen werden zu Fragen, an was ihn dieser Rhythmus erinnere, wo er ihm möglicherweise begegnet sei? Situationen, Personen, Emotionen heute … damals … früher?

Mit dem Erinnern des Patienten wird geforscht, wieweit es sein eigener Rhythmus wohl ist. Oder ein aufgezwungener, zwangssozialisierter Rhythmus, der den eigenen Lebensrhythmus überlagert.

### Perspektive auf Musik(therapie) vor dem Hintergrund der humanistischen Psychologie

Ich sehe die Strömung der humanistischen Psychologie (die mich am meisten prägte) aus heutiger Sicht ebenfalls gewachsen und erwachsen geworden auch u. a. aus einem Motiv der Abgrenzung heraus, der Gegenströmung zu etwas: Gegenströmung zur Psychoanalyse, deren Abhängigkeit von der Deutungswelt, ihrer einseitigen Akzentuierung des Psychisch-Emotionalen und Ausgrenzung der dazugehörigen Körperlichkeit. Abgrenzend die Betonung der Vergangenheit und frühen Kindheit des Patienten, abgrenzend die Abstinenzregeln als Beziehungsbremse. Abgrenzend die überwiegend langzeitorientierten Behandlungskonzepte.

Positionen der humanistischen Psychologie und der von ihr geprägten

Selbstfindung wird betont als Lebensziel. Ganze Methodenkulturen mit diesen Zielbegriffen wurden entwickelt. Erinnern wir uns an die Inflation der Begriffe in den 70er Jahren des 20. Jahrhunderts: Selbstausdruck, Selbstverwirklichung, Selbstdarstellung – unter dem Rahmenziel der Selbstfindung, abgestimmt mit den Zielen der sozialen Kohäsion und dem Respekt davor, dass jeder andere Mensch sich auch suchen und finden können müsse in seinem Spannungsfeld zwischen Freiheit und Verantwortung.

Autoritäten wurden in sich selbst und nicht außerhalb gesucht. Das in den 70ern von Ruth Cohn für spezielle Settings in Pädagogik und Therapie entwickelte Postulat des „Be your own chairman" wurde begeistert und längst vor Cohn durch die Väter und Mütter der Gestalttherapie (Fritz Perls, Carl Rogers u. a.) geradezu im positiven Sinne inflationär in andere Gesellschaftsbereiche getragen.

In der Klimatologie der Musiktherapie in humanistischen Therapie-Konzepten entstanden Formeln wie „Be the artist of yourself" oder „Your life ist your art" auf Denk- und Handlungsebenen, die die Annäherung an die Nachbarkünste und später manche Integrierung derselben – etwa in der Expressive therapy/Ausdruckstherapie (Paolo J. Knill) – „diaphanieren" ließ, um mit Jean Gebser (J. Gebser, 1986) zu sprechen.

Entsprechend wandelte sich die Beziehung im therapeutischen Setting, in dem nun die Diagnose mindestens „mit dem Patienten zusammen" erfolgte – gewarnt von den leider unzähligen Schreckensgeschichten falsch diagnostizierter und fehlbehandelter Patienten, aus dem psychiatrischen und psychosomatischen Krankeitsformenfeld.

Wir erleben heute Richtungen in der humanistischen Psychologie, die die Wichtigkeit der Fremdwahrnehmung der TherapeutInnen so weit herunterschrauben, dass „der Patient die Diagnose" mache.

Der Abbau der Fremdautoritäten und Akzentuierung der Selbstverwirklichung griff in die familialen, religiös-spirituellen und alle weiteren Bereiche des bisherigen Netzwerkes ein, in dem man bisher aufwuchs. Humanistische Psychologie kippte – wie alle anderen Strömungen, die starke Grundstromgeschwindigkeiten haben – auch manche Sicherheiten dieses Netzwerkes zu schnell mit dem Badewasser patriarchaler Behandlungssysteme weg.

Um im Zwischen-Beispiel zu bleiben, stellen wir ihn uns wieder vor:

$$X - X - xx - X$$

Ein Patient, der in der Musiktherapie einer humanistisch-psychologisch geprägten Therapeutin diesen Rhythmus spielt oder bevorzugt hört, wird mit Hilfe der therapeutischen Begleitung an die Frage herangeführt: Wie geht es dir jetzt mit diesem

Rhythmus, was sagt er dir – jetzt, wofür steht er – jetzt? Für welchen Freiheits-wunsch? Für welches seelische Gefängnis … Der Patient macht den Rhythmus, die Diagnose und seine Therapiekonzepte wesentlich – selbst.

Dennoch – den amerikanischen KollegInnen dauerten auch diese Denk- und vor allem Handlungswelten humanistisch psychologisch begründeter Therapien und damit auch Musiktherapien – zu lange.

Es entwickelte sich in den USA und damit in Westeuropa die behavioristisch-lerntheoretisch begründete Verhaltenstherapie, die bis heute die weitverbreiteste (weil am einfachsten zu finanzierende?) Form auch im deutschen Gesundheitswe-sen wurde – vor der psychologischen Psychotherapeuten-Gesetzgebung, mit der das Spektrum bunter wurde. Musiktherapie entwickelte sich in Europa am wenigs-ten vor diesem neuen-alten Hintergrund. Angesichts des Booms auch der Kurz-zeittherapie-Formen in der Musiktherapie wird jedoch m. E. Verhaltenstherapie in ihren moderneren, integrativeren Formen auch die Musiktherapie in Westeuropa prägen. Komponenten davon sehe ich in der Entwicklung der ostdeutschen Musik-therapie, etwa der Regulativen Musiktherapie nach Christoph Schwabe.

### Perspektive auf Musik(therapie) vor dem Hintergrund des Behaviorismus, der Lern-theorien

Um im Denkmodell von Strömung und Gegenströmung, von Merkmalen und Gegenmerkmalen und ihren wechselseitigen Prägungen zu bleiben: Die aus dem Behaviorismus entstandenen Therapiewelten, die Verhaltenstherapien, sind die ge-genwärtig verbreitetsten – „krankenkassenabrechnungstechnisch" gesehen. Ein kurzes Dreierlei:

1.  Diese Therapiewelt könnte auch gesehen werden als eine neuerliche Annä-herung an Kausalitätsdenken. Diese oder jene Symptome mit einer durch ärztliche Abklärung (welch Wort!) abgesicherten Diagnose ziehen be-stimmte Therapieschritte nach sich, die teilweise übende, einübende Merk-male aufweisen. Bestimmte Krankheitsbilder – auch aus dem neurotischen Formenkreis, sofern sie nicht in den Bereich der Frühstörung fallen, die überwiegend der Langzeittherapien bedürfen – sind z. T. besser bei der Ver-haltenstherapie aufgehoben als in einer Tiefenpsychologie (Bsp. Phobien).
    *   Das „Wenn-dann" hat sich in der Diagnostik gegenwärtiger Verhaltens-therapien abgeschwächt, aber es war ihr Anfang. Eben aus der Lerntheo-rie geboren.
2.  Verhaltenstherapien bedienen sich überschaubarster Zeitrahmen: Der Pati-ent arbeitet von seinem Hier und Jetzt für die Zukunft, weniger denn je im Vergangenheitsraum, und begleitet seine eigenen therapeutischen Erfolge, sieht, überprüft, checkt sie. Die Arbeit an der Gestalt des Vordergrunds hat Vorrang vor deren Hintergrund (i.S. von Vergangenheit).

3. Verhaltenstherapien und vor diesen entwickelte Musiktherapien sind auch einzuordnen in den Kanon der Gesundheitsberufe und in den stationären bzw. rehabilitativen und ambulanten Folgenbereich sowie die sonder- und heilpädagogischen und geriatrisch-gerontologischen Bereiche mit therapeutischer Orientierung.

   • Kein Wunder, dass Verhaltenstherapien von jeher nicht nur von der Majorität der amerikanischen Psychologen-Kollegen im Repertoire-Rucksack mitgeschleppt werden, sondern auch von uns hier in der „gesundheitsstrukturreformieren Krankheit und des Gesundheitswesens".

   • Die TherapeutInnen besitzen eine Rollenstruktur, aus der der Patient möglichst rasches Lindern seiner Pein erwarten darf. Die Beziehung und das „Dritte" in ihr, wie z. B. das Wachsen der Bedeutung des Wortes aus dem Erleben und Fühlen heraus, ist natürlich in jeder Verhaltenstherapie und verhaltenstherapeutischen Musiktherapie möglich, aber dann eher eine persönliche Variable der TherapeutInnen.

Unser zugehöriges Zwischen-Beispiel:

$X - X - xx - X$

In einem eher verhaltenstherapeutisch orientierten Setting mit übender Komponente oder in einem Bereich einer Sonderschule mit geistig behinderten Partnern könnte z. B. damit Konzentrationsvermögen trainiert werden: „Wir zeichnen solange Kreise mit dem Finger in die Luft, wie wir die Musik hören …"

Es sind Spiele mit Musik, die etwas Bestimmtes avisieren, eine Beeinträchtigung vermindern, eine Fähigkeit erweitern sollen. Auch dieser Bereich fällt unter „Musiktherapie". Wenngleich mir am Beispiel Sonderschule und Begleitung geistig behinderter Partner wichtig ist: Die großen Erfolge der psychotherapeutischen Begleitung dieser früher als „nicht psychotherapiefähig" angesehenen Klientel sind (noch) viel zu wenig bekannt. Protagonisten wie Dietmut Niedecken und Maria Becker sind immer noch Pioniere der Psychotherapie mit Menschen, die unter den Bedingungen geistiger Behinderung leben.

Oder kürzer und generalisierender mit James Hillman (J. Hillman/M. Ventura, 1993): Die verbalen Psychotherapien sind am Ende und bestenfalls ein Toastbrot, das drei Tage an der Luft lag. (Hillmann sprach ausdrücklich von amerikanischem Weißbrot). Und weiter: Die Zukunft der Therapien liegt nicht in der Medizin, nicht in der Psychologie. Sie liegt in den Künsten, den Heil-Künsten. Der Mensch (Patient) braucht die Kunst, die Künste in seiner Therapie, um seine Symptome damit aktiv (um-) gestalten zu können.

Inzwischen wissen wir durch Entwicklungspsychologie Genaueres darüber, warum die nonverbalen Medien und darin Musik als präverbales Medium besonders heilsame Anstöße geben können: Die Erfahrungsstufen des Säuglings in der Entwicklung vom auftauchenden Selbst zum verbalen Selbst und synchron im Bereich seiner Bezogenheit zur Mutter und anderen Bezugspersonen bedeuten das Erlernen von Kompetenzen und Ausprägen erster Potenziale im auditiven, elementar-musikalischen Bereich.

Gelernt werden diese frühen eindrucksvollen Kompetenzen und Potenziale, die wir bereits mit in diese Welt aus der des Uterus bringen, über weitestgehend mediale Ebenen des Fühlens, Hörens, Bewegens, Sehens, Lautlallens, Singens, aktiv wie rezeptiv. Unsere lebenslange Dialogfähigkeit mit uns selbst und anderen wird im Uterus und in früher Kindheit im prä- und elementar musikalischen Ein- und Ausdruck disponiert und diese Disposition ist Basis für sämtliche verbalen und nonverbalen Kompetenzen des gesamten weiteren Lebens, bis es uns verlässt.

Die Beweisführungen der Entwicklungspsychologie sind für Medizin wie Tiefenpsychologie wie humanistische Psychologie, Verhaltenstherapie und Erziehungswissenschaft ein neuer möglicher Konsens.

Sowohl von der Medizingeschichte her als auch der der Psychologie(n) wirken diese Trapez-Träger in unseren heutigen Arbeitsalltag der psychotherapeutischen und sozialen Berufe hinein, beeinflussen uns und sich untereinander, so dass die heutigen Berufsfelder sehr viel komplexer sind, als es die vier „klassischen" Trapezträger in der Folie zeigen. Aber keine Zukunft ohne Herkunft, so dass wir die künstlerischen Therapien im heutigen Berufsspektrum auch einmal vor dem Hintergrund der Vergangenheit betrachten können, wie sie sich vor eigentlich erst 100 Jahren zeigte.

Das Arbeiten der heutigen Ausbildungen für Künstlerische Therapien, also musiktherapeutisches, kunsttherapeutisches, tanztherapeutisches u. a. Arbeiten mit Klienten und Patienten gab es und gibt es anteilig immer noch mit medizinisch-neurologischem oder psychoanalytischem oder humanistisch-psychologischem oder verhaltenstherapeutischem (lerntheoretisch begründeten) Schwerpunkt.

Das sind alles mit Autorität geladene Wörter, die komplexe Systeme des Denkens und Handelns im Gesundheitswesen und dessen damals begonnene Spezialisierungswelt umschreiben.

Es wird diese Spezialisierungen innerhalb künstlerischer Therapien weiter geben. Jedoch: In der Realität jüngerer Generationen als der Generation der Pioniere „mischen" sich die Trägerpfeiler für das Trapez.

In den Ausbildungen für künstlerische Psychotherapien wie die der sozialen Berufe wird jeder der Trägerpfeiler mindestens gestreift, manche Ausbildungen werben mit mehr dem oder jenem Hintergrund. Nach der Ausbildung bildet sich in den Berufsjahren dann ohnehin ein eigenes Spektrum des Wissens um die eigene Rolle, um Methoden, die sich am Klienten und Patienten orientieren und am Schwerpunkt, den Leitung und das Kollegenteam in der Institution betonen.

Natürlich bietet die Folie – wie alle Synopsen – nur eine radikal verkürzte Darstellung, denn zwischen den inzwischen klassischen Trägerpfeilern des Gesundheitswesens entwickelten sich zahlreiche weitere, z. T. aus Mischformen bestehende Therapiebereiche und Methoden. So gibt es nicht mehr die biochemisch reinen „Schulmediziner", sondern sie differieren sich in die Facharztausbildungen im Breitbandspektrum zwischen Chirurgie und Psychiatrie, zwischen Psychosomatik und Psychotherapie usw.

In den drei letztgenannten Medizinbereichen haben etliche Mediziner Zusatzausbildungen oder Weiterbildungen in einer der künstlerischen Therapien abgeschlossen, arbeiten in größeren Häusern der über 2200 Kliniken in der BRD im Verbund mit den Therapeuten und Sozialberufen und sind positive Modelle für interdisziplinäre Behandlungsteams.

※

### Ein bisschen zum Geld

Künstlerische Therapien innerhalb der Kliniken werden in ihrem allgemeinen Planstellenkegel oder – wenn vorhanden – in der Stunden-Kapazität für Honorarkräfte finanziert. Ambulant gibt es offiziell keine direkten Abrechnungsmöglichkeiten, weil z. B. Musiktherapie (noch) nicht im Heilmittelkatalog etabliert ist, obwohl der Beruf als akademischer Beruf an fünf staatlichen Hochschulen gelehrt wird.

Anders sieht es bei etlichen Betriebskrankenkassen, Privatkrankenkassen, Genossenschaftskrankenkassen aus, die auf gutachterliche Empfehlung hin immer schon auch längerfristig die Kosten für künstlerische Therapien übernahmen.

Selbst die AOK finanzierte in den vergangenen Jahren – Zuerkennung des Berufsrechts und der Ausübung hin oder her – „indirekt" mit: Direkt dürfen ambulant arbeitende Musiktherapeuten, Kunsttherapeuten, Tanztherapeuten nicht bezahlt werden, aber manche Selbsthilfegruppen stellten einen Antrag auf Übernahme der Kosten für eine von ihnen engagierte künstlerische Therapeutin.

Wenn Sie die Gedanken von Autoren und Autorinnen weiter interessieren, die ich in diesem Buch zitierte – im Folgenden finden Sie das alphabetische Literaturverzeichnis.

# Literaturverzeichnis

Ainsworth, M./Bowlby, J., Mutterliebe und kindliche Entwicklung, München: Reinhardt Verlag 1995

Bernius, V. et al. (Hrsg.), Der Aufstand des Ohrs – die neue Lust am Hören, Göttingen: Vandenhoeck & Ruprecht 2006

Buber, M., Ich und Du, Stuttgart: Reclam 2008

Buchholz, M. B., Wie sich implizites Wissen bei Therapeuten entwickelt, in: Geißler, P./Sassenfeld, A., Jenseits von Sprache und Denken, Gießen: Psychosozial-Verlag 2013

Cohn, R. C., Von der Psychoanalyse zur themenzentrierten Interaktion, Stuttgart: Klett-Cotta 1981

Decker-Voigt, H.-H., „… das berührt mich sehr". Musiktherapie und Basale Stimulation/Basale Bildung, Wiesbaden: Reichert Verlag 2017

Ders./Rauhe, H./Schnack, G., „Mich macht krank, was ich liebe", Lilienthal/Bremen: Eres 1995

Drewermann, E., Couch oder Kirche, Psychotherapie und Religion. Zwei mögliche Wege auf der Suche nach Sinn, Vortrag 8. Basler Psychotherapie-Woche 2001

Eberhart, H., Knill, P. J., Lösungskunst der kunst- und ressourcenorientierten Arbeit, Göttingen: Vandenhoeck & Ruprecht 2010

Erickson, M. H., Lehrgeschichten, hrsg. von Rosen, S., Hamburg: ISKO-Press 1983

Ders./Rossi, E. L., Hypnotherapie, München: Pfeiffer 1981

Frankl, V. E., Ärztliche Seelsorge. Grundlagen der Logotherapie und Existenzanalyse mit den zehn Thesen über die Person, München: dtv 2009

Frohne-Hagemann, I./Pleß-Adamczyk, H., Indikation Musiktherapie bei psychischen Problemen im Kindes- und Jugendalter, Göttingen: Vandenhoeck & Ruprecht 2005

Funke, D., Das Ozeanische im Selbst, in: Pfeifer, E. (Hrsg.) in Verbindung mit Decker-Voigt, H.-H., Natur in Psychotherapie und Künstlerischer Therapie, Gießen: Psychosozial-Verlag (vorauss.) 2018

Gadamer, H. G., Über die Verborgenheit der Gesundheit, hrsg. von B. Hontschik, Frankfurt: Suhrkamp TB 2010

Gebser, J., Ursprung und Gegenwart, Teil I, München: dtv 1986

Jung, C. G., Archetypen, hrsg. von L. Jung, München: dtv 2001

Hillman, J./Ventura, M., Hundert Jahre Psychotherapie und der Welt geht's immer schlechter, Düsseldorf: Walter 1993

Knill, P. J., Ausdruckstherapie. Künstlerischer Ausdruck in Therapie und Erziehung als intermediale Methode, hrsg. von H.-H. Decker-Voigt, Lilienthal: Eres 1979

Ders., Medien in Therapie und Ausbildung, Video-, Ton- und Bilddokumentationen aller Art in Gruppen und Einzelarbeit, hrsg. von Decker-Voigt H.-H., Halle: Ohlsen 1983

Klöppler, M., Reifung und Konflikt. Säuglingsforschung, Bindungstheorie und Mentalisierungskonzept in der tiefenpsychologischen Psychotherapie, Stuttgart: Klett-Cotta 2014

Kohut, H., Narzißmus, Frankfurt: Suhrkamp 1983

Küng, H., Projekt Weltethos, München: Piper 1996

Leuner, H., Lehrbuch der Katathym-imaginativen Psychotherapie, München: Huber 2008

Loos, G., Spiel-Räume, Stuttgart: G. Fischer/Kassel: Bärenreiter 1986

Maturana, H., Der Baum der Erkenntnis. Die biologischen Wurzeln menschlichen Erkennens, München: Goldmann 1990

McKim, E., Psychotherapy in Expressive Therapy, Reader, Lesley College Grad. School, Cambridge 1981

Merckling-Mihok, E., Einsatz der Computermusik in der Musiktherapie. Love Bytes, in: *Musik und Gesundsein 34*(2018), 16–19

Munos, M., Journal der Caballeros de Yuste, Monasterio de Yuste 2018

Murray Schafer, R., Anstiftung zum Hören. 100 Übungen zum Hören und Klänge Machen, Aarau/CH: Nepomuk 2002

Petzold, H. zit. n. Klar, S. in: Pfeifer, E. (Hrsg.) in Verbindung mit Decker-Voigt, H.-H., Natur in Psychotherapie und Künstlerischer Therapie, Gießen: Psychosozial-Verlag (vorauss.) 2018

Prior, M, Mini-Max-Interventionen, Heidelberg: Carl-Auer 2002

Schumacher, K./Calvet, C./Reimer, S., Das EBQ-Instrument und seine entwicklungspsychologischen Grundlagen, Göttingen: Vandenhoeck & Ruprecht 2011

Sonntag, J., Demenz und Atmosphäre, Frankfurt: Mabuse 2013

Stern, D., Die Lebenserfahrung des Säuglings, Stuttgart: Klett-Cotta 1992

Unterberger, J., Von der Improvisation zur Komposition – der musiktherapeutische Einsatz des Computers zur Emotionsregulierung bei schizophrenen Patienten, Diss. (http://ediss.sub.uni-hamburg.de/volltexte/2013/6447/pdf/Dissertation.pdf)

# PRAXISTEIL

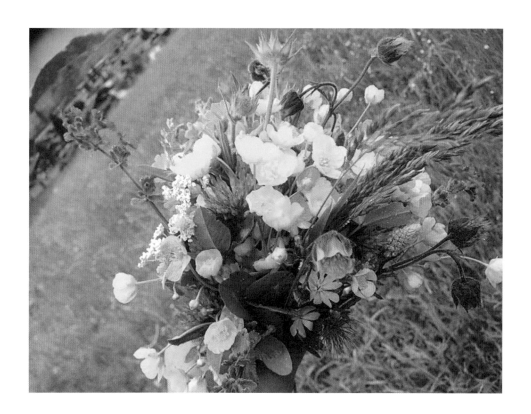

# Inhalt

## Ein Wort vorweg ...

Mit diesem Praxisteil möchte ich Sie einladen, zu experimentieren und die für Sie und Ihre Klientel passenden Wege weiter zu entwickeln. Denn eigentlich ist das uns zur Verfügung stehende Material aus Poesie, Musik, Film und Bild unerschöpflich. Die hier vorgestellten Ideen, welche auch Natur, Spiritualität und Digitale Medien einbeziehen, können nur eine Auswahl bedeuten. Bewusst wurde auf eine Vorgabe, für wen welche Konzeption geeignete sei, weitestgehend verzichtet. Entstanden sind die meisten meiner Ideen beim Wandern in der Natur, dieser gottgegebenen schönen Landschaft des Allgäus – für mich eine der größten Ressourcen, die ich häufig in meine Arbeit miteinbeziehe. Nun sieht Ihre Lebens- und Arbeitswelt vielleicht ganz anders aus? Dann finden Sie Ihre eigenen Wege, nutzen Sie Ihre örtlichen Ressourcen, verändern Sie, variieren Sie: Im Mittelpunkt steht immer der Mensch, den Sie begleiten und was er oder sie braucht. Über Fragen, Anregungen und Kritik und ganz besonders über die Mitteilung Ihrer Erfahrungen und Varianten freue ich mich sehr! Senden Sie gerne eine E-Mail an musiktherapie.allgaeu@t-online.de.

Herzlichst, Ihre

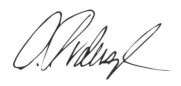

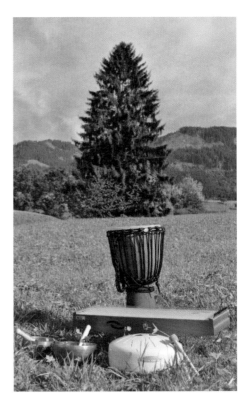

Der Intermedialkreis

## Idee

Im Intermedialkreis erfassen Sie die künstlerisch-therapeutischen Interventions-möglichkeiten mit den Medien Musik, Tanz und Bewegung, Malen und Bildnerisches Gestalten, Poesie und Sprache, Theater und Film, die Sie zur Prävention, Therapie, Linderung von Folgen einer Behinderung, Erkrankung oder als Hilfe bei chronischen Erkrankungen oder Unfallfolgen intermodal einsetzen können. Ergänzt durch den Einbezug von Natur, Spiritualität und digitalen Medien können Sie anhand des großen Intermodalkreises für die Begleitung Einzelner oder von Gruppen ein Konzept erstellen. Nicht immer ist die Arbeit mit allen Medien sinn-voll – oder denken wir an Menschen mit geistig-körperlicher Behinderung über-haupt möglich, deshalb beschreibt der Kreis immer individuell Ihre Absicht, Ihre Richtung: Was möchten Sie für wen anbieten? Dabei legen Sie keinen bestimmten Ablauf fest, sondern Sie schaffen die Rahmenbedingungen, anhand derer Sie flexi-bel und nah an der jeweiligen menschlichen Begegnung handeln werden.

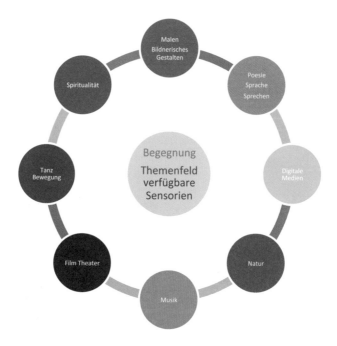

Im kleinen Intermedialkreis können Sie themenorientiert einzelne Stundenbilder oder Projekte für ein intermodales Arbeiten entwerfen. In diesem Praxisteil finden Sie vielerlei Anregungen dazu.

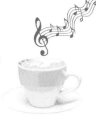

## Idee

In Anlehnung an die seit Ende der Achtziger Jahre wiederbelebte Erzählkultur und Methode der interaktiven Biographiearbeit im Sozialen Kontext regt das Musikalische Erzählcafé mit Musik, Tanz, Kunst und Poesie die TeilnehmerInnen von Gruppenstunden in einem Seniorenheim in vielfältiger Weise „sinn-voll" an. Sie können auch die Begleitung einzelner Menschen auf diese Weise gestalten oder für die Gruppen Ihres sozialen oder klinischen Arbeitsfeldes modifizieren.

## Vorbereitung

Jede Begegnung wird einem übergeordneten Thema gewidmet, zu dem Sie Lieder, Reime, Gedichte, Bilder, Musik-, Bewegungs- und Kreativangebote vorbereiten. Sie können aber auch mehrere Stunden projektartig konzipieren, einzelne Inhalte immer wieder aufgreifen und wiederholen, wenig Neues hinzufügen und dies jeweils zentral in den Mittelpunkt stellen. Als Themen eignen sich die einzelnen Lebensphasen (Kindheit, Jugend, …), aber auch Themen wie Liebe, Glück, Blumen, Berufe, Reisen, Tiere, Heimat, usw. – Orientieren Sie sich immer auch an dem, was die Menschen gerade im Außen der Natur erleben, binden Sie jahreszeitliche Feste und Gebräuche ein. Berücksichtigen Sie die unterschiedlichen Voraussetzungen der Senioren und erreichen Sie mit lebensnahen Themen auch hochbetagte und demente Menschen leichter.

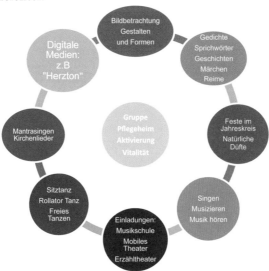

## Ablauf

### Musik

Jede Stunde beginnt mit einem Begrüßungslied zur Einstimmung der TN, hier hat die Musik ihren festen Platz. Begrüßen Sie jede einzelne Bewohnerin namentlich, im Lied oder zwischen den Strophen. Sie können wie in unserem Beispiel eine bekannte Melodie umdichten. Schön ist es, wenn bereits das Begrüßungslied an einigen Stellen zum Mitklatschen einlädt und die TN zum Mitgestalten aktiviert. Eine kleine Auswahl an Orffschen Instrumenten kann zur rhythmischen Begleitung angeboten werden oder stellvertretend für die Bewohnerin, die ein Instrument gewählt hat und in der Hand hält, „sprechen": Sie schlägt auf die Trommel, schüttelt die Rassel, wenn sie angesungen und begrüßt wird (s. Abb. 1). Dies bietet auch da, wo Sprache als Kommunikationsmittel nicht mehr funktioniert das deutliche Zeigen ihrer Teilhabe: „Da bin ich!" Marlies Marchand stellt in ihrem Praxisbuch „Gib mir mal die große Pauke …" ein solches Begrüßungslied vor, welches sie frei nach einem Schlager aus dem Jahr 1959 musikalisch und textlich umgearbeitet hat: „Guten Morgen, es lacht uns wieder das Glück"[1]

### Guten Morgen, es lacht uns wieder das Glück

P. Mösser

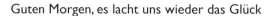
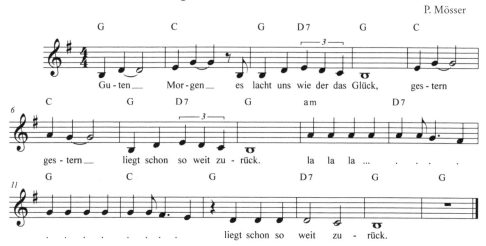

Musikalische und textliche Umgestaltung: M. Marchand

---

1    Marchand, M., Gib mir mal die große Pauke …, Musikgeragogik Bd. 1, Münster: Waxmann 2012, S. 27.

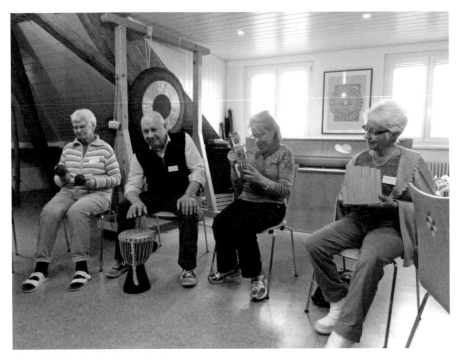

Abb. 1: Mit Musik die Stunde beginnen

Strophen

Guten Morgen, wir winken mit der Hand,
guten Morgen, jetzt haben wir uns erkannt.

Guten Morgen, das ist ein schöner Gruß,
guten Morgen, wir wackeln mit dem Fuß.

Guten Morgen, wir klopfen unser Bein,
guten Morgen, das darf wohl kräftig sein.

Guten Morgen, wir reiben unsern Arm,
guten Morgen, dann wird uns langsam warm.

usw.

## Poesie

Um ein Stundenthema vorzustellen, können Sie ein passendes Gedicht oder Text vortragen. Eine schöne Sammlung an Gedichten, Sprichwörtern und Musik stellt Ulrike Eirings „Aktivieren mit Sprichwörtern, Liedern und Musik" dar, nehmen wir daraus zum Beispiel das Thema „Glück"[2]:

*Will das Glück nach seinem Sinn*
*Dir was Gutes schenken*
*Sage Dank und nimm es hin.*
*Ohne viel Bedenken.*
*Jede Gabe sei begrüßt,*
*doch vor allen Dingen:*
*Das, worum du dich bemühst,*
*möge dir gelingen.*
*(Wilhelm Busch)*

Knüpfen Sie an: „Wo und wann in Ihrem Leben hatten Sie Glück? Welche Gaben wurden Ihnen geschenkt?" Lassen Sie den TN Zeit zum Erinnern, schaffen Sie Raum zum Erzählen und sich Austauschen.

## Musik

Hören Sie gemeinsam ein Musikstück an, aus der Klassik eignet sich eine Aufnahme von „Glückes genug" aus den Kinderszenen op. 15 Nr. 5 von Robert Schumann oder Sie tragen das Stück selbst am Klavier vor. Sie können auch eine Aufnahme des Schlagers „Du hast Glück bei den Frau'n Bel Ami" abspielen. Singen Sie gemeinsam Volkslieder, summen Sie zunächst nur die Melodie – ohne Text. Wer errät das Lied und stimmt mit ein? Beispiele:

*Froh zu sein bedarf es wenig*
*Glück auf, der Steiger kommt*
*Viel Glück und viel Segen*

## Poesie

Suchen Sie mit den TN nach Symbolen für Glück: Glückskäfer, Glückspilz, Schwein, Schornsteinfeger. Gedichte, Sprichwörter und Redewendungen sind im Langzeitgedächtnis verankert und auch bei demenzerkrankten Menschen lange abrufbar. Gedichte können in der Gruppe gemeinsam gesprochen werden. Lesen Sie Sprichwörter jeweils zur Hälfte vor und lassen Sie die Gruppe ergänzen. Einzelne Redewendungen regen wiederum zum Erzählen ein: „Mehr Glück als Verstand gehabt" – Wem fällt dazu eine Geschichte ein?

---

2    Eiring, U., Aktivieren mit Sprichwörtern, Liedern und Musik, Mainz: Schott Music 2013, S. 11.

| | |
|---|---|
| *Trautes Heim …* | *Glück allein* |
| *Manchmal hat man mehr …* | *Glück als Verstand* |
| *Glück im Spiel …* | *Pech in der Liebe* |
| *Auf dem Rücken der Pferde …* | *liegt das Glück dieser Erde* |

### Bildbetrachtung/Gestalten und Formen

Mit Liedern, Gedichten, Sprichwörtern knüpfen Sie in der Regel an Vertrautes an, was in Erinnerung an Verlorenes, Vergangenes auch traurig stimmen kann. Die TN zum Malen und mit für sie neuartigen Materialien und Techniken zum Gestalten anzuregen, bedeutet, sie einzuladen, spielerisch und jenseits aller Leistungs- und Wertigkeitsidealen einen gemeinsamen, künstlerischen Frei-Raum zu betreten und sich auf etwas völlig Neues einzulassen. Wenn dies Ihre Absicht für die TN ist, können Sie für eine Phase von mehreren Begegnungen die Kunst und den individuellen kreativen Ausdruck in den Mittelpunkt stellen. Sabine Fahrenkamp stellt in „Kunsttherapie aus der Praxis für die Praxis"[3] sehr ausführlich verschiedene in Seniorenheimen erprobte Projekte vor: Mit Ton wird eine Vogeltränke für die Gemeinschaftsterrasse, mit Fliesenbruch ein Mosaik zur Verschönerung des Seniorenheims gestaltet. Die TN werden jeweils gemäß ihren Fähigkeiten integriert und die Arbeit daran kann unkompliziert unterbrochen und in Etappen fortgesetzt werden. Ihr Sandprojekt „Geschichten von Sand, Strand, Sonne und Meer" beschreibt ein Gemeinschaftsprojekt mit Kindergartenkindern und Bewohnern eines Seniorenheims. Sandeln, Burgen bauen und schließlich mit einem Sand-Leimgemisch auf einer großen Leinwand ein Sandbild gestalten lässt bei den Senioren gerade durch die taktilen Erfahrungen Kindheitserinnerungen wach werden und stellt die Kommunikation zwischen Kindern und Senioren in den Mittelpunkt. Fahrenkamp beschreibt auch ein „Hundertwasser-Projekt": Sie schlägt vor, mit einer Bildbetrachtung mittels Beamer oder Lichtbildprojektor zu Leben und Werk des Künstlers einzusteigen und die TN mit seinen typischen Farben und Häusern mit Türmen und Spiralen vertraut zu machen, bevor dann mit Acrylfarben, Aquarellstiften, Pastellkreiden oder Ölkreiden, Tonpapier, Goldlack usw. in Anlehnung an Hundertwasser gemeinschaftlich gearbeitet wird. Die Bildbetrachtung in dieser Form können Sie immer und insbesondere da integrieren, wo der eigene kreative Ausdruck eingeschränkt oder nicht mehr möglich ist, aber Kunst als Eindrucksmittel rezeptiv erfasst werden kann. Orientieren Sie sich mit der Auswahl an Techniken und Materialien auch an Ihren Kompetenzen und probieren Sie eine Idee vorab immer selbst aus. Eine große Vielfalt an Anregungen erhalten Sie auch in Jakobine Wierz' fünf Kunst-Epochen umspannendem Praxisbuch „Große Kunst in Kinderhand-Farben und Formen großer Meister spielerisch mit allen Sinnen erleben"[4] – nicht nur für „kleine Künstler" geeignet.

---

3   Leutkart, C., Wieland, E., Wirtensohn-Baader, I. (Hrsg.), Kunsttherapie aus der Praxis für die Praxis Bd. 2, Dortmund: verlag modernes lernen 2014, S. 224ff.

4   Wierz, J., Große Kunst in Kinderhand, Münster: Ökotopia Verlag 2000.

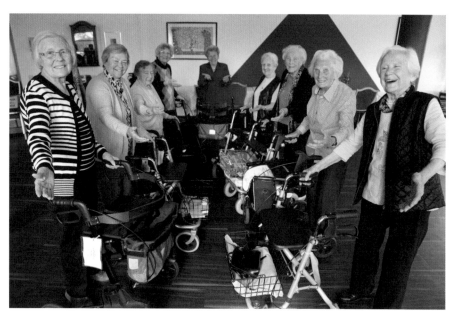

Abb. 2: Der „Rollatortanz"

## Tanz und Bewegung

Jede Stunde braucht Bewegung, Tanzen sollte fester Bestandteil sein, am besten in der Mitte der Stunde als aktiver Höhepunkt: „Jetzt stehen wir alle auf!". Einfache Kreistänze, eventuell mit Schwungtüchern lassen die TN ihre Körperbewegungen auch in der Synchronizität der gemeinschaftlichen Bewegung freudvoll erfahren. Bieten Sie aber, wo es die körperliche und geistige Mobilität gefahrlos erlauben, hier unbedingt einen kreativen Teil an, indem die TN sich paarweise frei zur Musik bewegen. Jede Partnerin darf einmal „führen" – ohne feste Bewegungsabläufe eines Gesellschaftstanzes, sondern selbst „choreographieren", sich drehen, Arme und Beine im Rhythmus der Musik bewegen. Sie ist gefordert ständig neue Entscheidungen zu treffen, während die Partnerin ebenso blitzschnell darauf reagieren muss. Danach wird gewechselt. Eine aktuelle Studie der Ruhruniversität Bochum[5] wies signifikante Verbesserungen bei den tanzenden Senioren in den Bereichen Kognition, Aufmerksamkeit, Reaktionszeit, Motorische Leistungsfähigkeit, Taktil-/Sensorische Leistungsfähigkeit, Standfestigkeit, Balance und Lebensstil gegenüber der Kontrollgruppe nach. Das geht auch mit dem Rollator! Der „Rollatortanz" (s. Abb. 2) wurde in den Niederlanden entwickelt. Diese Form des Tanzes ermöglicht auch Mobilitätseingeschränkten (wieder) das Tanzen. Nebenbei schult es den sicheren Umgang mit dem Rollator (z. B. Drehen, rückwärts Gehen), fördert Konzentration, Balance und mit dem Einstudieren kleiner Choreographien (Kreistanz, Linedance) das Gedächtnis. Auch Aufführungen anlässlich verschiedener Festivitäten im Haus sind möglich.

---

5   http://aktuell.ruhr-uni-bochum.de/pm2013/pm00058.html.de.

Wählen Sie eine nicht zu schnelle, rhythmisch klar strukturierte Musik aus und überlegen Sie sich dazu eine passende, einfache Choreographie.

Auch Sitztänze für Senioren sind sehr beliebt geworden, es gibt inzwischen sehr viel Material mit bekannten Musikstücken und vielfältigen Anregungen und aufführungsorientierten Tipps. Wählen Sie diese Variante des Tanzens, wo das Aufstehen nicht mehr geht.

### Musik

Zum festen (Übergangs-) Ritual einer Stunde gehört neben dem Begrüßungslied auch das Abschiedslied, welches Sie gemeinsam singen und wieder mit Gesten begleiten können. Es bietet sich auch hier an, traditionelle, bekannte Volkslieder („Muss i denn … zum Städtele hinaus") oder Schlager umzudichten und individuell zu gestalten.

### Varianten und Anregungen

### Erinnerungskoffer

Küche, Haushalt, Urlaub, Reisen, Beruf und Arbeit – bringen Sie zur Gestaltung der jeweiligen Themenstunden und als Erinnerungshilfe passende Materialien zum Anfassen und Herumreichen mit: Alltagsgegenstände aus früheren Zeiten, z. B. Küchengeräte, Frisiergeräte, Bekleidung, alte Währung, Kinderbücher, Kochbücher, Lebkuchenherz …

### Digitale Medien

Der Verein „Herzton – Mediale Begegnungsräume für Generationen e. V."[6] stellt ein neues Klangprojekt für Menschen mit Demenz dar, eine Audioplatform im Internet, welche „akustische Aktivierungsangebote" zur Verfügung stellt. Das Projekt knüpft an das frühere gemeinsame Anhören großer Unterhaltungsshows oder Sportereignisse im Radio an – eine Erfahrung, welche viele Ihrer Teilnehmer gemacht haben werden. Es bietet Klangräume, innerhalb derer sich Angehörige und Pflegende mit den ihnen anvertrauten Menschen begegnen können und stellt natürlich auch für Sie als therapeutisch Begleitende eine kostbare Unterstützung und Hilfe dar. Die Klangwelten bieten Ihnen Dialekte, alte Berufe, Gedichte und vieles mehr, nehmen Sie mit auf Reisen, aufs Land, in eine Theaterprobe oder lassen den Motor eines VW Käfer oder Opel Kapitän erklingen. Ausgangspunkte für Erinnerungen und Gespräche, die Sie wiederum individuell verknüpfen und einbinden können. Dazu sind auch drei CDs (oder als MP3 Download) unter dem Titel

---

6    http://herzton.org.

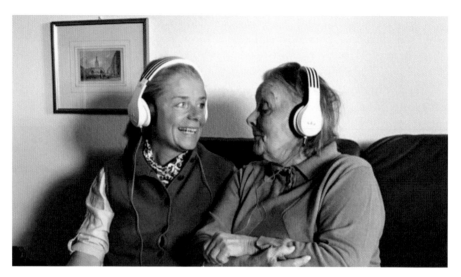

Abb. 3: Erinnerungen mit „Hörzeit": Leipzig 40er Jahre

„Hörzeit – Radio wie früher" im Stil einer 50er Jahre Radiosendung erhältlich[7] (s. Abb. 3).

### Natürliche Düfte

Reichen Sie zur Einstimmung auf ein Thema einen mit ätherischem Öl beträufelten Duftstein oder ein Stofftaschentuch herum (s. Abb. 4). Wer kann den Duft erkennen? Welche Assoziationen weckt der Duft?

*Praxisbeispiel: Die Rose*

*Öl: Rosen-Absolue (Rosa damascena)*

*Psychische Wirkung: stark stimmungsaufhellend, harmonisierend, ausgleichend, euphorisierend*

Zur Rose finden Sie eine Fülle an Liedern, Gedichten, Geschichten, womit Sie eine Stunde abwechslungsreich gestalten können. Wissenswert: Früher glaubte man, Kranke würden geheilt, wenn sie unter einem Rosenbogen durchgingen. In alten Krankenhausgärten finden Sie heute noch Laubengänge mit Rosenbögen. Arbeiten Sie nur mit 100% reinen Ölen in Bioqualität, über deren psychische Wirkung

---

7    https://www.medhochzwei-verlag.de, Stichwort „Hörzeit".

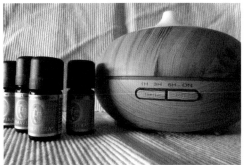
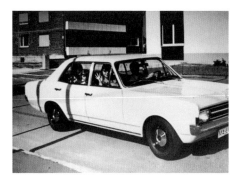

Abb. 4: Ätherische Öle                    Abb. 5: Erinnerungshilfen: Autos der 70er

Sie genau informiert sind. Zu empfehlen ist das Fachbuch „Praxis Aromatherapie. Grundlagen – Steckbriefe – Indikationen"[8].

### Bild/Formen

Als Erinnerungshilfe und zur Anregung des Austauschs miteinander können Sie mit Hilfe eines Erzähltheaters („Kamishibai") oder eines Aufstellordners Bilder passend zu Ihrem Stundenthema in Din A3-Größe zeigen. Diese können Sie selbst sammeln, fotografieren und vergrößern (s. Abb. 5), oder auch als Serien kaufen: Der Verlag Don Bosco[9] bietet für die Biografiearbeit zu den Jahrzehnten des letzten Jahrhunderts Bilderserien an, die jeweils typische Alltagsszenen, Mode, Autos und Küchengeräte zeigen.

### Feste im Jahreskreis

Weihnachtsgebäck, Faschingskrapfen, Osterlamm – binden Sie Feste im Jahreskreis, zu denen es neben solchen Köstlichkeiten immer eine große Auswahl an Liedern und Gedichten gibt, mit ein und regen Sie damit auch den Geschmackssinn der TN an. Beziehen Sie die TN in Ihre Planung ein: Wer weiß noch ein gutes Familienrezept? Jedes Jahrzehnt hatte seinen kulinarischen Zeitgeist: In den 60er Jahren gab es kein Buffet ohne dekorative Butterformen (Butterrose, Butterigel), in den 70ern liebte man es „gefüllt", angefangen von Eiern bis hin zu Windbeuteln, Fondue und Raclette waren „in" und Krabben, Oliven oder Sardellen durften auf keinem Buffet fehlen. Sprechen Sie sich mit dem Pflegepersonal ab, das Angebot von Speisen stellt am Ende der Stunde den Übergang zum Alltag dar und sollte von der Einrichtung mitgetragen werden.

---

8   Werner, M., von Braunschweig, R., Praxis Aromatherapie. Grundlagen – Steckbriefe – Indikationen, Stuttgart: Haug 2016.
9   https://www.donbosco-medien.de/biografiearbeit-mit-dem-kamishibai/c-553.

## Musik

Klassisches Liedgut zu den Festen im Jahreskreis wird generationsübergreifend gerne gesungen: Vielleicht können Sie mit einem nahe gelegenen Kindergarten oder einer Grundschule eine Kooperation schließen und eine Kindergruppe einladen? Jung und Alt können sich hier auf „Augenhöhe" begegnen.

## Theater/Film

Zeitnah zur Stunde können Sie anregen, dass ein thematisch passender alter Film, über den Sie gesprochen haben oder dessen Musik[10] Sie bereits mit den TN angehört haben mit dem Beamer gezeigt wird. Laden Sie einen Künstler zu einer Lesung ein, eine Musik- oder Tanzschule zu einer Vorführung. Vielleicht möchten Sie selbst ein künstlerisches Programm darbieten? Schön ist es, wenn Sie zu einer solchen Veranstaltung auch die Angehörigen begrüßen können: Machen Sie ein Konzert, eine Lesung (wieder) zu einem gemeinsamen kulturellen Ereignis. Haben Sie dabei inhaltlich immer die Interessen und Vorlieben Ihrer TN im Blick, unterfordern oder überfordern Sie sie nicht. Die Musiktherapeutinnen Nina Aue und Christa Morascher stellen auf Youtube ihr „kulturintegratives Projekt für Menschen im Wachkoma Tactilus"[11] vor und zeigen eine sehr gelungene Begegnung mit Patienten und Angehörigen jenseits des Alltäglichen – kein funktioneller, pflegerischer Kontakt, sondern einfach das Genießen des entspannten Zusammenseins, mit allen Sinnen: Riechen, Fühlen, Schmecken – die musikalische Weltreise beinhaltet auch Düfte, Berührung durch Massage und orale sowie taktile Stimulation. Das Besondere: Die TN erhalten eine „Erinnerungsbox" mit den Utensilien, die für die Musikkreise benötigt werden und einer CD-Aufnahme aller Lieder, so bleibt die Musikkreise für die TN wiederholt erlebbar.

## Mantren und Kirchenlieder singen

Viele Hochbetagte erinnern Kirchenlieder sehr genau und empfinden das Singen dieser Lieder als stützend und sehr nährend. Ebenso können Sie aber auch mit neuem Liedgut vertraut gemacht werden: Mantren als gesungenes Gebet kommen mit wenig Text aus, meist nur ein Satz. Das wiederholte Singen bietet ein tiefes Eintauchen und lebendiges Spüren – Anregungen finden Sie im „Buch der heilsamen Lieder"[12] oder den „Come together songs", Liederbüchern, welche vom Verein Singende Krankenhäuser e. V.[13] speziell für den Gesundheitsbereich konzipiert wurden. Und auch hier gilt wieder: Warum nicht das Singen mit Bewegung verbinden? Oftmals werden die Lieder mit Tanz- und Bewegungselementen oder Kreis- und Begegnungsformen verbunden und erhalten dadurch eine noch tiefere

---

10  Beispiel: Tonfilm Schlager 30er, 40er Jahre, 10CDs, Flex Media B00067R492.
11  https://www.youtube.com/watch?v=Kh2T1zELoeQ;  http://files.pflegenundwohnen.de/medienberichte/puw-projekt-tactilus-wachkoma-2-2017-s48ff.pdf.
12  Bossinger W., Neubronner, K. (Hrsg.), Das Buch der heilsamen Lieder, Battweiler: Traumzeit-Verlag 2010.
13  https://www.singende-krankenhaeuser.de.

Wirkebene. Der Verein bildet Singleiter als Multiplikatoren des „Heilsamen Singens" aus.

*„Wenn einer aus seiner Seele singt*
*heilt er zugleich seine innere Welt.*
*Wenn alle aus ihrer Seele singen*
*und eins sind in der Musik,*
*heilen sie zugleich auch die äußere Welt."*

*Yehudi Menhuin (1916–1999)*

## Großer Intermedialkreis: Begleitung Anorexie-Patientin

### Idee

Dieses Beispiel veranschaulicht einen großen Intermedialkreis zur Begleitung einer einzelnen Klientin. Die Indikation Anorexie ist nur exemplarisch – leicht können Sie die Arbeitsweise auf die Menschen, die Sie begleiten, anpassen. Auch wenn es keine bestimmte Reihenfolge gibt, ist es ratsam die Themen Ressourcen, Stärken, soziale Beziehungen und Leiblichkeit[14] jeweils an den Anfang stellen, um im weiteren Verlauf darauf aufbauen zu können.

### Vorbereitung

Lernen Sie in der Erstbegegnung Ihre Klientin kennen und schaffen Sie nach dem musiktherapeutischen Anamnesegespräch (s. Musiktherapeutische Vorsorge Untersuchung) und der Auftragsklärung ein gemeinsames Arbeitsbündnis. Danach erfolgt die Instrumentenexploration durch die Klientin und möglicherweise eine gemeinsame Improvisation. Damit schließen Sie die Erstbegegnung ab und konzeptionieren den Intermodalkreis.

### Module

### Theater/Film

Die Klientin ordnet sich selbst ein Instrument zu. Welchè Qualitäten hat dieses Instrument? Laden Sie die Klientin ein, auf einer imaginären Bühne (markieren) sich mit dem Instrument identifizierend laut über sich und in der Ich-Form als Monolog zu erzählen, z. B.: „Ich bin ein Streichpsalter. Man kann mit einem Bogen über meine Saiten streichen, dann klinge ich. Man muss mich sorgfältig behandeln und richtig stimmen. Oft klinge ich schräg und kratzig, das mögen viele Menschen nicht, ich auch nicht. Ich bin ein Soloinstrument, komme gut alleine zurecht …" Wenn es ihr schwerfällt, können Sie als „Interviewerin" helfen, einen Einstieg zu finden.

Zu einem etwas späteren Zeitpunkt können Sie das Medium Film integrieren, (s. *Film ab! Klappe 2: „Ein Brief für dich"*, S. 266ff.).

---

14   Musiktherapeutische Lebensweltdiagnostik: Frohne Hagemann, I., Pleß-Adamczyk, H., Indikation Musiktherapie bei psychischen Problemen im Kindes- u. Jugendalter, Göttingen: Vandenhoeck & Ruprecht 2005, S. 68f.

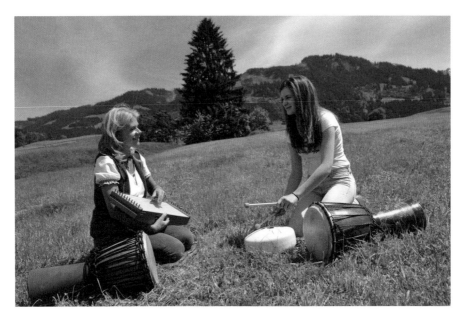

Abb. 6: Improvisation mit der Klientin in der Natur

## Bild/Formen

Laden Sie die Klientin zum Malen ein, ein Selbstbildnis auf ein Blatt zu zeichnen und anschließend zu vertonen. Genauso verfahren Sie mit den Ressourcen: Was ist ihr wichtig? Was tut ihr gut? Welche sind ihre Stärken? Die Klientin zeichnet zuerst auf ein Blatt und ordnet danach ihren Ressourcen Instrumente zu und bringt sie zum Klingen.

## Musik

Die Klientin ordnet sich und ihren wichtigsten Bezugspersonen aus Familie und Freundeskreis Instrumente zu und platziert diese im Raum entsprechend ihrer Beziehung zu den einzelnen Personen. Sie bringt sie einzeln und in Beziehung zueinander zum Klingen, dabei kann auch ihre eigene Rolle musikalisch deutlich werden.

Laden Sie die Klientin zum Improvisieren ein: Frei oder zu bestimmten Themen (z. B. Darstellung ihrer Befindlichkeit), solo oder im Dialog mit Ihnen (s. Abb. 6). Die Klientin kann ihre eigenen Fähigkeiten zur Entlastung von Ansprüchen hinsichtlich eines von außen zu erbringenden bestimmten Leistungs- und Schönheitsideals erfahren und üben, ihre Emotionen und seelischen Nöte musikalisch zum Ausdruck zu bringen.

Fördern Sie mit dem achtsamen Hören von Musik das Empfinden der eigenen Leiblichkeit und die bewusste Wahrnehmung der Gefühle und Gedanken[15].

---

15   Röcker, A. E., Klang als Weg zur Achtsamkeit, München: Südwest 2010.

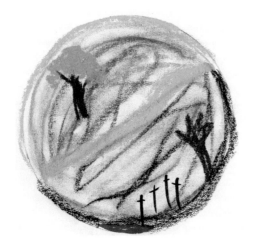

Abb. 7: Mandala-Beispiel

Die Musiktherapeutin Anna E. Röcker bietet in ihrem Buch „Klang als Weg zur Achtsamkeit" mehr als nur eine praktische Anleitung dazu. Je nach musikalischen Vorkennnissen ist zu empfehlen, mit einfacher Instrumental- und Vokalmusik und Klängen aus der Natur zu beginnen, bevor Sie komplexere mehrstimmige Musik oder symphonische Musik anbieten.

Mit der Musiktherapeutischen Tiefenentspannung auf dem Liegemonochord kann die Klientin üben, ihre Wahrnehmung ganz nach innen zu richten. Die Klänge selbst werden zu einer ganzheitlichen Körpererfahrung und unterstützen ihre Entwicklung eines positiven Körpergefühls.

Laden Sie die Klientin ein, ihre Lieblingsmusik mitzubringen. Welchen Bezug hat sie dazu, was bedeutet ihr diese Musik? Worum geht es im Text? Welche Merkmale hat die Musik?

### Poesie

Wählen Sie als Arbeitsgrundlage einen Song der Popliteratur passend zum Themenfeld Klientin aus, z. B. „Sie is(s)t nicht mehr" von *Die dritte Generation*. Was bewegte die Verfasser? Was wollten sie ausdrücken und welche Erfahrungen teilen sie mit? Dies erleichtert der Klientin das Reden über ihre Problematik und verhilft ihr zur nötigen Distanz, wo sie es (noch) braucht.

Einen eigenen Song schreiben? Ermutigen Sie die Klientin dazu, ein Gedicht oder einen Text zu schreiben und suchen sie danach gemeinsam einen passenden musikalischen Ausdruck (s. *Songwriting*, S. 254ff.). Der fertige Song wird für die Klientin aufgenommen.

Verknüpfen Sie eine therapeutische Geschichte oder ein passendes Märchen, z. B. „Das hässliche Entlein"[16], welches Sie der Klientin, entspannt liegend, erzählen oder

---

16    Johnston, A., Die Frau, die im Mondlicht aß. Ess-Störungen überwinden durch die Weisheit uralter Märchen und Mythen, München: Knaur 2007, S. 193f.

vorlesen, mit einer darauffolgenden Musikreise. Wählen Sie geeignete klassische Musik selbst aus, sehr gut eignen sich aber auch die thematisch zusammengestellten Musikreisen von Musiktherapeutin Anna E. Röcker: „Musikreisen als Heilungsweg", hier zum Thema Sinndefizit und Sucht[17]. Die Musik hilft die Symbolik des Märchens zu vertiefen und erleichtert der Klientin den Kontakt mit ihrer inneren Stimme. Besprechen und erforschen Sie mit ihr ihre inneren Bilder. Vielleicht fällt es ihr zunächst leichter diese auf ein Blatt Papier mit einem leeren Mandalakreis zu zeichnen – innerhalb oder außerhalb des Kreises. Betrachten Sie das Bild gemeinsam in Ruhe, erinnern Sie, warum Sie diese Reise gemacht haben. (s. Abb. 7)

## Tanz/Bewegung

Den Körper sprechen lassen: Spielen Sie zu einem der formulierten Therapieziele (z. B. Gemeinschaft erleben, zugehörig sein) ein geeignetes Mantra vor und laden Sie die Klientin ein, beim Hören der Musik zunächst mit geschlossenen Augen innere Bilder kommen zu lassen – Bilder aus ihrer Erinnerung, wo sie das Gefühl erlebt hat oder aus ihrer Imaginationskraft heraus. Spielen Sie das Mantra nochmals und bitten Sie die Klientin nun eine wiederholbare Körperbewegung zu finden, ein Körpermantra als Antwort ihres Körpers zu entwickeln.

Zur Lieblingsmusik frei tanzen, sich „ausschütteln" oder eine Bewegungsimprovisation zu klassischer Musik oder improvisierter Musik – zu Musik, Tanz und Bewegung können Sie die Klientin immer einladen, damit sie sich spürt, um sie zu aktivieren oder um ihr zu einer Spannungsabfuhr zu verhelfen. Beginnen Sie mit der eigenen Berührung des Körpers durch Klopfen, Streichen, Massieren, damit die Klientin in Kontakt mit ihrem Körper kommt. Die Klientin kann sich ganzheitlich erfahren, spielerisch an einer bewussten Beziehung zu ihrem Körper arbeiten. Laden Sie sie ein, die eigene Körpersprache (Mimik, Gestik, Haltung) zu erforschen. Danach gehen Sie mit ihr einen Moment in die Stille, setzen oder legen sich hin, spüren nach.

In der therapeutischen Arbeit mit Leibbewegungen wird die Mehrdeutigkeit unserer Begrifflichkeiten genutzt. Zum Beispiel die Raum-Richtungsleibbewegungen (hinein – hinaus, rechts – links, hinauf – hinunter, vor – zurück) erspüren und damit *Richtung und Raum* mit *Bewegen und Erleben* verknüpfen. Sehr ausführlich beschreiben Udo Baer und Gabriele Frick-Baer in ihrem Praxisbuch Leiborientierter Musiktherapie[18] ihr Konzept der Leibbewegungen, hier eine Übung daraus:

Laden Sie die Klientin ein, sich einen Platz im Raum zu suchen, ihren Atemfluss zu spüren, ihre Körperrückseite und schließlich den Raum dahinter wahrzunehmen. Lassen Sie Zeit. Welche Gedanken, Gefühle, Bilder kommen ihr ins Bewusstsein, wenn Sie die Themen „Rückendeckung haben, etwas zurücklassen, etwas liegt hinter mir oder dort komme ich her" ansprechen? Laden Sie ein, mit einem Schritt nach hinten einzutreten in den Raum hinter ihr und mit der Stimme oder einem In-

---

17  Röcker, A. E., Musik-Reisen als Heilungsweg, Buch mit CD, München: Goldmann 2005.
18  Baer, U., Frick-Baer, G., Klingen, um in sich zu wohnen, Neukirchen-Vluyn: Affenkönig Verlag 2009, S. 68ff.

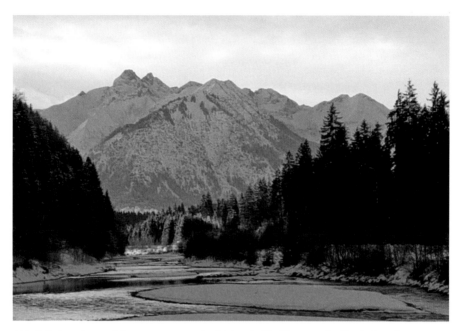

Abb. 8: Antworten und Anregungen von der Natur als Co-Therapeutin: Der Lebensfluss

strument einen Klang zu finden für das Erleben der Rückseite und ihres hinteren Raumes. Danach möge sie wieder einen Schritt nach vorne machen, in das „Hier und Jetzt" treten und möglichst klar und fest wieder an ihrem Standort stehen. Hat sich nach dem Musizieren etwas verändert? Gilt es, etwas abzuschütteln, was hinter ihr liegt? Lassen Sie Zeit zum Nachspüren.

### Natur

Unternehmen Sie mit der Klientin einen gemeinsamen Hör-Spaziergang in der Natur. Die Klientin kann mit einem Aufnahmegerät alle Geräusche und Klänge aufnehmen, die sie als entspannend empfindet (z. B. Bach, Vögel, Blätterrascheln). Daraus erstellen Sie eine persönliche CD. Unterstützen Sie Ihre Klientin darin, in der Natur nach Antworten und Anregungen auf ihre momentane Befindlichkeit und für sie bedeutende Lebensfragen zu finden. Ein Flussbett, z. B., welches sich wie auf dem Foto (Abb. 8) an einer Stelle mit mehreren Nebenflüssen öffnet und kleine Inseln bildet, bietet sich als Metapher für den Lebensfluss, den individuellen Lebensweg an. Es ist von Bedeutung, was die Klientin selbst wahrnimmt. Sie können als Begleiterin aber Fragen stellen: „Was nehmen Sie wahr, wenn Sie sich jetzt achtsam umsehen? Können Sie sich mit ihrem Lebensweg mit diesem Fluss identifizieren? Wenn ja, an welcher Stelle des Flussbettes sehen Sie sich jetzt gerade? Was bedeutet die große Insel in der Mitte für Sie?"

Die „Spirituelle Wanderung" eignet sich für den Abschluss der therapeutischen Begleitung, s. S. 289ff.

## Idee

„Musik – Demenz – Begegnung", Musiktherapie für Menschen mit Demenz"[19] – dieses Grundlagenbuch beschreibt eindrucksvoll einen Weg zur angemessenen Begleitung auf Augenhöhe. Daraus soll hier beispielhaft der Ablauf einer Gruppenstunde mit mobilen Bewohnern einer stationären Pflegeeinrichtung beschrieben werden. Die Stunde findet in der Offenheit des Gemeinschaftsraums am Tisch einer Wohngruppe statt, eine Organisationsstruktur wie sie heute in sehr vielen Einrichtungen zu finden ist.

## Vorbereitung

Ein kurzes Vorgespräch mit den Pflegenden zur aktuellen Befindlichkeit der Bewohner bedeutet immer auch den ersten Schritt hinein in das bestehende soziale System aus Bewohnern und Pflegenden. Im zweiten Schritt, beim Betreten des Gemeinschaftsraumes, lenken Sie Ihre Aufmerksamkeit auf die atmosphärischen Besonderheiten und das Raumklima: Muss noch einmal gelüftet werden? Braucht es mehr Licht?

## Ablauf

Es wirkt sich sehr positiv auf die Kontaktbereitschaft und die Aufmerksamkeit der Bewohner aus, wenn Sie die Bewohner einzeln begrüßen und so jede Kontaktaufnahme individuell gestalten.

## Musik

Die Stunde beginnt mit einem Lied, welches die Bewohner jetzt durch das gemeinsame Singen miteinander verbindet. Wählen Sie ein Lied mit einem allgemein hohen Bekanntheitsgrad, sodass möglichst viele Bewohner auch mehrstrophig mitsingen können. Das Singen bleibt zentraler Bestandteil, hier kommt es nicht auf eine abwechselnde Gestaltung an, sondern auf vertraute Strukturen. Ein immer wiederkehrendes Lied bietet „Sicherheit in drei Strophen"[20]. Am Ende eines Liedes können Sie übergehen in ein freies Improvisieren auf Tonsilben oder Sie kom-

---

19 Muthesius, D., Sonntag, J., Warme, B., Falk, M., Musik – Demenz – Begegnung, Buch mit DVD, Frankfurt: Mabuse 2010.
20 Ebd., S. 151.

munizieren im Wechsel der Strophen spielend und improvisierend mit Dynamik oder Tempo.

Atmosphärisch wirkt sich die Musik auf den gesamten Wohnbereich aus, lädt ein, lockt an. Integrieren Sie hinzukommende Menschen – vielleicht am Gruppentisch, vielleicht am Rand in einem Sessel – gemäß ihrem Bedarf an Nähe und Distanz. Liederbücher können helfen vergessen geglaubte Lieder und Strophen zu erinnern, sollten allerdings in sinnvollem Maße und mit Bedacht verwendet werden, um Frustrationen hinsichtlich mangelnder Konzentrationsfähigkeit oder mangelnder Sehkraft zu vermeiden. Eine Bewohnerin, die kognitiv dazu in der Lage ist, kann anhand eines Liederbuchs allerdings helfen, Lieder auszuwählen oder einzelne Strophen vortragen und damit ein Erfolgserlebnis und Selbstwirksamkeit zu erfahren. Setzen Sie einfache Rhythmusinstrumente zur Liedbegleitung ein, die Sie bereits zu Beginn der Stunde auf den Gruppentisch legen. Von dort können sie eigeninitiativ aufgenommen werden. Greifen Sie Bewegungsimpulse der Bewohner auf und verstärken diese, indem Sie sie in ein Schlagen der Trommel, Streichen des Trommelfells, Schütteln der Rassel „übersetzen". Die Instrumente erlauben auch denjenigen in der Gruppe eine Teilhabe, die nicht mitsingen mögen oder können. Eine solche Liedbegleitung kann sich über das Lied hinaus selbst zu einer freien Improvisation entwickeln.

### Poesie

Lesen Sie ein bekanntes Gedicht vor, wiederholen Sie es gemeinsam mit den TN. Wählen Sie passend zur Jahreszeit oder den Liedern der Stunde.

### Bewegung

Musik aktiviert und mag die Bewohner zum Aufstehen und sich Bewegen anregen – ein Bedürfnis, das bei vielen Menschen mit Demenz ohnehin besteht und von Ihnen, da wo es sich zeigt, behutsam aufgegriffen werden kann. Tanzen Sie mit den Menschen und seien Sie dabei offen für deren Impulse. Verzichten Sie bei Menschen mit schwerer Demenz auf von außen strukturiertes Anleiten.

### Musik

Gestalten Sie auch den Abschluss jeder Stunde als Ritual. Dieses besteht aus dem Ausschenken eines Getränks und dem Singen eines Abschiedsliedes. Das Trinken ist auch deshalb Bestandteil der Gruppenstunde, da Demenz Betroffene häufig zu wenig trinken. Es eignen sich Lieder besonders, die das Wiedersehen thematisieren und das Abschiednehmen somit erleichtern. Vielleicht brauchen einzelne Bewohner einen Einzelkontakt zur Erleichterung des Übergangs in den Alltag. Im Abschlussgespräch mit den Pflegenden berichten Sie von der Stunde und den aktuellen Befindlichkeiten, die sich bei den Bewohnern zeigten oder entwickelten.

# Intermediale Classics

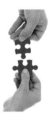

## Idee

In diesem Kapitel finden Sie fünf Spielmodelle in Anlehnung an die „Klassiker" von Decker-Voigts „Medientherapie und Medienpädagogik"[21] und Knills intermedialer „Expressiv Therapy"[22] – u. a. erweitert durch den Einbezug digitaler Medien.

## Spiel 1

Verteilen Sie mehrere Bilder auf dem Boden des Gruppenraums. Dies können Kopien von Kunstwerken sein, Postkarten (ohne Text im Bild), Fotos von Menschen, Landschaften, Gegenständen. Die TN gehen durch den Raum, betrachten in Stille die Bilder, lassen sie auf sich wirken, um sich am Ende in Paaren zu einem Bild zu stellen, was sie besonders anspricht – bei ungerader Teilnehmerzahl ist *eine* Dreier-Gruppe erlaubt. Dieser Prozess kann eine Weile in Anspruch nehmen. Wer sich zu einem Bild stellt, spricht damit eine Einladung an andere TN aus, dazuzukommen. Es kann sein, dass man sich noch einmal umentscheiden und bewegen muss, wenn man keine Partnerin zu seinem Bild findet. Sammeln Sie die übrigen Bilder ein und lassen Sie die Paare einen Platz im Raum einnehmen, wo sie ungestört von den anderen in Kontakt gehen können. Die Paare tauschen sich nun untereinander aus, was sie jeweils in dem Bild sehen, was sie darin angesprochen hat, womit sie den Inhalt des Bildes verbinden. Eine TN notiert während des verbalen Ausdrucks der Partnerin in Stichworten auf einem Blatt Papier. Anhand der Stichworte schreiben die Paare gemeinsam eine Geschichte oder ein Gedicht zu ihrem Bild. Danach überlegen sie einen Titel und mit welchen Instrumenten sie einen passenden musikalischen Ausdruck finden können. Alternativ ist es auch möglich, eine kleine Performance zu entwickeln, eine Szene, einen Dialog. Zum Abschluss kommen alle TN zusammen und die Paare zeigen sich gegenseitig, was sie zu ihrem Bild entwickelt haben. Im Feedback reflektieren die TN ihren eigenen Prozess und was sie im Ausdruck der anderen TN sahen.

## Spiel 2

Heute besitzen die meisten Menschen ein Handy. Die TN werden gebeten ihr Handy und Kopfhörer mitzubringen. Für dieses Spiel wird das Handy als Abspielgerät für Musik genutzt, die Sie den TN (8–12 TN) digital schicken. Dies kann einfach ein YouTube-Link per SMS sein, alternativ können Sie den TN ihren Link

21 Decker-Voigt, H.-H., Musik und Kommunikation, Zt. Für Medienpädagogik und Medientherapie in der sozialen Praxis, Heft Nr. 3, 1979.
22 Decker-Voigt, H.-H. (Hrsg.), Knill, P. J., Ausdruckstherapie, Lilienthal/Bremen: Eres Editon 1979.

auf einen kleinen Zettel schreiben. Sie sollten eine Liste mit den Rufnummern der TN und je nach Gruppengröße zwei bis vier in Stil, Dynamik und Tempo *unterschiedliche* (!) Musikstücke zum Versenden vorbereitet haben. Dies kann klassische Musik ebenso sein, wie Pop, Rock, Jazz oder Mantren. Ordnen Sie die TN in Paaren oder Kleingruppen den Musikstücken zu – außer Ihnen sollte noch niemand die Musiktitel und Gruppeneinteilung kennen, die TN sollten lediglich wissen, mit wie vielen sie eine Musik teilen werden. Laden Sie die TN ein, sich einen „Heimat-Platz" im Raum zu suchen und sich zu der Musik, die ihnen jetzt zugesandt wird, zu bewegen. Dies kann eine kleine Bewegung am Platz sein, ein sich wiederholendes Körpermantra bis hin zum Durch-den Raum-Tanzen. Je nach Gruppengröße haben mindestens zwei und mehr TN die gleiche Musik im Ohr – aber wer? Dies gilt es für die TN herauszufinden. Wer schwingt und bewegt sich wie ich? Bei kürzeren Musikstücken wiederholt man die Wiedergabe individuell mehrmals. Glaubt eine TN eine Partnerin mit derselben Musik gefunden zu haben, kommen sie zusammen, bilden eine Tanzgruppe und tanzen eine Weile gemeinsam weiter. Danach gehen alle TN zu ihrem Heimat-Platz zurück, spüren nach und malen ca. 10 Minuten ein Bild. Markieren Sie vier Plätze in der Raummitte. Spielen Sie jetzt nacheinander und erstmals laut für alle hörbar die Musikstücke: Die TN, die „ihre" Musik erkennen, kommen hier wieder zusammen und legen dort ihre Bilder ab. Geben Sie den TN eine Viertelstunde Zeit, sich auszutauschen und lassen Sie die TN einen Namen oder Titel für diesen Platz finden, auf ein Blatt schreiben und zu ihren Bildern legen. Die TN gehen nun wieder auseinander, betrachten in Stille die Bilder und Titel der anderen Paare/Gruppen und hinterlassen zu diesem Gesamteindruck jeweils kleine Kommentare, Sätze oder auch nur einzelne Wörter auf einem Blatt. Die Reaktionen auf ihren eigenen Platz mit Titel und Bildern schreiben sich die TN ab, gehen zu ihrem Heimatplatz zurück und schreiben mit diesem Material jede für sich ein Gedicht – allein der bereits gefundene Titel oder Name des Platzes verbleibt verbindendes Element. In einer großen Abschlussrunde tragen sich die TN gegenseitig ihre Gedichte vor. Im Feedback reflektieren die TN ihre individuellen wie gemeinschaftlichen Erfahrungen und Erlebnisse, ihren eigenen Prozess und das, was durch Resonanz mit anderen angeregt wurde.

## Spiel 3

Für dieses Spiel bringen die TN Taschenlampen mit oder Sie halten diese vorrätig. Wichtig ist, keine zu grellen, hellen Lampen zu benutzen. Verdunkeln Sie den Raum und laden Sie zunächst ein, sich einen Platz zu suchen und lassen Sie die TN den Raum erkunden: Lichtspaziergänge an Decke, Wänden und Boden. Nach einer Weile bilden die TN Paare und führen jeweils wechselseitig die Partnerin durch den Raum oder lassen sich führen, indem sie dem Lichtpunkt folgen. Große Gruppen können im dritten Schritt gemeinsam Figuren gestalten, z. B. einen Kreis und diesen auch in Bewegung bringen, sich drehen oder „atmen" lassen, indem man ihn gemeinsam kleiner und größer werden lässt. Nach diesem Warm-up

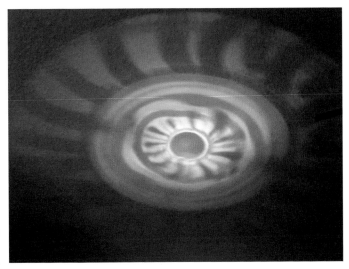

Abb. 9:
Taschenlampen-
Mandala

teilen Sie Permanent Marker in verschiedenen Farben aus und lassen die TN die Gläser ihrer Taschenlampen individuell bemalen. Je nachdem welche Musik Sie als Tanzmusik gewählt haben regen Sie die TN auch an ihre Glasbilder zu gestalten, denn nun werden die TN mit ihren bunten Lichtkreisen an der Decke tanzen (s. Abb. 9): Bunte Mandalas zu meditativer Musik, Blüten zu Tschaikowskys Blumenwalzer, geometrische Muster oder vielleicht nur einfarbige Kreise – je nach Ihrer Zielsetzung und Klientel lassen Sie einzeln, paarig oder in Gruppen aufeinander bezogen tanzen. Bieten Sie sich in Stil, Tempo und Dynamik unterscheidende Musik an. Sie kann auch selbst mit Instrumenten und Stimme gestaltet und improvisiert werden, teilen Sie hierzu die Gruppe in Musiker und Tänzer. Geben Sie Spielregeln (z.B. schnell, dynamisch mit crescendi) oder Themen (z.B. „Wir spielen ein Sonnenaufgang") vor oder regen Sie die TN an, diese selbst zu entwickeln. Dieses Spiel bietet sich auch gerade da an, wo Menschen krankheits- oder altersbedingt in ihrer Mobilität eingeschränkt sind, schenkt Ihnen Dank dieser Projektionsfläche geistig einen größeren Bewegungsradius und schließlich mit Ihrer Begleitung ein Erlebnis, welches ganz persönlich gestaltet werden kann: Mit einem Kind einen Ausflug ins Weltall und den Mond erkunden, mit einem Erwachsenen zu seiner Lieblingsmusik tanzen, mit einer Seniorin im Rollstuhl zu Musik ihrer Jugend ein Spaziergang in ihrer „alten" Heimat. Statt Taschenlampen kann man aber auch Virtual-Reality-Technik einsetzen. Ein Kölner Projekt ist hier Vorreiter in Deutschland:

## Natur und Digitale Medien

Und tatsächlich einen „fast echten" Spaziergang in der alten Heimat oder zu besonderen Orten in der freien Natur – Wälder, Berge, Seen, Flüsse, Meer – ermög-

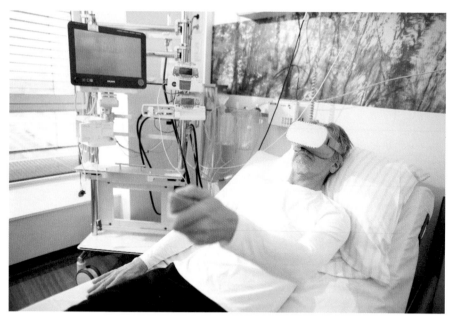

Abb. 10: Patient mit Virtual-Reality-Brille

licht Norbert Hermanns, Musiktherapeut in der Psychoonkologie der Uniklinik Köln seinen stationären Patienten. Mittels modernster Virtual-Reality-Technik (VR-Kamera, -PC, -Mikrophon, -Brille, s. Abb. 10) produziert er zusammen mit Jochen Steffens hochwertige, indikationsspezifische (z. B. die Stimmung erhellend, Angst lösend, beruhigend) Naturfilme von heilsamen Landschaften, die ab Herbst 2018 im Internet präsentiert werden. Sein Projekt „Köln VR360"[23] macht auch für teilweise oder gänzlich mobilitätseingeschränkte Menschen die heilsame Kraft der Natur zugänglich. Mit der VR-Brille ist es möglich, sich mitten im Filmgeschehen zu fühlen: im Wald, in den Dolomiten, am Meer. Und auch die Naturgeräusche werden adäquat zur Drehung des Kopfes zur Seite lauter oder leiser: Der Bach, der links plättschert oder das Rascheln der Blätter des Baumes rechts. Diese Sinneseindrücke sind annähernd so förderlich für die menschliche Psyche wie das Original selbst. Hermanns konnte feststellen, dass die Wirkung für seine Patienten durch daran anschließende musiktherapeutische Interventionen (z. B. Themen bezogene Lieder, Improvisationen mit Instrument und Stimme, lautmalender Atmungsvertiefung, die dem Meeresrauschen nachspürt) weiter vertieft werden kann. Diese glückliche Allianz von Naturerleben und Musik(machen) in der therapeutischen Begegnung ist ein für die wissenschaftliche Forschung hochaktuelles Thema (s. auch Japans „Waldbaden"). Nach Eric Pfeffers „Outdoor Musiktherapie[24]" erscheint in Kürze mit ihm als Herausgeber und 39 Fachautoren das 2-bändige

---

23    https://www.facebook.com/KoelnVR360/.
24    Pfeiffer, E., Outdoor Musiktherapie, Wiesbaden: Reichert 2012.

Grundlagenwerk „Natur in Psychotherapie und Künstlerischer Therapie[25]" – für alle interessierten Leserinnen, die sich hier weiter einarbeiten möchten.

## Spiel 4

Laden Sie die Klientin ein, zu ihrer Befindlichkeit oder einem Thema ein Bild zu malen. Geben Sie einen leeren Mandalakreis vor – die Klientin ist in der Gestaltung dessen frei. Es geht nicht um eine symmetrische Anordnung, sondern um eine Fokussierung und eine vielleicht die Klientin erleichternde Begrenzung der Fläche. Wenn sie fertig ist, malen Sie ihr auf einem zweiten Blatt ein „resonierendes" Bild dazu. In Gruppen finden sich die TN in Paaren zusammen und in Kleingruppen können jeweils 2–3 TN im Kollektiv auf eineTN resonieren. Wie versteht die Klientin die Antwort, welche sie in Form eines Bildes bekommen hat? Was im Bild der Klientin hat Sie oder die TN als Antwortgeber angesprochen in einer bestimmten Weise zu antworten? Im anschließenden verbalen Austausch spüren Sie gemeinsam dem Prozess nach. Als Variante lassen Sie die Klientin statt des Bildes einen körperlichen Ausdruck, eine Bewegung finden – sozusagen ein „tänzerisches 1-Minuten Bild" und setzen das Spiel in gleicher Weise fort. Gleichfalls könnten Sie auch zu einem bildhaften einen körperlichen Ausdruck als Antwort finden lassen. Lassen sich Bilder und Bewegungen in Musik umsetzen? Bestimmt! So schließen Sie mit einer gemeinsamen Improvisation ab.

## Spiel 5

Kohuts „Glanz im Auge der Mutter" bezieht sich auf die Spiegelung von kindlichen Äußerungen, das Aufnehmen und Imitieren kindlicher Gestik und Mimik durch die Mutter und ihre positive, emotionale Re-Aktion, wodurch das Kind in seiner Entwicklung eines gesunden Selbstbewusstseins gefördert wird. Diese Würdigung des „wahren" Selbst können Klienten nachnährend zur Entlastung von Ansprüchen von außen hinsichtlich eines zu erbringenden bestimmten Leistungs-, Schönheits- und Wertigkeitsideals dort erfahren, wo eben dieses Selbstbewusstsein nicht oder nicht mehr vorhanden ist. Die folgende Spiegelübung nach Decker-Voigt (MVF: „Musiktherapeutisches Video-Feedback"[26]) können Sie sehr gut in der Einzelbegegnung einsetzen: Sie und die Klientin schauen in einen Spiegel. Die Klientin erfährt nun im synchronen Schauen auf sich selbst im materiellen Spiegel als auch auf Ihren (= Therapeutin) menschlich lebendigen Spiegel eben jene Würdigung, indem Sie ihr gefühlte 1–2 Minuten lang ihren Namen und dann supportive Eigenschaften nennen. Gehen Sie vom verbalen Feedback allmählich über in

25 Pfeiffer, E. (Hrsg.), Natur in Psychotherapie und Künstlerischer Therapie, Psychosozial-Verlag (vorauss.) 2018.
26 Decker-Voigt, H.-H., Musik und Kommunikation, Zt. Für Medienpädagogik und Medientherapie in der sozialen Praxis, Lilienthal/Bremen: Eres Edition 1979.

eine vokale Improvisation. Als Gruppe schauen Sie mit allen TN gleichzeitig in einen (dementsprechend größeren) Spiegel. Alle TN betrachten sich selbst und Sie
nennen einen ersten Namen. Der oder die Aufgerufene erhält ein stützendes, cho-
risches Feedback während sie den Blick auf ihr Spiegelbild hält. Die TN variieren
in der Aussprache des Namens, flüstern ihn, klingen hoch, tief, etwas lauter oder
leise, wer mag nennt positive Eigenschaften der Aufgerufenen dazu und alle gehen
allmählich über in ein stimmliches Cluster. Nach den 1–2 Minuten ruft die Besun-
gene den nächsten Namen auf und das Spiel geht weiter. Die Spiegelübung mag
eine zutiefst Berührende sein – lassen Sie genügend Raum zum stillen Nachspüren.

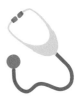

# Musiktherapeutische Vorsorgeuntersuchung MVU

## Idee

Medizinische Vorsorgeuntersuchungen zur Früherkennung von Herz-Kreislauf-Erkrankungen oder Krebs sind heute Standard. Die MVU als „musiktherapeutischer Vorsorgecheck" lenkt den Blick auf die seelisch-geistige Verfassung der Klientin, das Aufspüren von Stressoren und verborgenen Konflikten, um gegebenenfalls mit geeigneten Interventionen diese zu bearbeiten, bevor sie sich als Krankheiten manifestieren.

## Vorbereitung

Sie benötigen ein digitales Aufnahmegerät, z. B. ZOOM H1 und ein Audiobearbeitungsprogramm, wie beispielsweise Audacity, welches Sie kostenlos im Internet herunterladen können. Bitten Sie die Klientin ihre aktuelle Lieblingsmusik mitzubringen.

## MVU Teil 1

Beginnen Sie mit der Anamnese: Fragen zur musikalischen Sozialisation, Lieblingsmusik(en) und Hörgewohnheiten legen Ressourcen Ihrer Klientin frei: Welche Musik, welche Klänge und Geräusche berühren tief, motivieren, aktivieren, beruhigen, stärken die Klientin?

*Was führt Sie zu mir? Wie ist Ihr aktuelles Befinden?*

*Was wünschen, erhoffen Sie sich?*

*Welchen Beitrag erhoffen Sie sich von mir (Therapeutin)?*

*Welchen Beitrag sind Sie bereit selbst zu leisten?*

*Welche Musik mögen Sie? Welche Musik lehnen Sie ab?*

*Wie hören Sie Musik (Konzert, Radio, nebenbei, bewusst, gar nicht, …)*

*Wie treffen Sie ihre Auswahl (zufällig, gezielt, stimmungsabhängig, …)*

*Welche Bedeutung hat Musik in ihrem Leben?*

*Welche Instrumentenklänge bevorzugen Sie?*

*Haben Sie eigene musizierpraktische Erfahrungen gemacht?*

*Welche Geräusche und Klänge mögen Sie? (Wasser, Blätterrascheln)*

*Wie empfinden Sie Ihr Entspannungsvermögen – was beruhigt?*

*Hat Ihre Krankheit etwas an ihrem Umgang mit Musik verändert?*

*Ist Ihr Hörvermögen gut oder beeinträchtigt?*

*Was wissen oder vermuten Sie zu der Lieblingsmusik der Eltern?*

*Erinnern Sie die Klangwelt ihrer Kindheit?*

*Erinnern Sie Kinderlieder, die ihnen vorgesungen wurden oder die sie gesungen haben?*

Musik

Erstellen Sie eine Standortbestimmung mithilfe des Lebensrades: Die Klientin erhält die Aufgabe, zu den wichtigsten Lebensbereichen Stellvertreterinstrumente auszuwählen (bei Erstbegegnung nach der Instrumentenexploration). Mithilfe eines Reifens oder einer mit Kreppband am Boden markierten Kreislinie kann sie sichtbar machen, wie zufrieden (10/Außen) oder unzufrieden (0/Mitte) sie in den verschiedenen Bereichen ist, indem sie die Instrumente dementsprechend platziert. (s. Abb. 11)

Die Lebensbereiche können auch gemeinsam mit der Klientin erarbeitet werden und somit in ihrer Anzahl variieren. Wichtig ist, dass alle persönlich relevan-

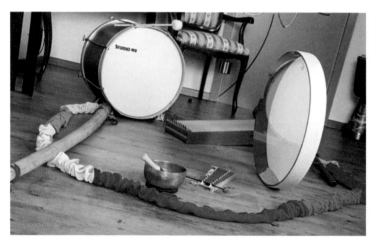

Abb. 11:
Lebensrad einer
Patientin

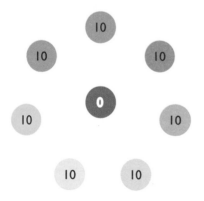

**Lebensrad**

Wohlergehen
Familie
Beziehungen
Beruf und Karriere
Spiritualität
Selbstverwirklichung
Gesundheit und Fitness

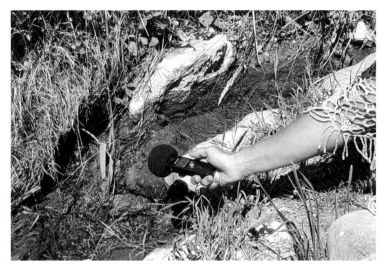

Abb. 12:
Hör-Spaziergang:
Aufnehmen
angenehmer Klänge
und Geräusche

ten Lebensbereiche abgebildet werden. Wie hört sich die aktuelle Lebensmusik der Klientin nun für Sie an? Die Klientin improvisiert mit den Instrumenten, indem sie sich nacheinander auch körperlich in die jeweiligen Felder hineinbegibt. Ihnen erschließt sich nun auf mehreren Ebenen ein umfassendes Bild der aktuellen Lebenssituation ihrer Klientin durch:

*Symbolkraft der Instrumente (Form, Material, Größe, Klang, usw.)*

*Platzierung der Instrumente im Lebensrad (wie rund oder unrund läuft das Lebensrad?)*

*Wie die Instrumente gespielt werden*

Nehmen Sie die Improvisation auf, mit dem Audiobearbeitungsprogramm können Sie später die einzeln von der Klientin gespielten Instrumente zu *einem Klangbild* verbinden. In Ihrem Feedback machen Sie Ihrer Klientin diese symbolische Bedeutung von Instrumentenwahl, Platzierung und Klang bewusst und gehen auf die Ressourcen und Problemfelder ein und zeigen potentielle Lösungswege auf.

Hören Sie sich jetzt gemeinsam die mitgebrachte aktuelle Lieblingsmusik der Klientin an. In der Reflexion werden die musikalischen Parameter Melodie, Harmonie, Rhythmus, Form und Klang und bei Liedern auch der Text in Beziehung zum Lebensrad der Klientin gesetzt.

Natur

Zum Ende des ersten Moduls entlassen Sie die Klientin mit einem digitalen Aufnahmegerät, mit welchem die Klientin ihr persönliches Umfeld wohltuende Klänge und Naturgeräusche aufnehmen kann (s. Abb. 12). Für diesen Hörspaziergang hat sie eine Woche Zeit. Die einzelnen Aufnahmen (z. B. Bach, Wind, Vögel, Regen, Stimmen …) sollten mindestens fünf Minuten dauern. Das Gerät schickt sie zur weiteren Bearbeitung an Sie zurück, daraus werden Sie eine individuelle „Klang-Ressource" erstellen.

## MVU Teil II

In der zweiten Begegnung erinnern Sie zunächst gemeinsam alle mit der Klientin im ersten Teil erarbeiteten Lebensthemen. Im Focus stehen die Selbsteinschätzung des aktuellen Befindens der Klientin, ihre erarbeiteten Ressourcen, Problemfelder und Lösungswege und die Aufnahmen ihres Hörspaziergangs. Dies gibt Ihnen Aufschluss darüber, ob Behandlungsbedarf indiziert ist oder Ihre Klientin aufgrund eigener Resilienz ihre Gesundheit bewahren oder wiederherstellen kann. Zur Unterstützung erhält sie von Ihnen in jedem Fall eine persönliche MVU-CD, welche Sie zwischenzeitlich basierend auf den Aufnahmen des Hörspaziergangs, der Lieblingsmusik und den stärkenden Anteilen der Lebensmusik erstellt haben.

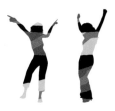

# Community Dance Projekt

### Idee

Diese Idee, in Anlehnung an Royston Maldoom's „Community Dance"[27] ermöglicht großen Gruppen gemeinschaftlich Themen wie z. B. Flucht, Angst oder Gemeinschaft zu bearbeiten, körperlich zu erforschen und auszudrücken. Sie eignet sich insbesondere als Integrationsprojekt für die Arbeit mit geflüchteten Kindern und Jugendlichen und kann mit einer Performance abgeschlossen werden. Sie selbst sollten über tänzerische Erfahrungen verfügen, gegebenenfalls können Sie auch mit einer Choreographin kooperieren.

### Vorbereitung

#### Poesie

Starten Sie mit einem gemeinsamen Brainstorming zum Thema: Welche Begriffe fallen den TN ein? Gefühle, Farben, Formen, Licht- und Schattenseiten des Themas – Sammeln Sie und notieren Sie gut lesbar auf einer Flipchart oder besser auf einer großen Pinnwand. Die TN verfassen anschließend jede für sich ein Gedicht oder kleinen Prosatext und tragen dies in der Gruppe vor.

### Ablauf

#### Tanz und Bewegung

Die Fokusübung ist unerlässlich, wenn Sie aufführungsorientiert arbeiten, jedoch bietet sie in *jedem* Kontext den Übenden die Möglichkeit, Präsenz und Achtsamkeit zu üben, sich der Qualität von Stille bewusst zu werden. Die TN suchen sich ihren Platz im Raum, sodass alle etwa gleich weit voneinander entfernt stehen, die Füße parallel hüftbreit auseinander, die Knie leicht gebeugt. Sie können die Übung wie folgt anleiten:

*„Ich lade euch ein, eurem Atem zu folgen – Ihr atmet ein ... und aus, dazwischen gibt es eine Pause. Wie ein sanftes Hin- und Her-Schwingen, als gäbe es nichts als diesen Atem ... Schließt nun eure Augen und spürt achtsam in euren Körper hinein, richtet eure ganze Aufmerksamkeit nach innen ... Wie die Füße den Boden berühren, die Arme, die locker an der Körperseite hängen ... vielleicht berührt der Mittelfinger die Oberschenkel, eure Schultern sind entspannt, der Kopf thront frei auf*

---

27   Bei Interesse sei zur Vertiefung das Praxisbuch: Carley, J., Royston Maldoom. Community Dance – Jeder kann tanzen, Leipzig: Henschel-Verlag 2010 empfohlen.

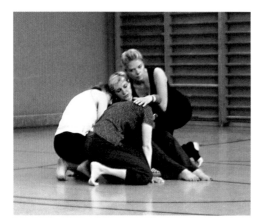 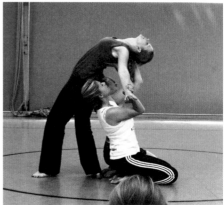

Abb. 13 und 14: Teilnehmerinnen Community Dance Workshop üben Figuren

*der Wirbelsäule. Es gibt nichts zu tun, nichts zu tragen, nichts zu händeln, nichts zu schultern … mit jedem Ausatmen immer mehr loslassen … Nun öffnet die Augen und richtet euren Kopf weiter auf, lasst ihn zur Decke wachsen. Ihr bewegt euch nicht und blickt geradeaus, nichts rechts, nicht links … Ihr blickt zunächst auf die Wand und jetzt stellt ihr euch vor, ihr könntet durch sie hindurch blicken … Stellt euch ein Land oder einen Ort vor, wo ihr gerne seid, euch beschützt fühlt … oder eine schöne Erinnerung und geht in Gedanken dorthin … Dies ist euer Ort, den nur ihr kennt, euer Schatz. Dorthin richtet ihr euren Blick mit erhobenem Kopf, stolz und kraftvoll, sodass ich eure Stärke spüren kann. Haltet dies für die nächste Minute.“ (Dauer bei Wiederholtem Üben steigern)*

Ebenfalls unerlässlich ist ein Aufwärmtraining, welches die TN sich von Kopf bis Fuß bewegen und dehnen lässt, um später Verletzungen zu vermeiden. Von Vorteil ist es, hier bereits die Bewegungen zu rhythmisieren, z. B. jeweils vier Zählzeiten die Arme nach oben heben und vier Zählzeiten wieder senken oder den Oberkörper auf Acht langsam zum Boden beugen und auf Acht wiederaufrichten. Die Bewegungen sollten fließen und punktgenau zum Ende kommen, dies fördert das Bewusstsein für die Bewegung im Raum und die TN lernen, sich Zeiten und Entfernungen gleichmäßig einzuteilen. Wenn Sie eine Aufwärm-Choreographie entwickelt haben, geben Sie den TN damit vorab bereits eine Idee, legen eine stilistische Spur, wohin die Reise gehen könnte und worauf die TN aufbauen können.

Nun folgt die eigentlich kreative Choreographie-Arbeit als tänzerisches Improvisations-Spiel. Große Gruppen werden in kleine zu je 4–6 Personen unterteilt. Jede Gruppe überlegt sich vier Figuren zum Thema, gehen Sie in dieser Reihenfolge vor: Figur 1 kreieren – Figur 2 kreieren – Übergang Figur 1/2 üben. Danach lassen Sie die Teilnehmer auf Ihren Zuruf die Figuren einnehmen, der „Fokus“ wird mit integriert: „Fokus – Figur 1 – Figur 2 – Fokus – Figur 2 …“ Auf die gleiche Weise kreieren und üben die TN Figur 3 und 4 bis sie ihre Figuren verinnerlicht haben. Aus der Verbindung der vier Figuren entsteht nun ein Tanz. Dazu stellen sich die TN am Boden eine große Raute vor, deren Eckenpunkte – Mitte vorne, Mitte hinten, links und rechts – von eins bis vier durchnummeriert und den Figuren zugeordnet werden. Die TN gehen nun die Eckpunkte nacheinander ab, um sich die Punkte und die jeweilige Figur einzuprägen. Auch der Weg zwischen den Punkten spielt eine wichtige Rolle, einmal beginnt die Startbewegung eines Weges vom Kopf heraus oder aus der Schulter, der Hüfte, dem Knie. Das überlegen die TN gemeinsam. Die Reihenfolge bleibt stets: Fokus – Figur 1 – Weg dazwischen – Fokus – Figur 2 – Weg dazwischen – Fokus – usw. Lassen Sie den TN Zeit, sodass sie einen organischen Übergang von der Figur in die Bewegung durch den Raum finden. Jetzt teilen Sie die TN in zwei Hälften, die sich einander vortanzen. Nun wird die Bewegung in eine rhythmische Form gebracht, die Tänzer haben je vier oder acht Zählzeiten für Fokus, Figur und den Weg dazwischen. (s. Abb. 13–14)

Jetzt erst kommt die Musik als Fundament hinzu! Die TN sollten die Musik nicht kennen. Beginnen Sie mit der Fokus-Übung, dann spielen Sie die Musik ab und die TN beginnen erst zu tanzen, wenn sie so weit sind, sich eingefühlt haben. Machen Sie zwei Durchläufe, geben dazwischen Feedback und lassen die TN ihre Erfahrungen austauschen. Wenn alle in ihrer Tanzbewegung sicher sind, können Sie es auch mit einer anderen Musik versuchen. In Gruppen tanzen die TN jetzt einander zu Musik vor. Am Ende sollte die Bewegungsabfolge fixiert und wiederholbar sein. Im abschließenden Erfahrungsaustausch reflektieren Sie mit den TN Ähnlichkeiten und Besonderheiten der einzelnen Choreographien und ermutigen sie zum Experimentieren mit den Tempi und Übergängen. Wenn eine Aufführung geplant ist, spielen Sie jetzt die „richtige" Musik dazu.

## Theater

Zum Abschluss des Projektes können Gedichte, Texte und Tänze in einer gemeinsamen Performance gezeigt werden. Mit der Gestaltung von Einladungen und Plakaten kommt noch ein weiterer kreativer Ausdruck hinzu.

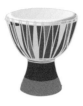

# Sportliche Djemben-Power

### Idee

Diese Spielidee eignet sich für Gruppen ab sechs Personen, Schulkinder ab ca. 10 Jahren oder Erwachsene. Sie entstand während der Fußball-Europameisterschaft 2016. Für jede Spielerin sollte eine Djembe vorhanden sein.

### Ablauf

### Musik

Brainstorming: Was macht eine gute Mannschaft wirklich aus? Sammeln Sie mit der Gruppe. Danach bilden Sie gemeinsam eine Mannschaft: Jede Spielerin wählt für sich den Namen eines prominenten Sportlers, in diesem Beispiel aus dem Fußballsport. Überlegen Sie und probieren aus: Wie klingt ein Fußballspiel? Laufen, Sprint, Ballschuss, Köpfen, usw. und lassen Sie die Gruppe dies auf der Djembe hörbar machen. Vereinbaren Sie einen Tutti-Trommelklang für ein „Tor", z. B. ein Wirbel mit crescendo.

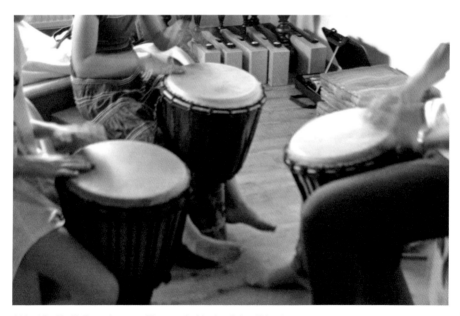

Abb. 15: „Tor!" Gemeinsamer Trommelwirbel auf den Djemben

## Bewegung

Jede Mannschaft muss sich natürlich aufwärmen: Mit einem Warm-up[28] bringen Sie sofort Bewegung ins Spiel. Dazu können Sie bekannte Genre-Musik wählen, z. B. „Wavin' Flag" oder „Auf uns". Führen Sie nach Ideen aus der Gruppe Dehnungsübungen zur Musik durch.

## Musik

Jetzt geht's los! Statt des Balles wird ein Rhythmus gespielt und über das Rufen des Spielernamens weiter „gepasst". Dabei wird versucht, das imaginierte Spielgeschehen (Sprint, Dribbeln, Ball passen) über das Trommel-Handspiel hörbar zu machen. Das rhythmische Spiel wird aktiv mit der Stimme der gerade aktiven Spielerin selbst kommentiert: „Schweinsteiger stürmt nach vorn und passt zu Gomez!" – „Gomez nimmt den Ball an und … Tor!" Pro Spielrunde darf „ein Tor geschossen" werden, aber erst nachdem alle Spieler „Ballkontakt" hatten und im gesamten Spiel ist nur ein „Tor" pro Spielerin erlaubt. Nach dem Tor kann (siehe Variante) das Spiel jeweils unterbrochen und der „Fan-Gesang"[29] angestimmt werden, es ergibt sich die musikalische Form des Rondos mit dem Fangesang als Thema. Die folgende Grafik zeigt den Spielverlauf mit Fangesang:

**Start**

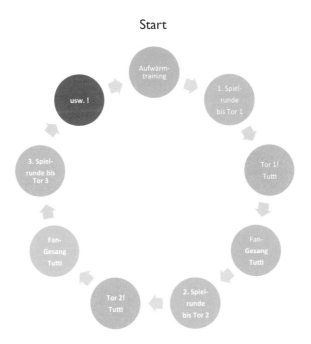

---

28   https://www.soccerdrills.de/fileadmin/media/artikel/warmup.png.
29   https://www.11freunde.de/sites/default/files/styles/gallery_full_no_watermark/public/mediapool/reportage/imago24274113h_0.jpg?itok=9H-K6jPH.

Anregungen und Varianten

Wählen Sie einen „Fan-Gesang", der bekannt ist oder besser kreieren Sie in der Vorbereitungsphase selbst einen. Dazu klatschen/patschen alle einen 4/4 Takt und singen einen kurzen Text dazu, auf einfachen Silben, zu einer bekannten (Kinderlied-) Melodie … [30]

Bei großen Gruppen unterteilen Sie in eine „Fan-Gruppe", die das Spiel mit Klatschen und Fangesang begleitet und eine spielende Mannschaft. Wechseln Sie ab.

Übertragen Sie das Spiel auf andere Mannschafts-Sportarten und passen die Spielregeln an.

Wenn das gleichzeitige Sprechen und Spielen eine zu große Herausforderung darstellt, können Sie zur Vereinfachung auch ohne Kommentar spielen, nur mit Gesten und den vereinbarten Spieltechniken. Oder ein Teilnehmer führt und kommentiert das Spiel ohne selbst mitzuspielen, die TN trommeln nach seinem „Dirigat".

---

30  Als Anregungen: Eintracht Frankfurt-Fans beim Singen der Pippi Langstrumpf-Titelmeldodie: https://www.youtube.com/watch?v=JTxig_bQhNQ, sowie der eingängige Fußball-Song „Allee, Allee – Eine Straße, viele Bäume" : https://www.youtube.com/watch?v=Vg_aDwsTW9s.

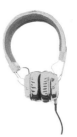

# Ergo: Musik!

## Idee

Hier finden Sie eine kleine Auswahl an musiktherapeutischen Spielangeboten für Kinder mit ergotherapeutischer Zielsetzung": Taktil-haptische, visuelle, auditive Stimulation, Konzentrationsförderung, Förderung von Grob- und Feinmotorik, Auge-Hand-Koordination, Gedächtnis und Körperbewusstsein und vieles mehr. Diese berühren in vielfältiger Form musikpädagogische Arbeitsweisen. In musiktherapeutischer, prozessorientierter und nicht zweckorientierter Herangehensweise lassen Sie die Auswahl bis zum Moment der aktuellen Begegnung offen und orientieren sich am Einzelnen, an der Gruppe oder dem jeweiligen Augenblick: Was braucht es jetzt?

## Instrumenten Memory für große Gruppen

Vorbereitende Spiele: Verschiedene Instrumente liegen verdeckt unter einem Tuch. Wer kann ein Instrument nur durch Fühlen benennen? Aufdecken und nach 10 Sek. zudecken: Wer kann alle erinnern? Die Kinder betrachten die Instrumente, schließen die Augen, Sie nehmen ein Instrument weg. Wer weiß, was fehlt? Sie spielen ein Instrument, die Kinder kehren den Rücken zu. Wer hat es erkannt und kann seine Zuordnung begründen (Klang einer Saite, Fell)? Das können Sie steigern mit einer Klangreihe von 2–3 Instrumenten.

Das Memory (s. Abb. 16): Teilen Sie die Gruppe und lassen Sie sie mit etwas Abstand in zwei Reihen A und B parallel sitzen. Geben Sie jeder Reihe die gleichen Instrumente, sodass sie doppelt vorhanden sind und nummerieren sie die Spieler. Üben Sie das Spiel auf Zuruf: „B1!" oder „A4!" Wenn alle sicher sind, verbinden Sie zwei Kindern ohne Instrument die Augen oder setzen sie mit dem Rücken zur Gruppe. Sie dürfen abwechselnd zwei Spieler aufrufen: „A1"– *Klang* – „B 5" – *Klang*. Wer ein Klangpaar „erhört": Memory! Dann darf man weiterraten, ansonsten kommt das andere Kind an die Reihe. Die Anzahl der zu erratenden Klangpaare entspricht neben der Gruppengröße auch dem Alter der Kinder, allein vier Paare sind schon eine Herausforderung! Natürlich macht das auch Erwachsenen Spaß!

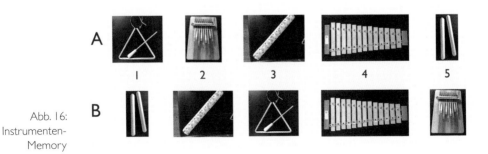

Abb. 16: Instrumenten-Memory

## Musik und Bewegung

*Balanceübung*: Wer schafft es am längsten, sich zu Musik zu bewegen mit einem Rhythmik-Säckchen auf dem Kopf, ohne dass es herunterfällt? Partnerspiel: Ein Kind bewegt sich, ein anderes legt ihm nach und nach ein Säckchen auf Kopf, auf die ausgestreckte rechte und linke Hand.

*Zeitlupe*: Zu meditativer Musik spielen die Kinder paarweise oder alle im Kreis „Luft-Ball". Je langsamer der imaginäre Ball „gerollt" oder „zugeworfen" wird umso besser.

*Schwungtuch*: Suchen Sie eine Tanzmusik mit zwei unterschiedlichen sich wiederholenden Phrasen aus (z. B. schnell/langsam – Strophe/Refrain) Alle laufen mit dem Schwungtuch im Kreis, bleiben beim Phrasenwechsel stehen und heben und senken das Schwungtuch. Beim Laufen immer die Richtung wechseln. Das Heben des Tuchs, was viel Wind erzeugt, mit der Stimme gemeinsam begleiten: „Huuui!" Kinder liegen auch gerne einmal in der Kreismitte unter dem Tuch. Es gibt viele weitere Spiele![31]

*Musikalisches „Topfschlagen"*: Während die Gruppe einen Gegenstand versteckt, wartet ein Kind vor der Tür. Die Gruppe einigt sich auf ein Lied oder Instrumente und ruft das Kind herein. Dieses muss nun auf die Lautstärke des Gesangs oder der Musik achten und lässt sich führen: Je näher es dem versteckten Gegenstand kommt, umso lauter wird es!

*Musik-Stopp-Spiel*: Die Kinder tanzen zu Musik (CD oder live) und „frieren" bei Stopp! ein. Als Variante müssen sie schnell zu einem bestimmten Platz laufen: Sie können große Bildkarten auf dem Boden auslegen, z. B. mit Tieren und bei Stopp! Fragen stellen: „Wer brummt so tief?". Wer sich zur falschen Karte stellt scheidet aus. Sie können das Spiel mit verschiedenen Themen und Lerninhalten (Vokabeln) verknüpfen oder auch zwei Smiley Karten verwenden und Fragen stellen: „Wer mag …?" (s. Abb. 17)

## Lebende Skulpturen bilden

*Vorbereitung*: Die Kinder tanzen und bewegen sich paarweise zu schwungvoller Musik. Bei Stopp! nimmt ein Kind eine Position ein, das Partnerkind versucht dies genau zu kopieren. Wenn es fertig ist, darf ersteres Kind" kontrollieren". Mehrmals wechseln.

*Die Skulptur*: Ein Kind denkt sich eine Pose aus, „friert ein", die nachfolgenden, eines nach dem anderen schließen sich an, sitzend, stehend oder liegend, ohne (!)

---

31  http://www.spielen-lernen-bewegen.de/pdf/Schwungtuch-Spiele.pdf.

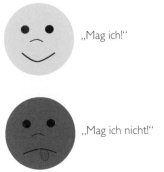

„Mag ich!"

„Mag ich nicht!"

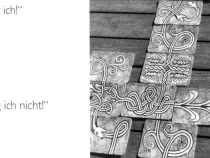

Abb. 17: Musik-Stopp-Spiel          Abb. 18: Spiel „Wandelwinde"

zu berühren und verharren. Dies geschieht ohne Sprechen, in Stille oder zu meditativer Musik. Haben alle eine Pose eingenommen, löst sich das erste Kind wieder
aus der Gruppe ohne die Figur zu zerstören und sucht sich eine neue Pose usw. –
die Skulptur verändert sich, „wandert" durch den Raum. Welche Erfahrungen machen die Kinder dabei?

*Partnerübung*: Sind die Kinder bereits gut miteinander vertraut können Sie auch
folgende Variante probieren: Ein Kind schließt seine Augen, ein anderes nimmt eine
Pose ein. Das „blinde" Kind versucht die Pose zu ertasten, sie sich innerlich vorzustellen und nachzuahmen. Wenn es glaubt, die Pose nachgebildet zu haben, darf es
die Augen öffnen und die Kinder vergleichen. Dies ist auch eine gute Stille-Übung.

## „Wandelwinde"

Dies ist ein Heilpädagogisches Karten-Legespiel[32], welches Sie mit einzelnen TN
oder mit Gruppen zu meditativer Musik spielen können (s. Abb. 18). Es fördert die
seelische Beweglichkeit, Phantasie, Ausdauer, Aufmerksamkeit und hilft die Frus-
trationstoleranz zu erhöhen. Es kann die Visuomotorik, die Raum/Lage-Wahr-
nehmung und das Formenzeichnen geübt und verbessert werden. Nicht nur für
Kinder, auch für Erwachsene oder in der Arbeit mit Menschen mit einer Behinderung eine Bereicherung. Was Sie mit „Lebende Skulpturen bilden" üben, können
Sie in ähnlicher Weise auch ohne Bewegung im Kleinen tun, auf dem Tisch, am
Boden: Geben Sie jeder TN dazu eine kleine Auswahl an Karten. Es wird reihum
gespielt, zunächst ein kleines Muster aufgebaut. Immer, wenn eine TN an wieder
der Reihe ist nimmt sie eine Karte am Rand weg und ersetzt diese durch eine neue.

---

32  http://www.imagami.de/index.php/wandelwinde/wandelwinde-spielen.

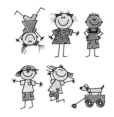

# Das Multimediale Familienbild

### Idee

In der Schweizer Sokrates Klinik fand 2014 erstmalig eine Familienerholungswoche „Wir tun uns gut!" für drei Familien mit einem krebskranken Elternteil statt. Die hier dargestellten Ideen[33] waren Bestandteil dieses Programms, lassen sich aber auch auf andere Gruppen und Zielsetzungen übertragen – überall da, wo die Werte von Gemeinschaft und Zusammenhalt erlebbar und einem tieferen Nachspüren zugänglich gemacht werden sollen.

### Vorbereitung

Außer Ihrem Instrumentarium benötigen Sie Stifte, Farben, Pinsel, Papier, Versandrohre aus Pappe, Hammer und Nägel, Reis, Material zum Verzieren, Leim, eine große Anzahl Figuren in unterschiedlichen Varianten (in diesem Fall waren es kleine Elefanten), ein großes Netz aus Sisal oder ähnlichem Material, ein mobiles Audio-Aufnahmegerät und die Möglichkeit nach draußen in die Natur zu gehen. Es ist von Vorteil, für das Projekt ein Wochenende als Zeitrahmen zu veranschlagen, um auch Pausen und Freiräume zum Nachspüren zu gewähren. Da die Familien zwischendurch auch parallel arbeiten, sind zwei Therapeuten zur Begleitung notwendig, zumindest während dieses Abschnittes.

### Ablauf

Elefantenrunde: Beginnen Sie mit einer Vorstellungsrunde. Dazu halten Sie eine Sammlung kleiner Figuren bereit und lassen „familienweise" jeden TN eine Figur auswählen, mit der er sich am ehesten identifiziert. Die Figuren sollten in Größe, Farbe, Material, Ausdruck möglichst unterschiedlich sein (s. Abb. 19). Die TN stellen sich einzeln vor und erzählen über ihre Figur. Die Figuren einer Familie werden als Familienbild zusammengestellt. Halten Sie dies fotografisch fest. Was sagen die erwählten Figuren über die TN und auch die Familienkonstellation aus? Statt Elefantenfiguren können Sie natürlich andere Formen wählen.

### Musik

Singen Sie gemeinsam Begrüßungs-, Spiel und Bewegungslieder, lockern Sie damit die Kennlernstunde auf, nehmen Sie Berührungsängste und vermitteln Sie jedem einzelnen TN willkommen zu sein. Nehmen Sie das gemeinsame Singen auf.

---

33   Gesundheitszentrum Sokrates Bodensee (CH). Vielen Dank für die freundliche Genehmigung zur Veröffentlichung an dieser Stelle! https://klinik-sokrates.ch/willkommen.html.

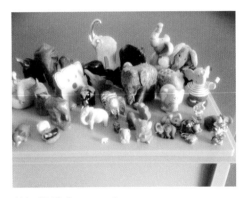

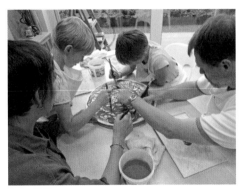

Abb. 19: Elefantenrunde                         Abb. 20: Familienbild malen

## Bild/Formen

Das Familienbild (s. Abb. 20): Jede Familie sitzt um einen Tisch. Sammeln Sie mit den TN Begriffe, die Ihnen zum Thema „Familie – Was ist das?" einfallen. Laden Sie nun zum Malen ein, schaffen Sie eine ruhige Atmosphäre, untermalt von meditativer Musik. Jede Familie hat vor sich eine kreisförmige Malfläche, jedes Familienmitglied darf sich seine Lieblingsfarbe aussuchen. Jeder darf nun frei den vor ihm liegenden Teil gestalten, aber so, dass auch die anderen Familienmitglieder noch Platz finden. Nach angemessener Zeit wird die Scheibe gedreht. Laden Sie ein, mit der eigenen Farbe die nun vor mir liegende, bereits bemalte Fläche zu ergänzen, zu umspielen. Bitten Sie, darauf zu achten, nicht zu übermalen. Je nach Anzahl der Familienmitglieder wird das Bild gedreht. Zum Abschluss erhalten alle eine goldene Farbe: „Was ist der Schatz in Eurer Familie?" Lassen Sie Zeit, Gedanken zu sammeln, dann wird mit goldener Farbe das Bild und eventuell noch freie Flächen geschmückt. Was sehen die TN in ihrem Bild? Wie haben sie sich beim Malen gefühlt? Können Sie einen Titel für ihr Bild finden?

Familien-Instrument: Die Familien stellen aus Plastikröhren, Nägeln und Füllmaterial ihren Familien-Rainmaker[34] her. Die vielen Nägel, die in die Wand des Rohres zu schlagen sind, erfordern Kraft und große Ausdauer. Was erinnern die Familien dabei aus ihrer bisher gemeinsam erlebten   Geschichte beim Basteln? Beim Verzieren können sie ihrer Phantasie freien Lauf lassen und so den Rainmaker zu dem Ihrem machen.

## Musik

Familien-Musik: Teilen Sie die Gruppe während des Rainmaker-Bastelns auf, die Familien erhalten so nacheinander ihren eigenen geschützten Rahmen. Die Mit-

---

34   http://www.geo.de/geolino/basteln/musikinstrumente-selbst-machen-anleitungen.

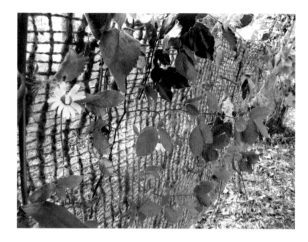

Abb. 21:
Netz in Bäumen:
Kreatives Gestalten mit
Naturmaterialien

glieder entscheiden sich nach ausführlicher Exploration für ein Instrument, mit welchem sie sich identifizieren. Unterstützen und ermutigen Sie die Familie zu einem Familienklang, in welchem sich jeder individuell wie gemeinschaftlich verwoben sehen kann: „So klingen wir!" Lassen Sie Zeit zu experimentieren und zu variieren. Nehmen Sie die Musik am Ende auf.

## Natur

Netz in Bäumen (s. Abb. 21): Alle Kinder und Eltern gestalten in freier Natur ein Kunstwerk aus natürlichen Materialien an einem zwischen zwei Bäumen gespannten Sisalnetz. Mittels Wollfäden und Draht können Blätter, Zweige, Blüten, Baumrinde – was gefunden wird – in das Netz eingeflochten werden. Dabei können symbolhafte Formen und Bilder entstehen. Es sollte genügend Zeit eingeplant sein und natürlich findet dies bei jedem Wetter statt! Halten Sie Instrumente bereit, um mit Musik und gemeinsamen Singen das kreative Tun zu begleiten. Auch die Natur bietet sich als Instrumentarium an: Mit Ästen einen Rhythmus auf Baumstämme schlagen, Blätter-Rascheln, Grashalm-Blasen, … Machen Sie eine Tonaufnahme.

Abschluss und Ernte: Der Platz in der Natur mit dem Sisalnetz als Kulisse eignet sich hervorragend als Naturbühne zur Gestaltung des Abschieds. Laden Sie die Familien ein, ihre Erfahrungen miteinander zu teilen. Was hat jedes einzelne Familienmitglied erlebt, gefühlt? Welche Entwicklung hat es gegeben? Gibt es jemanden, der jetzt einen anderen Elefanten wählen möchte? Wenn die Familien einverstanden sind, spielen Sie die Aufnahmen der einzelnen Familienmusiken ab. Zum Abschied singen und musizieren alle – jetzt auch mit Begleitung der Rainmaker: Diese und das Familienbild dürfen sie zur Erinnerung mitnehmen und erhalten zusätzlich eine persönliche CD mit ihrer Familienmusik und den Aufnahmen des Singens und Musizierens aller.

# Tischtrommel Spiele[35]

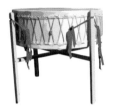

## Idee

Die Tischtrommel ist ein wunderbares Gemeinschafts-Instrument für große Gruppen, zum Singen, Tönen, Musizieren. Es lassen sich leicht bekannte Tischspiele auf das Instrument übertragen. Unter Hinzunahme weiterer Materialien und Instrumente können die TN Erfahrungen auf verschiedenen Ebenen mit sich selbst und der Gruppe machen, die im Feedback herausgearbeitet werden können.

## Rhythmusspiele

Mehrere TN trommeln und lassen dabei Gegenstände auf der Tischtrommel hüpfen: Eine Münze, einen Tischtennisball oder einen Luftballon.Der Gegenstand sollte nicht herunterfallen und man darf nicht mit den Händen nachhelfen.

Die TN treten abwechselnd rechts, links auf der Stelle in einem gleichmäßigen 4/4 Takt. Dazu geben Sie einen Rhythmus im Kreis herum (z. B. ta-ta-titi-ta). Anstrengendere Variante: Die TN können dabei auch um die Trommel laufen, aber nicht zu schnell, sonst wird es den TN leicht schwindelig.

Die TN gehen gleichmäßig spielend um die Trommel, ein TN steht außerhalb. Wenn er einen Spielernamen ruft, muss dieser ihm seinen Platz abtreten. Dies erfordert viel Konzentration, Geschick und etwas Übung, um im richtigen Moment den Namen zu rufen und sich in die bewegende Gruppe einfädeln zu können. Natürlich müssen alle TN aufpassen!

Alle TN legen ihre Hände verschränkt mit den Nachbarn rechts und links auf die Trommel. Aus Sicht eines Spielers liegen also von links nach rechts zuerst die eigene linke Hand, dann die rechte Hand des linken Nachbarn, dann die linke Hand des rechten Nachbarn, dann die eigene rechte Hand. Eine TN schlägt einmal mit der Hand auf die Trommel. Dann geht es im Uhrzeigersinn weiter, die jeweils nächste Hand klopft ebenfalls, und so weiter. Üben Sie das ein paar Runden. Nun geht es richtig los: Klopft eine TN doppelt auf das Fell, dann bedeutet dies einen sofortigen Richtungswechsel. Wer einen Fehler macht und zu früh trommelt oder (schwieriger) sogar nur die Hand anhebt zum Spiel, muss die „Fehlerhand" aus dem Spiel nehmen. So entstehen mit der Zeit Lücken und die TN müssen sich in der Reihenfolge immer wieder umstellen, denn richtig ist nur die Reihenfolge der Hände, nicht die Reihenfolge der Spieler!

Eine TN wird zur Spielleiterin ernannt und erteilt Kommandos. Bei „Kommando Pimperle!" trommeln alle mit ihren Fingern leicht auf dem Fell. Das ist so-

35  Einige der hier genannten Spiele und mehr von Musiktherapeut Jochen Sattler finden Sie unter http://www.fisch-online.info/downloads/jochen-sattler-die-tischtrommelkonferenz-spiel.pdf.

zusagen der Heimatklang. Die Spielleiterin ruft, frei wie sie möchte, weitere, vorab vereinbarte Kommandos:

*„Kommando flach!"*          *mit Handflächen spielen*
*„Kommando Faust!"*          *mit Fäusten trommeln*
*„Kommando Ellenbogen!"*     *mit Ellenbogen trommeln*
*„Kommando Hoch!"*           *Hände in die Luft strecken*

Ruft sie nur „Hoch!" ohne das Wort Kommando, dürfen die TN ihr Spiel nicht ändern. Da die Spielleiterin dabei selbst ihre Hände nach oben streckt, müssen die TN sich sehr gut konzentrieren, um nicht in die Irre geführt zu werden. Wer einen Fehler macht scheidet aus oder muss eine vorher vereinbarte Aufgabe erfüllen. Für kleinere Kinder sehr spaßig: Singen Sie und spielen Sie dieses traditionelle Kinderlied mit den entsprechenden Gesten der Finger, Hände und Ellenbogen auf der Trommel:

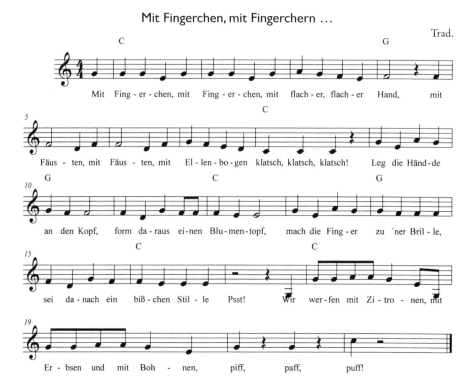

*Mit Fingerchen, mit Fingerchen,*
*(mit Fingern tippen)*

*mit flacher, flacher Hand.*
*(mit der Hand patschen)*

*mit Fäusten, mit Fäusten,*
*(mit Fäusten trommeln)*

*mit Ellenbogen*
*(mit Ellenbogen),*

*klatsch, klatsch, klatsch*
*(in die Hände klatschen)*

*Leg' die Hände an den Kopf.*
*(Hände an den Kopf legen)*

*Form' daraus einen Blumentopf.*
*(mit Händen Blumentopf formen)*

*Mach' die Finger zu 'ner Brille.*
*(mit Daumen & Mittelfinger Brille formen)*

*Sei danach ein bisschen stille, Pssst!*
*(Zeigefinger auf den Mund legen)*

*– Stillepause –*
*(spannend machen)*

*Wir werfen mit Zitronen,*
*(so tun als ob sie werfen würden)*

*mit Erbsen und mit Bohnen*
*Piff, paff, puff!*
*(Hände laut auf Trommel schlagen)*

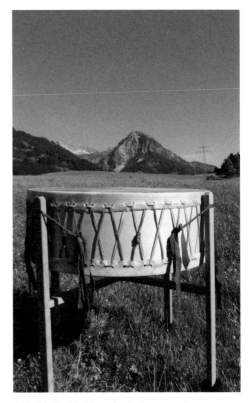

Abb. 22: Große Gemeinschaftstrommel:
Die Powwow

## Körperwahrnehmungsübungen

Welcher Körperbereich wurde beim Trommeln besonders angesprochen?

Jeder 2. TN setzt sich mit dem Rücken zur Trommel ein kleines Stück entfernt hin. Die anderen TN trommeln: Wie fühlt sich das an? Lassen Sie wechseln. Welche Position war angenehmer, spielen oder spüren?

Ein Teil der Gruppe trommelt nicht, sondern spürt mit den Handflächen, die eine Handbreit über der Trommelfläche gehalten werden, die Schwingungen. Wechseln.

Ein oder zwei TN legen oder setzen sich unter die Trommel. Die Gruppe sorgt für angenehme Klänge: Trommeln mit den Fingern, streicheln das Fell, spielen einen gleichmäßigen Herzschlag, halten gemeinsam die Ocean-Drum ca. 10cm über dem Trommelfell und lassen ein Meeresrauschen erklingen oder tönen gemeinsam, besingen das Trommelfell. Die TN berichten anschließend von ihrem Klangerleben. Wechseln.

## Singen & Trommeln an der Tischtrommel

Singen Sie geeignete Lieder oder Mantren, z. B. das indianische Kraftlied „The river is flowing"[36], welches das wandelnde Sein im großen Fluss des Lebens thematisiert. Singen Sie (das Lied wiederholend) und kommen gemeinsam den Grundschlag trommelnd in Fluss:

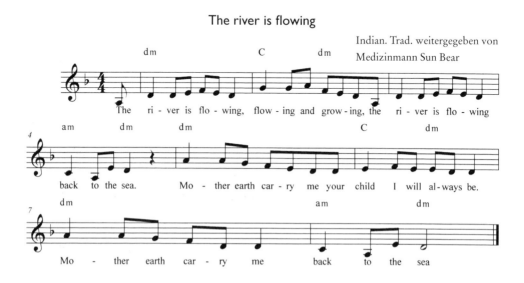

The river is flowing

Indian. Trad. weitergegeben von
Medizinmann Sun Bear

36   Bossinger, W., Friedrich, W., Chanten. Eintauchen in die Welt des heilsamen Singens, München: Irisiana 2013, S. 14.

# Fühl' mal!

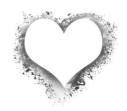

## Idee

25 Bildkarten von Lilli Höch-Corona zum Identifizieren und Ausdrücken von Emotionen zeigen angenehme wie schwierige Gefühle und laden zu den nachfolgenden Spielen ein. Die Besonderheit dieser Karten: Jede Karte lässt die individuelle Interpretation des Betrachters zu, ist mehrfach zu deuten und deshalb nicht betitelt (s. Abb. 23–25). Es werden zwei Ideen für Gruppen vorgestellt, in denen die Karten den musisch-kreativen Ausdruck anregen.

## Vorbereitung

Für diese Spiele benötigen Sie ein Gefühlsmonster-Kartenset mindestens in Größe Din A6. Die Gruppenteilnehmer sollten bereits mit den Bildkarten vertraut sein. Vielleicht mögen Sie die Karten in der Befindlichkeitsrunde nutzen: Wie geht es Dir/Ihnen heute?

## Die Spiele

Gefühle erkennen und ausdrücken: Verteilen Sie verdeckt Karten an die TN. Jeder TN sucht sich ein passendes Instrument aus, mit welchem er das dargestellte Gefühl musikalisch ausdrücken mag. Lassen Sie zwei bis drei Runden das Wandernde Duett (Spielerin A wählt Spielerin B durch Blickkontakt. Beide treten in einen musikalischen Dialog. Nach einer Weile hört Spielerin A auf zu spielen und Spielerin B sucht sich eine neue Partnerin. So wandert ein Duett durch die Gruppe) spielen.

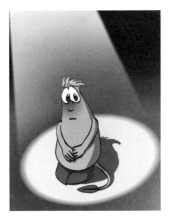
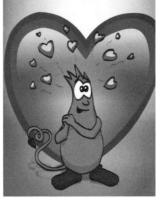
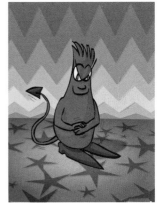

Abb. 23–25: Gefühlsmonsterkarten – zu beziehen bei http://www.gefuehlsmonster-shop.de.

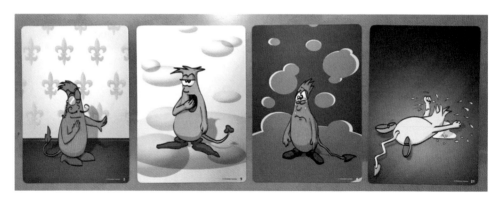

Abb. 26: Gefühlsmonster-Geschichte

Danach versuchen die TN Instrumentenwahl, Klang, Spielweise ihrer Spielpart-
ner einem Gefühl zuzuordnen. Schließlich zeigt jede TN ihre Karte und beschreibt
ihre Empfindungen dazu und auf welche Weise sie diese versucht hat, musikalisch
darzustellen. Nach dem Spiel lenken Sie im Feedback die Aufmerksamkeit auf das
Nachspüren zu folgenden Fragen: Gab es einfach oder schwierig zu identifizie-
rende Gefühle? Ist das Gefühl auf meiner Karte mir vertraut – aus Vergangenheit
oder Gegenwart oder ist es mir fremd, habe ich es lange nicht mehr gespürt? Das
Spiel macht Kindern großen Spaß, es gibt etwas zu raten und es kann sehr spannend werden. Es bietet auch Erwachsenen einen spielerischen Zugang und erleichtert den Zugang zu ihren Ressourcen.

## Theater

Geschichte mit Musik entwickeln: Lassen Sie die TN verdeckt sieben Karten ziehen. Die Karten werden nun offen auf dem Boden ausgelegt. Sie erhalten die Aufgabe, sich auf eine Aussage jeder Karte zu einigen, z. B. dass ein großes Glücksgefühl
beschrieben ist oder Wut, tiefe Scham, Ratlosigkeit. Danach denken sie sich gemeinsam eine Geschichte aus, indem sie eine Reihenfolge der Karten festlegen und
die jeweiligen Gefühle (s. Abb. 26) mit dem Inhalt verknüpfen. Im nächsten Schritt
werden Instrumente ausgesucht, welche die Handlung untermalen. Die Instrumente werden passend zu den Karten aufgereiht. Eine TN kann bestimmt werden,
die nun die Geschichte erzählt, während die Gruppe dazu musiziert. Die Spreche-
rin beginnt mit der ersten Karte, danach erklingt Musik, sie kommentiert, vertieft
– Stille. Zweite Karte – Musik – Stille, usw. Bei großen Gruppen bilden Sie zwei
Teams und haben so auch ein „Publikum". War die Geschichte inhaltlich schlüs-
sig? Hätte es andere Gestaltungsmöglichkeiten gegeben und welche sind das? Warum hat sich die Gruppe für diese Reihenfolge (z. B. mit Happy End) entschieden?
Hat die Geschichte etwas mit mir zu tun, mit etwas, was ich erlebt habe? Wie habe
ich die Musik zur Geschichte erlebt? Eine andere Herangehensweise ohne den Fokus auf der Musik zeigt das Ausdrucksspiel in der Spielidee zu *Enigma* (s. S. 281).

# Interaktives Frühlingskonzert – Ostereiersuche

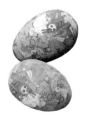

## Idee

Ostereier verstecken und suchen, das macht Groß und Klein Spaß. Hier sind sie allerdings nicht mit Leckereien gefüllt – sondern mit Poesie.

## Vorbereitung

Sie benötigen Ostereier-Geschenk-Verpackungen (s. Bild oben rechts) in verschiedenen Größen und Anzahl der TN. Die TN sollten bereits so viel Erfahrung im Improvisieren haben, dass sie vor Publikum spielen können, bzw. sich damit wohlfühlen. Etwas „Lampenfieber" darf sein.

## Ablauf

### Natur

Im Frühling, kurz vor Ostern, laden Sie die TN ein, hinaus in die Natur zu gehen und mit ihr in Verbindung zu treten: Zu fühlen, zu riechen, zu sehen, zu lauschen.

### Poesie

Im Anschluss schreiben die TN jeder für sich ein Gedicht. Es wird sich eine bunte Vielfalt an Eindrücken, Gefühlen und Gedanken in den Gedichten zeigen. Die TN tragen sich gegenseitig ihre Gedichte vor. Gemeinsam kann auch ein eigenes Einladungsgedicht für das Konzert verfasst werden.

### Musik

Laden Sie jetzt dazu ein, musikalisch in Resonanz zu treten und gemeinsam improvisierend eine „Frühlingsmusik" zu entwickeln. Die Musik sollte wiederholbar sein und im Anschluss von den TN genau reflektiert und (gegebenenfalls grafisch) notiert werden.

### Bildnerisches Gestalten

Gestalten Sie mit den TN ein Einladungsplakat zu einem interaktiven Frühlingskonzert. Die Gedichte, jeweils auf ein Din A5 Blatt von Hand niedergeschrieben und eventuell kreativ gestaltet, werden in einem Osterei verpackt und im Konzertraum versteckt.

Musik: Das Konzert

Zu Beginn des Konzerts spielen die TN als Ouvertüre ihre Frühlingsmusik. Danach werden die Zuhörer überrascht – eine TN liest ein Einladungsgedicht zum Mitmachen vor, z. B. so:

*„Werte Zuhörerschaft – passt auf,*
*wie es nun nimmt den Lauf!*
*Ihr bekommt gern auch etwas zu tun,*
*nicht dass ihr denkt, ihr könntet hier ruh´n!*
*Tatsächlich hat doch jemand, wie zu Ostern Brauch,*
*Eier versteckt, gefüllt mit Gedichten auch.*
*So gehet hin und sucht und findet ein Ei*
*Gefüllt mit Worten nicht mit Leckerei*
*Auf dass uns daraufhin die Ehr' erbracht*
*Dass ihr verlest, was wir uns zum Frühling erdacht*
*Und dann wird gemeinsam Musik gemacht!*
*Nun auf! Auf die Suche euch macht*
*Psst! Aber sacht … "*

Das Publikum macht sich auf die Suche, wer ein Osterei findet, darf das darin enthaltene Gedicht vorlesen, die Reihenfolge ergibt sich spontan. Zu jedem Gedicht improvisieren die TN – die Frühlingsmusik und ihre Motive jedoch tauchen als Rondo-Thema immer wieder auf.

## Variationen

Beziehen Sie das Publikum nach der Ouvertüre in das Musizieren mit ein. Im Mitmachkonzert übernehmen Sie dann die Rolle des Dirigenten. Üben Sie mit dem Publikum zu Konzertbeginn Ihre Handzeichen ein, sodass alle Ihre Körpersprache auch verstehen. Üben Sie mit Körperpercussion die musikalischen Parameter Dynamik und Tempo und auch das Einsatz – Geben oder Pausen – Anzeigen. Nach der Instrumentenwahl platzieren Sie Einzelne eventuell um, sodass Spieler mit Rhythmus- oder Melodieinstrumenten und „Geräuschmacher" zusammensitzen. Sie sollten selbst Erfahrung im Improvisieren haben und auch über Kompositions-Kenntnisse und ein gutes Klangvorstellungsvermögen verfügen.

## Autorenlesung mit Musik auf Tournee

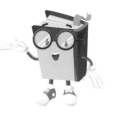

### Idee

Die Autorenlesung mit Musik auf Tournee bietet eine individuelle Biographiearbeit und kann aufführungsorientiert erarbeitet werden. Die TN können die wachstumsfördernde, heilende Kraft, die dem kreativen Schreiben inne liegt, für ihren Prozess der Selbstreflexion, Selbstfindung und Orientierung nutzen.

> *„Um wir selbst zu sein, müssen wir uns selbst haben; wir müssen unsere Lebensgeschichte besitzen oder sie, wenn nötig, wieder in Besitz nehmen. Wir müssen uns erinnern – an unsere Geschichten, an uns selbst. Der Mensch braucht eine solche fortlaufende innere Geschichte, um sich seine Identität, sein Selbst zu bewahren.“*[37]

Zwei prominente Beispiele von Künstlern in Krisensituationen:

### „Herz in Not“[38]

Poetisches Tagebuch einer Herz-OP des Künstlers Robert Gernhart, eindringlich und humorvoll.

### „Herzschnittchen und die Fünf Bypässe“[39]

Schauspieler und Kabarettist Ernst Konarek verarbeitete seine Eindrücke und Emotionen rund um seine Herz-OP zu einer humorvollen szenischen Lesung mit Musik. (s. Abb. 27–28)

### Vorbereitung

### Poesie

Beginnen Sie mit einem Vortrag eines für Ihre TN passenden biographischen Werkes, Lyrik, Prosa oder eines Gedichts. Stellen Sie danach das Projekt vor und laden die TN ein, eine Erzählung über sich selbst zu schreiben, ihre Herkunft, Geburt, Kindheit, Krisensituationen, besondere Erlebnisse. Die TN erzählen über sich in Kapiteln, bzw. Lebensabschnitten, die Kapitelwahl/Struktur bleibt individu-

---

37   Sacks, O., Der Mann, der seine Frau mit dem Hut verwechselte, Reinbek: rowohlt 1990, Kap. 12.
38   Gernhardt, R., Herz in Not, Frankfurt: Fischer Verlag 2004.
39   https://www.stuttgarter-zeitung.de/inhalt.ernst-konarek-im-theaterhaus-auf-messers-schneide.bb-863cbc-b855-47bb-bd47-12f5d3385bb4.html.

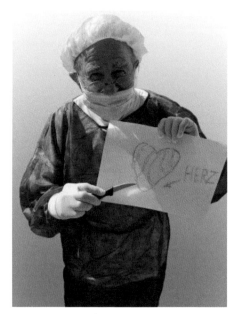 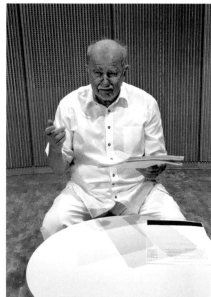

Abb. 27–28: Kabarettist Ernst Konarek

ell. Dies soll als „Hausarbeit" zwischen den Gruppenstunden/Begegnungen geschehen. In einer Gruppenstunde werden alle Geburtsorte auf einer geografischen
Landkarte markiert und daraus ein „Tourneeplan" erstellt.

### Bildnerisches Gestalten

Jede Autorin wählt einen Titel für ihre Geschichte und entwirft ein eigenes Plakat,
das vor der Veranstaltung ausgehängt wird.

## Die Lesung

### Poesie + Musik

In der Autorenlesung trägt eine TN ihre Geschichte vor. Die Gruppe nimmt die
Rolle der Zuhörer ein, wirkt aber auch mit: Nach jedem Kapitel improvisiert die
Gruppe in Reaktion auf das, was sie gerade gehört hat und gibt der Autorin Resonanz. Dafür steht das ganze vorhandene Instrumentarium zur Verfügung, wobei
sich jede mitwirkende Zuhörerin zuvor für ein Instrument entscheidet, welches sie
mit der Protagonistin symbolisch in Verbindung bringt. Nach der Lesung laden Sie
ein zum Feedback der Gruppe:

*zur Geschichte und ihrem Titel*

*zu den Ressourcen der Autorin*

*wie sich die Geschichte für sie angefühlt hat*

*zum gewählten Instrument, wo es erklang und wo nicht*

*zu den künstlerischen Mitteln des Plakats*

*und zum Feedback der Autorin*

*zu ihrer aktuellen Befindlichkeit*

*wie sie die Musik der TN empfunden hat*

*zur Erfahrung des Erarbeitens und Vorlesens der eigenen Geschichte*

## Theater

Für ein aufführungsorientiertes Arbeiten kann man am Ende der „Tournee" überlegen, ob man aus Kapiteln einzelner Autoren eine gemeinsame öffentliche Veranstaltung entstehen lässt, Angehörige einlädt, Pfleger, Helfer, Nachbarn und wieder ein Plakat erstellt – die Musik kommt dieses Mal von der ganzen Gruppe – für das Publikum. Dafür braucht es dann etwas „Probenarbeit" und eine Regisseurin.

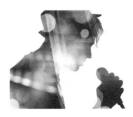

# POP und Poesie

## Idee

Wählen Sie für Ihre Klientinnen einen Song aus, der in der Begegnung auftauchende Themen berührt, widerspiegelt, vertieft – oder auch einen Song, der konfrontiert, provoziert. Viele berühmte Künstler verarbeiteten in ihren Liedern ihre eigene Geschichte: Sie erzählen von Liebe, Freundschaft, Trauer, Einsamkeit, die sie erlebt haben. Das zu entdecken, bewegt die Menschen oft sehr, sie fühlen sich mit ihrer Problematik nicht allein, sondern wahrgenommen und verstanden. Gleichzeitig erleichtert wiederum das Sprechen über einen Song das Reden über persönliche Themen, ohne sich selbst zu sehr, zu früh offenbaren zu müssen. Man kann „üben" und vielleicht fällt das Verbalisieren eigener Erfahrungen und Emotionen dann leichter. Letztendlich können Sie die Bedeutung künstlerischen Ausdrucks als essentielles Hilfsmittel in bewegenden Lebenssituationen (s. Autorenlesung) aufzeigen und diesen Weg als Angebot einer Copingstrategie und zur Vorarbeit für das eigene Songwriting Ihrer TN wählen.

## Vorbereitung

Suchen Sie „nicht nur einen Song", sondern auch die Entstehungsgeschichte heraus: Wer hat für wen und warum diesen Song geschrieben? Das Internet stellt hier eine große Hilfe dar und auf der Seite www.songtexte.com können Sie nach Interpret/Songtitel suchen und den Text im Original als auch deutsche Übersetzung ausdrucken. Ein prominentes Beispiel: In der Ballade „Tears in Heaven" verarbeitet Eric Clapton den tragischen Unfalltod seines vierjährn Sohnes (Textauszug):

> *Würdest du meinen Namen kennen,*
> *wenn ich dich im Himmel träfe?*
> *Wäre es dasselbe,*
> *wenn ich dich im Himmel träfe?*
>
> *Ich muss stark sein*
> *und durchhalten*
> *Denn ich weiß, ich gehöre nicht*
> *hierher in den Himmel.*
>
> *Würdest du meine Hand halten,*
> *wenn ich dich im Himmel träfe?*
> *Würdest du mir helfen zu stehen,*
> *wenn ich dich im Himmel träfe?*

*Ich werde meinen Weg finden,*
*des Nachts und am Tage.*
*Denn ich weiß, ich kann einfach nicht*
*  bleiben*
*hier im Himmel.*

*Die Zeit kann dich runterziehen.*
*Die Zeit kann dich in die Knie*
*  zwingen.*
*Die Zeit kann dein Herz brechen,*
*dich zum Flehen bringen,*
*um Hilfe flehen.*

*Jenseits der Tür*
*gibt es Frieden, ich bin sicher.*
*Und ich weiß, es wird keine*
*Tränen mehr geben im Himmel …*

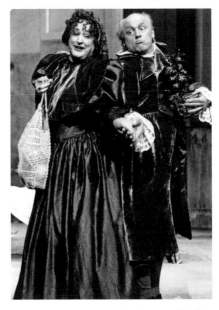

Abb. 29: Auch Oper und Co.: Wählen Sie das Sujet entsprechend Ihren TeilnehmerInnen aus

## Ablauf

Lesen Sie den Songtext vor, sprechen Sie langsam, lassen Sie zwischendurch Zeit zum Nachfühlen. Englischsprachige Songtexte können Sie auch zuerst im Original und dann in der Übersetzung vorlesen. Spielen Sie jetzt den Song ab. Laden Sie anschließend zum Gedankenaustausch ein oder geben Sie Ihren TN die Gelegenheit, selbst erst einmal Wörter oder Sätze, die aufgefallen sind und berührt haben, zu notieren. Gemeinsam können die TN erarbeiten, welche Gefühle die Musik transportiert und was sie beim Hören empfinden. Manche TN mögen vielleicht das Lied gekannt, aber nie auf den Text geachtet haben. Erzählen Sie nun von der Entstehungsgeschichte. Die TN mögen wiederum völlig neu berührt sein. Mit einer weiteren Feedbackrunde schließen Sie ab.

## Variante

Passen Sie die Liedauswahl Ihren TN an: Selbstverständlich können Sie in der gleichen Art und Weise mit klassischen Liedern (Kunstlied), Volksliedern, Opern und Operetten (s. Abb. 29) verfahren.

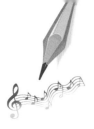

# Songwriting

## Idee

Ob Sie eine Schwangere begleiten, ein Kind kurz vor Schulbeginn oder in der Pubertät, Jugendliche in ihrer Identitätsfindung, Erwachsene in schwierigen gesundheitlichen, beruflichen oder sozialen Situationen und Krisen oder bis hin zu Sterbenden – für alle gilt gleichermaßen, dass Sie mit dem Therapeutischen Songwriting Ihre Klientel sehr gut darin unterstützen können, sich schwierigen Themen zu nähern, Emotionen und Wünsche auszudrücken und letztendlich Übergänge und Krisen erfolgreich zu meistern.

## Ablauf

### Poesie

Innerhalb der therapeutischen Begegnung, ob einzeln oder in der Gruppe, ergibt sich der Wunsch der TN, einen eigenen Song zu schreiben. Sie haben verschiedene Möglichkeiten[40] der Herangehensweise, z. B.:
- Sammeln Sie mit den TN Gedanken, Gefühle, Wünsche, Situationen (aufschreiben)
- Stellen Sie Fragen – offen oder direkt
- Erstellen Sie mit den TN eine Liste an Reimwörtern
- Regen Sie an ein Gedicht zu schreiben
- Die TN nennen Textpassagen aus für sie bedeutsamen Liedern

Die Wörter oder Sätze aus dem Brainstorming oder der Textpassagen bilden für die TN das Material, um Strophen und Refrain zu entwickeln. In Gruppen kann der Refrain das verbindende Element sein, während jede Strophe einen individuellen Ausdruck darstellen kann.

In der Arbeit mit demenzkranken Menschen empfiehlt Jasmin Eickholt sich mit Text und Musik auf die aktuelle Situation innerhalb der von ihm wahrgenommenen Atmosphäre zu beziehen. Es können vertraute Lieder parodiert werden, Eickholt fand in einer Situation am Frühstückstisch zur Melodie von „Mein Vater war ein Wandersmann" den Text[41]:

---

40   Eickholt, J., Musiktherapeutisches Songwriting, in: *Musiktherapeutische Umschau 38* (2017), S. 17ff.
41   Ebd., S. 23.

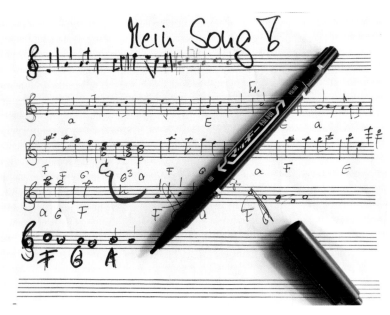

Abb. 30: „Mein Song!" nimmt Gestalt an …

*„Das Frühstück, das ist manchmal gut und manchmal aber nicht -*
*Drum trink ich mir nen Kaffee zu, damit das Frühstück schmeckt."*

Musik

Nach der Texterstellung suchen Sie mit den TN nach der „passenden" Musik, auch
hier gibt es verschiedene Herangehensweisen:
- Es können vorhandene Liedstrukturen oder Melodien übernommen werden.
- Die TN wählen einen Musikstil und Instrumente aus und improvisieren
  oder Sie machen Vorschläge (Akkorde, Harmoniefolgen, Tonarten).

Etwas komplexer und daher an dieser Stelle nicht näher beschrieben, ist das „Songwriting als soziales Kompetenztraining"[42] für Jugendliche zwischen 12 und 16
Jahren. Dieses umfangreiche Manual von Eickholt ist über einen Zeitraum von
12 Wochen konzipiert. Sie können auch einen Song auswählen und vorspielen,
um den eigenen Ausdruck anzuregen: „So kann das klingen!" Angenommen, Sie
möchten mit einer Schwangeren ein Geburtslied schreiben – vielleicht beginnen Sie
mit dem gemeinsamen Anhören dieses Songs der Gruppe PUR, Lied eines werdenden Vaters:

---

42  Werner, J., Songwriting als soziales Kompetenztraining – Sag es auf die andere Weise, Berlin: epubli
    2012.

*Wenn Du da bist*[43] *(Songtext Auszug*[44]*)*

## Strophe 1

Diese Art Glanz in ihren Augen hab' ich zuvor noch nie geseh'n.
Sie strahlt von innen her, von da wo du noch wohnst.
Seit ich von deiner Ankunft weiß, wart ich auf die neue Zeit
steht meine Welt mir Kopf, denn 1 + 1 gibt 3.
Die Welt die auf dich wartet ist nicht wie sie gerne wär
nein –

Doch das hat Zeit nur keine Angst, du kannst dich wirklich trauen.
Vier Hände voller Liebe streicheln sich um dich
und ich schwör dir, deine Mutter ist ne klasse Frau.

## Chorus

Wenn du da bist, wenn du Licht siehst
und das zum allerersten Mal
Wenn sie dich sieht,
wenn du mich siehst
dann glaub ich werden Wunder wahr. Wir steh'n Dir bei, wir zwei
Wir steh'n Dir bei, aus zwei mach drei …

---

43 https://www.youtube.com/watch?v=nUCtOCfpjNM.
44 https://genius.com/Pur-wenn-du-da-bist-lyrics.

# Die Seelenwanderung

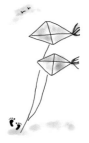

## Idee

Der Titel „Seelenwanderung" bezieht sich hier auf das absichtslose sich intuitiv Führenlassen von der eigenen Seele. Dieses Projekt verbindet verschiedene künstlerische Ausdrucksmöglichkeiten aus den Bereichen *Musik – Poesie – Film – Improvisation* zu einem zugleich für die Initiatorin als auch für die Gruppe schöpferischen Prozess. Eine weitere wichtige Rolle spielt die Natur.

## Vorbereitung

Die Vorbereitung und Durchführung setzt das Vorhandensein verschiedener Medien und einen sicheren Umgang mit ihnen voraus: Eine Digitale Kamera oder Handykamera und einen Beamer für das Konzert.

## Ablauf

### Natur

Dieses Projekt ist zunächst ein Prozess, auf den sich die TN individuell einlassen ohne Absicht, ohne Ziel. Es ist wichtig, dass ein großzügiger Zeitrahmen von mindestens einer Woche ihnen die Möglichkeit gibt, den „richtigen" Zeitpunkt für eine kleine Wanderung zu spüren: Dann geht jede Teilnehmerin hinaus in die Natur und lässt sich intuitiv führen – für sich allein, in Stille. Mit der Kamera hält sie fotografisch/filmisch alle Eindrücke fest, die sie berühren und Assoziationen auslösen.

### Poesie und Digitale Medien

Im zweiten Schritt schreibt sie nach der Wanderung einen Text oder ein Gedicht, möglichst direkt oder zeitnah. Als „Geländer" dienen ihr die Bilder in der Reihenfolge, wie sie gemacht wurden. Die einzelnen Foto- und Filmaufnahmen fügt sie zu einer Bildershow oder einem Film zusammen (Powerpoint, iMovie). Technisch nicht so versierte Menschen benötigen hier eventuell Unterstützung.

### Musik

Ist eine Teilnehmerin so weit, ihr Erlebnis zu teilen, lädt sie die Gruppe ein. Als Initiatorin liest sie ihren Text, ihr Gedicht vor und bittet die Zuhörer, ihre Augen dabei zu schließen und zu lauschen. Sie stimmt die Gruppe damit meditativ ein, es können innere Bilder entstehen beim Zuhören. Danach werden alle gebeten, sich

Instrumente zu suchen, mit welchen sie das Gehörte musikalisch begleiten wollen, um nun selbst aktiv zu werden. Die Suche erfolgt in Stille, ohne Absprache, damit die Teilnehmer bei sich bleiben. Je nach Teilnehmerzahl und Setting können Anwesende einfach Zuhörer bleiben und jetzt auch Zuschauer sein – die Gruppe teilt sich.

Alle Mitwirkenden sollten einen guten Blick auf die Leinwand haben. Die Initiatorin zeigt ihren Film oder ihre Diashow, und alle sind dazu eingeladen, die Bilder, die sie sehen, zeitgleich musikalisch improvisierend zu begleiten. Die Initiatorin ist gleichrangig mit allen anderen musikalisch beteiligt: Es entsteht eine Filmmusik.

Es wird jeweils das Erleben eines Menschen in den Mittelpunkt gestellt, der direkte Antworten erhält in musikalischer Form, als auch möglichst als wertschätzendes und stärkendes Feedback der Mitwirkenden in der Reflexion. Von Bedeutung ist im Resümee der Initiatorin, inwiefern sich durch die persönliche Auseinandersetzung in Bild, Text und Musik und das anschließende in Beziehung treten mit der Gruppe, sich etwas in ihr bewegt hat. Möglicherweise kann ein Thema dann erstmals verbalisiert werden.

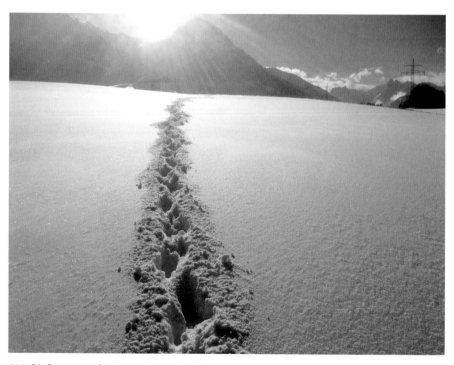

Abb. 31: Spuren … Seelenwanderung im Schnee

# Märchenhaft!

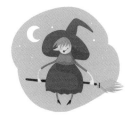

## Idee

Märchen faszinieren Groß und Klein – damit sprechen Sie alle Altersgruppen an. Und je nachdem, in welchem Kontext Sie arbeiten und in welche Richtung Sie gehen möchten, ob Sie beispielsweise eine spielerisch-kreative Herangehensweise für ein erlebniszentriertes Arbeiten mit Kindern oder ein psychologisch fundiertes Arbeiten mit Erwachsenen beabsichtigen – Märchen bieten Ihnen eine ideale Grundlage für ein intermodales Arbeiten, was am Beispiel von „Hänsel und Gretel" hier dargestellt werden soll. Wählen Sie selbst aus, ob sie mit einem Lied, dem Vorlesen des Märchens oder mit dem Zeigen von Abbildungen der Märchenfiguren beginnen möchten.

## Bild und Bildnerisches Gestalten

Sie können mit Bildern oder Zeichnungen auf das Märchen einstimmen oder nach dem Vorlesen zum eigenen Malen einladen: Die TN malen eine Szene des Märchens oder Symbole – das was ihnen wichtig erscheint. Im Feedback laden Sie die TN zunächst ein, zu sagen, was sie in den Bildern der *anderen* sehen. Danach erst berichtet jede TN, was sie gemalt hat, was sie dabei berührt oder gespürt hat, welche Assoziationen in ihr geweckt wurden. Interessante Impulse und weitere gestalterische Wege finden Sie in „Kunsttherapie aus der Praxis für die Praxis"[45].

## Musik

„Hänsel und Gretel verirrten sich im Wald …" – dieses traditionelle Kinderlied ist sehr bekannt und wird gerne gesungen. Es lässt sich leicht mit Gitarre und Orff'schen Instrumenten spielen und begleiten: Sie brauchen nur zwei Akkorde, C-Dur und G-Dur (G7 nicht zwingend notwendig), die Sie vereinfacht auch mit den zwei Grundtönen C und G auf dem Bassxylophon oder mit Klangbausteinen spielen können.

---

45  Leutkart, C., Wieland, E., Wirtensohn-Baader, I., (Hrsg.), Kunsttherapie aus der Praxis für die Praxis, Bd. 2, Dortmund: verlag modernes lernen 2014, S. 161ff.

## Hänsel und Gretel

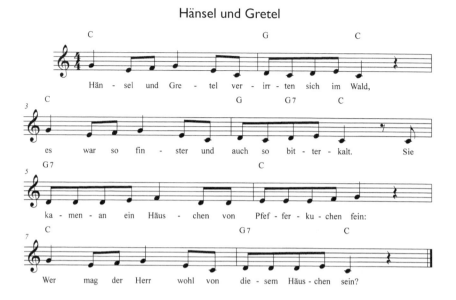

Gestalten Sie für Kinder das Märchen als Klangmärchen: Überlegen Sie gemeinsam mit Ihnen, welche Instrumente zu Hänsel, Gretel oder der Hexe passen und wie man das Handlungsgeschehen klanglich umsetzen kann. Lesen Sie das Märchen vor und machen Sie Lesepausen, wenn das Gehen von Hänsel und Gretel mit den Klanghölzern, das Streuen der Kieselsteine mit dem Xylophon usw. von den Kindern vertont wird. „Im klingenden Märchenwald"[46] – in diesem Praxisbuch von Elisabeth Wagner finden Sie eine kleine Instrumentenkunde sowie zahlreiche leicht umzusetzende Anregungen. Darüber hinaus hat sie eigene, neue Lieder komponiert.

Engelbert Humperdincks romantische Oper „Hänsel und Gretel" stellt nicht nur musikalisch eine wahre Schatzkiste dar:
- Spielen Sie die Ouvertüre vom Tonträger vor. Die TN können ihre inneren Bilder mit Farben auf das Papier bringen.
- Zu „Brüderchen, komm tanz' mit mir" oder „Ein Männlein steht im Walde" aus dem ersten Akt können Sie mit Kindern oder auch einer Eltern-Kind-Gruppe singen und gemeinsam tanzen.
- Der „Abendsegen" aus dem zweiten Akt ist auch für Erwachsene sehr berührend.
- Höhepunkt eines ganzen Märchenprojektes kann der Besuch einer Theateraufführung sein. Die Oper wird zur Weihnachtszeit an vielen deutschen Bühnen gespielt. (s. Abb. 32–33)

---

46   Wagner, E., Im klingenden Märchenwald, München: Don Bosco, 6. Aufl. 2016.

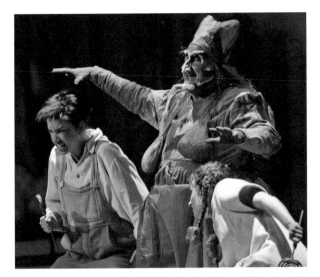 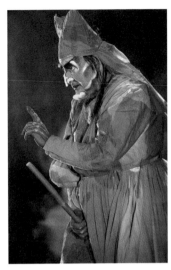

Abb. 32–33: John Pickering als Hexe in der Oper „Hänsel und Gretel" von E. Humperdinck

### Theater

Sie können sich mit den Kindern Bewegungen und Gesten zu den Märchenfiguren ausdenken und das Märchen nachspielen oder es Vorlesen und pantomimisch darstellen. Halten Sie Verkleidungsutensilien bereit.

### Tanz und Bewegung

Wagner präsentiert in ihrem o. g. Praxisbuch zu zehn bekannten Märchen nach Musik von Peter Schneeberger durchchoreographierte Tänze für große Kindergruppen, zu *Hänsel und Gretel* den „Tanz der Hexen". Eine CD mit allen Liedern, auch als Playback und der Tanzmusik liegt bei. Eine gute Vorlage, wenn Sie eine Aufführung planen möchten.

Anspruchsvoll: Humperdincks Musik bietet sich da, wo sie klangmalerisch lautmalend und instrumental ohne Gesang erklingt, an für ein Tanzprojekt, bei dem die TN zu einem Thema ihre Bewegungen selbst entwickeln (s. Community Dance Projekt; S. 229f.): Ouvertüre, Hexenritt und Pantomime 2. Akt.

### Poesie + Psychologie

Zurück zum Märchentext: Aus dem Märchen der Gebrüder Grimm – vermutlich aus dem Dreißigjährigen Krieg stammend – können nach dem Vorlesen einige psychologische Phänomene abgeleitet werden. Erwachsene TN können an ihre Kindheit erinnert und in eine positive Grundstimmung versetzt werden, die Märchen bieten allgemein viel Lebensweisheit und somit eine gute Grundlage zur

gemeinsamen Reflexion. Es werden Werte vermittelt, die Helden im Märchen haben Vorbildfunktion. In „Psychologie der Märchen[47]" analysieren Studenten eines
Masterstudienganges des Sozialpsychologen Dieter Frey 41 berühmte Märchen.
Zu *Hänsel und Gretel* werden folgende Fragen und Implikationen zur Lebensge-
staltung für einen Gedankenaustausch angeregt, die Sie als Ausgangspunkt für eine
tiefere Betrachtung wählen können:

Die Eltern lügen, Hänsel täuscht die Hexe, die Hexe lügt, Gretel belügt die
Hexe. Ob aus Höflichkeit oder als Notlüge, zugunsten persönlicher Vorteile
oder Übertreibung:

*„Dürfen wir lügen, um ein ehrenwertes Ziel zu verfolgen?"*

*„Was bedeutet es für unsere Gesellschaft, wenn wir immer auch mit einer Lüge
rechnen müssen?"*

*„Ist verschweigen auch Lügen?"*

*„Was passiert, wenn wir uns selbst belügen, um uns z. B. eine bestimmte Situation
schönzureden?"*[48]

Hänsel bleibt trotz der gefährlichen Lage im realistischen Rahmen lange opti-
mistisch, ist kreativ und kann Gretel immer wieder trösten. Dieser Umgang mit
Herausforderung weist ihn zunächst als resilient aus. Als er resigniert, bringt
Gretel zum Schluss den erforderlichen Mut und Optimismus auf, um sich und
den Bruder zu retten:

*„Wann immer wir uns hoffnungslos fühlen, können wir uns vornehmen, wie ein
Kind, das gerade die ersten Schritte macht, mit realistischem Optimismus die Herausforderung anzunehmen."*[49]

Gretel verzweifelt schnell, weint, glaubt nicht, dass sie etwas an ihrer Situation verändern kann und fügt sich widerstandslos. Während Hänsel sehr aktiv
ist, bleibt Gretel passiv und überwindet ihre Hilflosigkeit erst zum Schluss, als
Hänsel unmittelbar vom Tod bedroht ist:

*„… Dieses Verhalten wird auch als erlernte Hilflosigkeit (Seligmann 1974) be-
zeichnet … Die eigene Selbstwirksamkeitserwartung (Bandura 1977), also die Er-
wartung, durch das eigene Handeln Einfluss nehmen zu können, wird durch die
erlernte Hilflosigkeit stark geschwächt … Gretel macht eine korrigierende Lerner-
fahrung: Sie stellt fest, dass ihr mutiges Handeln etwas bewirkt und sie Kontrolle
über die Situation hat … Auch für die gesunde Entwicklung von Kindern ist das
Erleben von Selbstwirksamkeit sehr bedeutsam … Dabei sind Herausforderungen*

---

47 Frey, D. (Hrsg.), Psychologie der Märchen, Berlin: Springer-Verlag GmbH Deutschland 2017.
48 Ebd., S. 104.
49 Ebd., S. 105.

*für Kinder in jeder Entwicklungsstufe besonders wichtig, um ihre Selbstwirksamkeit auf unbekanntem Terrain zu überprüfen. Auch im Bereich der Mitarbeiterführung sind Selbstwirksamkeit und wahrgenommene Kontrolle für Mitarbeiter von großer Bedeutung ...* "[50]

Der Vater handelt gegen seinen Willen, er setzt seine Kinder im Wald aus, weil seine Frau ihn unter Druck setzt, dies zu tun. Er möchte sie zufrieden stellen, ihr gefallen und fühlt sich vermutlich als „nur Ausführender" nicht verantwortlich (normativer und informationaler sozialer Einfluss):

*„Wann handeln wir nach unseren Prinzipien und wann gegen unser Gewissen, weil uns andere unter Druck setzen? Das Wissen über Faktoren wie normativen und informationalen sozialen Einfluss hilft, die eigenen Handlungen kritisch zu hinterfragen. Wer Gehorsam zeigt, weil er sich nicht verantwortlich für das Gesamtergebnis fühlt, muss sich bewusstmachen, dass er die verwerfliche Tat erst möglich macht ... menschenverachtendes Verhalten durch Gehorsam kann durch Zivilcourage verhindert werden ...* "[51]

Die weiteren Märchen-Analysen dieses Buches zeigen auf, dass Märchen allgemein auch für unsere heutige Zeit wichtige Lebensthemen transportieren und sie bieten alle eine Chance für Kommunikation und Diskussion. Es werden Werte vermittelt und es wird Mut gemacht, wir lernen durch die Charaktereigenschaften und Handlungsweisen ihrer Helden etwas für das (unser) Leben. All unsere Emotionen werden angesprochen, Freude, Liebe, Angst, Wut, Hass, Enttäuschung. Letztendlich genießen alle, ob Kind oder Erwachsene, die meist spannende Unterhaltung. Märchen bereichern uns und es lässt sich für jede Begegnung ein passendes Märchen finden.

---

50   Ebd., S. 106.
51   Ebd., S. 107.

Film ab! Klappe I

## Idee

Psychotherapeut Otto Teischel setzt in seiner Praxis Filme ein. In seinem 2007 erschienenen Buch „Die Filmdeutung als Weg zum Selbst" listet er eine persönliche Auswahl von 100 Filmen auf: „Galt für Freud der Traum als „Königsweg zum Unbewussten", soll hier die Kunstform Film als eine „Hauptstraße zum Sinn" vorgestellt werden, als ein Mittel der bewussten Erkenntnis unseres Selbst und seiner existentiellen Bedeutung."[52] Auch am Wiener Anton-Proksch-Institut setzt Martin Poltrum seit 2009 Filme zur Therapie ein[53]: Mit Komödien und Dramen setzt man in der Behandlung von Suchtkranken auf den Film als Gesamtkunstwerk, welches Schauspielkunst, Regie und Drehbuch, Musik, Kamera, usw. vereint – jede Woche wird gemeinsam ein Film (eventuell gekürzt) angeschaut und anschließend reflektiert. Wenn Sie einen Film als Medium in ihre Arbeit integrieren möchten, können Sie die Reflexion auch intermodal erweitern.

## Vorbereitung

Wählen Sie einen Film zum Thema, das Sie behandeln möchten:

> *„Der richtige Film zur richtigen Zeit vermag mir zu zeigen, wer ich war, wer ich bin, oder wer ich womöglich sein könnte, wenn ich begreife, was er mir sagen will, und beherzige, wozu er mich aufzufordern versucht."[54]*

Teischel stellt Kategorien einer Filmdeutung vor, welche jeweils die philosophische Filmbetrachtung und die psychologische Filmdeutung eines Films beschreiben. In seinem „Katalog therapeutischer Filme"[55] finden Sie eine kurze Inhaltsangabe, eine thematische Zuordnung (Philosophie/Filmkunst, Liebesdrama, Komödie …) und die im Film vorkommenden Symptome/Syndrome und vermittelte Werte. Teischel erhebt dabei keinen Anspruch auf Verbindlichkeit:

---

52 Teischel, O., Die Filmdeutung als Weg zum Selbst, Norderstedt: Books on Demand GmbH 2007, S. 10.
53 http://www.wn.de/Welt/Wissenschaft/2017/04/2762517-Anton-Proksch-Institut-Filme-als-Therapie-Komoedien-und-Dramen-gegen-die-Sucht
54 Teischel, O., S. 14
55 Ebd., S. 211ff.

*„… Viel zu komplex ist unsere Lebenswirklichkeit mit ihren psychodynamischen Zusammenhängen und Wechselwirkungen – oder, philosophisch gesprochen, viel zu unermesslich das Wunder menschlicher Existenz in jedem Augenblick –, als dass jeder Versuch, ihr gerecht zu werden, mehr sein könnte, als eine bloße Annäherung …"*[56]

## Ablauf

Schauen Sie gemeinsam mit der Gruppe den Film an und verknüpfen Sie die Reflexion mit:

## Poesie

Lassen Sie die TN eine „Rezension" schreiben: Wörter, Fragmente sammeln und dann formen zu einem Gedicht.

## Bild

Die ihnen wichtigen Figuren, Symbole und Momente – das, was die TN besonders berührt hat, malen sie in einen Mandalakreis: Der vorgezeichnete Kreis auf dem leeren Blatt zentriert die Malenden und erleichtert ihnen durch die vorgegebene Form den bildnerischen Ausdruck. Es geht dabei nicht um perspektivisch gestalterisch perfektes Zeichnen, sondern ganz allein darum, was die Malenden mit ihren Formen und Farben in Verbindung bringen und was sie damit aussagen möchten. Das ist wichtig zu betonen, denn viele scheuen sich sonst, sie „könnten nicht gut malen". Wählen Sie diesen Weg, wenn ein Verbalisieren nach der Filmvorführung (noch) nicht möglich ist oder als Gelegenheit zum Ordnen der Emotionen und Gedanken vor dem Verbalisieren.

## Musik

Fragen Sie, welche Klänge der Film in den TN angerührt hat und laden Sie zum Improvisieren ein: Ein musikalisches Feedback.

Hören Sie gemeinsam die Filmmusik oder einzelne Titel daraus an und spüren ihrem Charakter, Form und Wirkung nach.

---

56  Ebd., S. 180.

## Film ab! Klappe 2: „Ein Brief für dich"

### Idee

Anhand zweier konkreter Filmbeispiele soll jetzt das intermodale Arbeiten mit Filmen innerhalb der therapeutischen Begegnung näher vorgestellt werden.

Zunächst „Ein Brief für dich"[57], ein Filmbeispiel, welches in Margit und Ruediger Dahlkes Buch *Die Hollywood Therapie-Filme als Entwicklungschance. Ein spielerischer Weg zu Selbsterkenntnis und Entwicklung*[58] aufgeführt und zu den Themen Dankbarkeit und Vermittlung von Zuversicht und Lebensfreude empfohlen wird. Das Buch enthält „Anregungen zu Filmen, die seelisches Wachstum und Bewusstseinserweiterung fördern, mit Deutungen von der psychologischen Ebene bis zu jener der Lebensprinzipien."[59] Nach den Ausführungen Dahlkes[60] für wen er den Film als geeignet betrachtet und welche Anbindungsfragen sich stellen lassen, werden Vorschläge für das Intermodale Arbeiten ergänzt.

### Kurzinhalt

> „Wenn Maggy Fuller (Aley Underwood), ein schwieriger und rebellierender Teenager, einen altmodisch geschriebenen Brief von einem Unbekannten erhält, beginnt sie sich zu fragen, wer denn so wunderschöne Dinge über sie zu sagen hat. Immerhin ist sie für ihren Vater nicht vorhanden und für ihre Mutter eine Enttäuschung. Ihre Suche nach dem unbekannten Autor des Briefes führt sie zu Sam Worthington (Bernie Diamond), einem älteren Herrn in einem Altersheim, den sie zuvor noch nie getroffen hat, der sie jedoch besser zu kennen scheint als irgendjemand sonst."[61]

### Für wen ist dieser Film geeignet?

„Ein Brief für Dich" ist nach Dahlke ein Film …
- … darüber, sein Talent, seine (Auf-)Gabe zu finden und damit die Welt zu bewegen, die eigene und die größere.
- „… und auch eine Anleitung, (anderen) Freude zu machen und damit sich (Selbst). Ein Film um *Freude als Weg* zu erkennen und Dankbarkeit als Geschenk.

57  Preisgekrönter Film von Christian Vuissa, dem Regisseur von Stille Nacht. http://www.einbrieffuerdich.com/index.php?page=media.
58  Dahlke, R., Dahlke, M., Die Hollywood Therapie, Hitzendorf: Edition Einblick 2018.
59  http://www.dahlke.at/images/shopflyer_280817_web.pdf.
60  Vor Drucklegung des Buches freundlicherweise zum Abdruck an dieser Stelle zur Verfügung gestellt.
61  http://www.einbrieffuerdich.com/downloads/einbrieffuerdich_presseheft.pdf.

### Fragen und Anregungen

Dahlke empfiehlt die folgenden Fragen, die sich Zuschauer nach dem Film stellen mögen. Sie können diese mit den TN im Feedback erörtern und diskutieren:

- „Wie viel Freude und Dankbarkeit gebe ich weiter?"
- „Wie gehe ich mit Briefen um? Welche Art von Ant(i)worten gebe ich, wie viel Mut und Zuversicht vermittle ich?"
- „Kann und mag ich das Gute, das ich erfahren habe, zurückgeben?"
- „Wie viel Freude macht es mir, anderen Freude zu machen?"
- „Was macht es mit mir, andere auf ihren Weg zu bringen, ihnen Hoffnung zu machen?"

### Intermodales Arbeiten

Nun lässt es sich mit den Medien Musik, Poesie und bildnerischem Gestalten weiterarbeiten:

### Musik

Musik spielt in diesem Film eine zentrale Rolle. Die Menschen im Seniorenheim singen gemeinsam. Alt und Jung begegnen sich mit Musik, lassen sich gegenseitig davon berühren. Maggy erkennt und findet am Ende ihre Gabe: Sie schreibt einen Song und berührt mit ihrem Text und ihrer Musik das Publikum. Der Film regt an,

- gemeinsam zu singen
- zu improvisieren: Wie klingt Freude? Dankbarkeit? Wie klingt Mut und Zuversicht? Oder im Wandernden Duett: Statt eines Briefes spielen wir uns wie Sam im Film (klingende) Botschaften zu. Es zählt die Absicht, die wir in unser Instrumentalspiel oder in unsere Stimme (Tönen) dabei legen.
- einen eigenen Song zu schreiben (s. S. 254). Textgrundlage mag der handgeschriebene Brief sein (s. u.).

### Poesie

Briefeschreiben ist fast aus der Mode gekommen. Wer einen handgeschriebenen Brief erhält, freut sich jedoch meist sehr und weiß das Bemühen des Absenders zu schätzen. Laden Sie die TN ein, einen Brief zu schreiben an eine nahestehende oder fiktive Person:

*„Liebe(r) …, ich habe gerade einen Film gesehen und musste an Dich denken. Der Film handelt von …"*

Die TN lesen sich gegenseitig ihre Briefe vor. Nach dem Feedback sammeln Sie entweder mit Ihnen Gemeinsamkeiten: Formulierungen, Metaphern, Ideen und gestalten eventuell daraus einen Songtext: Die TN komponieren gemeinsam einen Song. (s. S. 254) Ich habe aber auch häufig erlebt, dass TN sehr berührt waren durch diesen Film und das Bedürfnis bekamen, sehr persönliche Briefe zu schreiben, tatsächlich abzuschicken und letztlich mit sich und ihnen nahestehenden Personen in einen sehr heilsamen Prozess gingen. Diese Briefe werden in der Gruppe vielleicht nicht geteilt. Sehr wohl können Sie dann in ein offenes Feedback einsteigen, um Material für einen Songtext oder eine Improvisation zu sammeln.

## Bildnerisches Gestalten

Die TN gestalten ein eigenes Bild und/oder, nachdem sie die zentralen Botschaften des Films gemeinsam herausgearbeitet haben, ein großes Plakat. Welche Symbole des Films (z. B. „Schlüssel") sind wichtig gestalterisch zu zitieren?

# Film ab! Klappe 3: „Alles steht Kopf"

## Idee

Mit dem Computeranimationsfilm „Alles steht Kopf" (Inside out) gelang der Firma Pixar ein spannender, fantasievoller Film, hier stellen unsere Emotionen die Hauptdarsteller dar: „… am Ende steht die Erkenntnis, dass alle Gefühle – auch die vermeintlich negativen – ihre Daseins-Berechtigung und ihre Zeit haben und dass Kummer ein wichtiger Bestandteil des Lebens ist."[62] Der mehrfach preisgekrönte Film eignet sich für Kinder wie für Erwachsene gut als Arbeitsgrundlage für das Verständnis von Emotionen, die Selbstbeobachtung und die musikalische Darstellung von Emotionen und wurde deshalb als weiteres Beispiel für die Integration des Mediums Film in die therapeutische Begegnung gewählt. Eine genaue Inhaltangabe finden sie hier[63].

## Vorbereitung

Sie sollten mit dem Film bereits vertraut sein, bevor Sie ihn Ihren TN zeigen. Für das Doppelgänger-Spiel können Sie sich eigene Spielkarten anfertigen, indem Sie per Screenshot Fotos der Figuren des Films – Freude, Wut, Angst, Wut, Kummer und Ekel – machen, ausdrucken und laminieren. Sie benötigen zwei Karten pro Emotion. Je nachdem, mit welchen Medien Sie anschließend arbeiten möchten, halten Sie die entsprechenden Arbeitsmaterialien bereit.

## Medien

### Film

Sehen Sie sich gemeinsam mit den TN den Film an, danach können Sie in einer Feedbackrunde erste Eindrücke und Gedanken zum Film sammeln, sich kritisch damit auseinandersetzen oder direkt mit den folgenden Ideen weiterarbeiten.

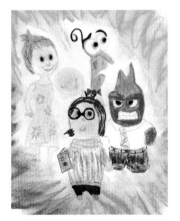

Abb. 34: „Alles steht Kopf":
Freude, Angst, Wut und Kummer

### Bildnerisches Gestalten

Laden Sie zum Zeichnen ein, z. B.
für die TN wichtige Momente des Films
  – ihre Kernerinnerungen

---

62  http://www.fbw-filmbewertung.com/film/alles_steht_kopf, Prädikat „Besonders wertvoll".
63  https://www.cinehits.de/film/8587#filmPlotSummary.

- ihre eigene „Schaltzentrale"
- ihre individuellen Persönlichkeitsinseln – bunt die aktiven, grau die brach-
  liegenden Inseln.

Betrachten Sie gemeinsam die fertigen Bilder. Was sich in den Bildern zeigt, gibt die
weitere Arbeitsrichtung vor.

## Musik

Spiel für 5–10 Personen: Teilen Sie verdeckt Ihre Spielkarten aus oder lassen Sie die
TN eine Karte ziehen. Bei 5 Personen nur die Grundemotionen, ab sechs Personen
kommt immer eine Emotion doppelt vor. Die TN suchen sich passende Instrumente aus, um die Emotionen in Klang umzuwandeln. Lassen Sie das Wandernde Duett spielen. Die TN sollen herausfinden, wer welche Emotion darstellt und – ab 5
Spielern – ob sie eine Doppelgängerin haben. Welche Instrumente wurden jeweils
gewählt? Wurden die Emotionen erkannt oder war es schwierig sie herauszuhö-
ren? Haben die „Doppelgänger" ähnliche Klänge gewählt? Die TN setzen sich mit
ihrem individuellen und kollektiven Emotionsausdruck auseinander.

## Theater

Die TN entwickeln zu einem ihrer Themen oder zu einem Thema, welches Sie vor-
geben, eine Geschichte – Sie können hier erlebnis-, konflikt- oder übungszentriert
arbeiten. Es soll eine zentrale Szene einer realen oder fiktiven Geschichte und nicht
zu lang sein. Eine TN übernimmt die Rolle der Erzählerin, andere stellen Freude, Wut, Angst, Kummer oder Ekel an der „Schaltzentrale" dar, die restlichen TN
sind das Publikum. Nach der Szene beschreiben zunächst die Zuschauer, was sie
wahrgenommen haben, danach die Akteure. Die TN können verschiedene Verhaltensweisen in einer Szene ausprobieren, die gleiche Szene mit unterschiedlichem
emotionalen Ausdruck spielen: Was ändert sich?

## Weitergedacht

Der Film bietet viele weitere in Bilder und Szenen umgesetzte Themen zum gemeinsamen darüber nachdenken und arbeiten:
- die kindliche Fantasiewelt, Rileys Freund Bing Bong
- eine eskalierende Situation: Der Streit Rileys mit ihren Eltern am Tisch
- die Traumstudios und die Traumwache
- Langzeitgedächtnis, „Erinnerungsdeponie" u. „Löschkommando"

# Spirituelle Hausführung[64]

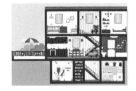

### Idee

Sie können eine interaktive Hausführung verknüpfen mit spirituellen Fragen und verschiedenen intermodalen Angeboten: Eine Hausbegehung, die metaphorisch eine Begegnung mit mir selbst ist, die mich zu meinen verborgenen, vergessenen, inneren Räumen führen kann. Sie ist für erwachsene TN gedacht.

### Vorbereitung

Wenn Sie nicht schon vertraut sind, so erkunden Sie im Vorfeld ihrer Hausführung genau die Klinik, die Wohngemeinschaft, das Seniorenheim und überlegen, wie Sie die Idee individuell für Ihr Setting, Ihre Klientel in diesen Räumen umsetzen können.

Für die Hausführung sollte an jeder „Station" eine Sitzmöglichkeit vorbereitet sein. Sie führen jeweils in das Thema ein, lassen den TN Zeit zum In-Sich-Hineinspüren und anschließendem verbalen, musischen oder kreativem Ausdruck. Die hier genannten Beispiele dienen lediglich dazu, Ihnen die Idee vorzustellen. Machen Sie daraus Ihre Führung zu einem für Ihre TN überraschendem und tiefgreifendem Erlebnis! Jeder Raum hat eine Bedeutung und Sie können diese im Vorfeld auf die Bedürfnisse der TN abstimmen. Dazu ist eine vertrauensvolle und tragfähige therapeutische Beziehung zu den TN Voraussetzung. Es gibt viel mehr Themen als hier dargestellt werden können.

### Ablauf

Der Ablauf bleibt individuell, an dieser Stelle werden lediglich Vorschläge gemacht. Die Räume werden betreten und wieder verlassen und dabei können neue Erfahrungen gemacht werden.

### Putzkammer

Sammeln Sie mit den TN: „Was gehört zu einem Hausputz? Aufräumen, entrümpeln und damit man überhaupt saubermachen kann und damit ich mich mit mir wieder wohlfühle – Fenster putzen für einen klaren Blick? Bin ich bereit für einen inneren Hausputz? Mich meinen Themen ehrlich zu stellen und genau hinzu-

---

64   Nach einer Idee von Beatrice Länzlinger, Kunsttherapeutin am Sokrates Gesundheitszentrum Bodensee (CH).

schauen, sie nicht unter den Teppich zu kehren? Mich befreien, damit meine Seele gerne in mir wohnt. Wie fühlt es sich an, wenn ich sage, ich bin bereit?

## Leerer Raum

Sicher finden Sie einen leeren oder wenig genutzten Raum? Da Sie mit den TN auf Ressourcensuche sind, geht es hier keinesfalls um innere Leere, sondern im Gegenteil um innere Räume, die gefüllt werden dürfen, auf dass sie wieder einen Namen bekommen, einen Sinn erfüllen. Laden Sie die TN ein, sich hier innerlich auf die Suche nach einem „Raum" nahe ihrem Herzen machen, wo sie nicht nur geliebte Menschen, Freunde einladen können, sondern auch Lebensfreude, Vertrauen, Liebe, Freiheit: Wie möchte ich diesen füllen?

## Keller

In Kellerräumen werden oftmals Dinge verstaut, die man nicht mehr braucht oder nur zu bestimmten Jahreszeiten hervorholt. Solch ein Ort lädt ein, über den „Kellerraum" in mir selbst nachzudenken: Gibt etwas in meinem Leben, das ich weggeräumt habe, nur selten hervorhole? Freundschaften, frühere sportliche oder musische Leidenschaften, die zugunsten einer Partnerschaft, der Kinder wegen, aus beruflichen Gründen selten gelebt oder gar aufgegeben wurden? Möchte ich aus meinem „Keller" etwas in mein Leben zurückholen? Auch die Angst ist ein (Kindheits-) Thema, welches oft in Verbindung zu Kellerräumen steht.

## Dachboden

Ähnlich wie in den Kellerräumen finden wir hier „Weggeräumtes", nur dass die Dinge, die hier lagern, meist wirklich nicht mehr gebraucht werden. Kinderspielzeug, Kleidung, Möbel, Erinnerungs- und Erbstücke, die wir einfach nur behalten möchten. Manches geht kaputt, altert, zerfällt. Alte Möbel und Bilder erzählen von früheren Zeiten. Spielzeug, Schlittschuhe oder ein Koffer wecken Erinnerungen. Ein Besuch kann eine Zeitreise in die Vergangenheit darstellen. Diese Reise kann vielen Themen dienen.

## Natur

Die natürliche Umgebung darf auch einbezogen werden. Vielleicht lässt sich hier Freiheit spüren, frische Luft, ein Bach oder eine belebte Straße, Lärm, Unruhe? Möglicherweise ein neuer, ungewohnter Ort zum Musizieren, sich Bewegen oder bildnerischen Gestalten, der Impulse weckt?

*Musik, Poesie, Bewegung und Tanz, Bild und Bildnerisches Gestalten, Natur, Spiritualität, Digitale Medien, Film und Theater:* Je nachdem, welchen Prozess Sie anstoßen möchten, wählen Sie eine Vorgehensweise, welche die vielen verschiedenen kreativen Ausdrucks- und Eindrucksmöglichkeiten wie ein mäandernder Fluss umspielt. Stellen Sie Fragen, lesen Sie Gedichte, lassen Sie Texte schreiben, zeigen Sie ein Bild (je nachdem – ergotrop oder trophotrop in seiner Wirkung) als Impuls, gestalten Sie mit den TN im Freien mit farbigem Sand ein großes Mandala am Boden, singen und musizieren Sie gemeinsam …

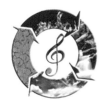 Lied von Mutter Erde: Die vier Elemente

## Idee

Diese Geschichte der Vier Elemente lädt ein zum Nachdenken, zur Meditation, zum Tönen und Musik machen, Malen und Formen und vielem mehr.

## Vorbereitung

Erde, Wasser, Luft (Atem) und Licht (Feuer) – die TN sollten sich bereits mit den Elementen vertraut gemacht haben. In einem Brainstorming sammeln sie gemeinsam, was sie mit den Elementen in Verbindung bringen, z. B. Eigenschaften: positive wie negative Aspekte, Jahreszeiten, Farben, Sternzeichen, Redewendungen.

## Ablauf

Tragen Sie der Gruppe die Geschichte vor, laden Sie zu einer inneren Reise ein, lassen Sie die TN dabei entspannt liegend hören:

*Sie trafen sich zur späten Abendstunde, Mutter Erde hatte sie geladen. Die Sonne schickte gerade ihre letzten tiefroten Strahlen über die Baumwipfel, als Atem mit einem*

schhhhhhhh

*über den See huschte, der bereits still und regungslos da lag, so dunkel als berge er ein Geheimnis. Atem fand den Eingang der Höhle und glitt mit einem Seufzer hinunter. Sie empfing ihn mit einem freundlichen Nicken und bot ihm einen Platz, wo er sich mit einem leisen*

ahhhhh

*niederließ. Man konnte wenig erkennen, das kleine Feuer am Ende der Höhle bot geradewegs so viel Lichtschein, dass man das alte, sorgenvolle Gesicht Mutter Erdes wahrnehmen konnte. Sie wollte gerade etwas sagen, holte tief Luft*

hhhhhhhh

*da sahen sie von der Ferne ein Lichtlein tanzen. Wie es so hin und her schwebte, schien es, als hätte es so gar nicht eilig. Nein, es hatte wohl seine Freude daran, wie es sich im See spiegelte. Denn die Mondin war bereits hinter den Wolken hervorgetreten und leuchtete silbern, stolz wie eine Königin am Himmel. Das Licht war in ganz ausgelassener Stimmung, doch erinnerte es sich plötzlich der Einladung Mutter Erdes und wie ernst es ihr gewesen war. Schnell suchte es den Eingang zu ihrer Höhle und weniger als ein Auge zum Blinzeln braucht war es da. Wieder bat Mutter Erde Platz zu nehmen, sie würden noch warten auf das Wasser. Das Wasser war immer ein bisschen spät, das kannten sie.*

Hhhhh

*hörte man Atem leise gehen, Mutter Erde nickte bedächtig mit dem Kopf und das Licht bildete eine kleine Lichtsäule auf dem Platz, den es angenommen hatte. Sie hörten zuerst ein Rauschen, dann dachten sie, eine große Welle klatscht gegen einen Felsen, es folgte ein Prasseln vieler tausend Tropfen und da spülte es das Wasser den Eingang der Höhle hinunter. Gott sein Dank fand das Wasser auf Anhieb den letzten freien Platz und versammelte sich als wabernde Wassertraube auf dem Stuhl. Das Wasser drehte sich noch ein wenig und kam zur Ruh. Mutter Erde schaute die drei nacheinander bedeutungsvoll an bevor sie ihre Stimme erhob:*

Meinen Lieben, ich danke euch, dass ihr gekommen seid!

*Sie streckte Ihre Hände aus und sie berührten sich fast, wie sie so um den kleinen runden Tisch saßen. Es schien, als würden sie miteinander verschmelzen. Licht, Wasser, Atem und Erde verbanden sich miteinander, wie sie es schon seit tausenden von Jahren machten. Mutter Erdes Gedanken schwebten nun über ihnen:*

Es war nicht immer einfach und wir wussten ja, dass man viel Geduld mit den Menschen haben muss. Doch habe ich euch heute gerufen, weil der Zeitpunkt naht, wo man handeln muss. Ihr kennt meine Qualen und wisst, mit wie viel Liebe zu den Menschen ich bereit war vieles zu ertragen. Die Pflanzen sind schon recht verzweifelt, viele Ihrer Familien sind ausgestorben, niemand wird je wieder ihren Platz einnehmen. Andere hat der Mensch so verändert, dass sie ihre Liebsten nicht mehr erkennen. Sie ächzen und stöhnen unter der Erntelast, die sie dem Menschen erbringen sollen oder finden keinen Lebensraum mehr, wo sie blühen und gedeihen können.

*Sie sahen Bilder von gerodeten Wäldern.*

Doch schmerzt mich auch wirklich sehr das Leben der Tiere, fuhr Mutter Erde in ihren Gedanken fort, der Mensch hat gänzlich den Respekt verloren! Ihre Seelen – ich kann sie hören, wie sie weinen und klagen, Stunde um Stunde! Es hört nie auf …

*Und die Bilder, die nun kamen froren das Wasser, nahmen dem Licht seine goldene Farbe und Atem hörte für einen Moment auf zu strömen.*

Dabei ist der Mensch sich selbst der größte Feind …

*Mutter Erde sprach nicht weiter, sie kannten sie, die Grundübel der Erde. –*

Lasst es uns ein letztes Mal versuchen und hoffen, dass wenigstens ein Mensch uns hört. Ein Mensch, der es weiterträgt. Ein Mensch der begreift.

*Die Bilder drehten sich noch eine Weile über ihnen. Sie wurden immer kleiner, verschwanden eins nach dem anderen und es kehrte Stille ein – dann konnte man ganz leise einen Ton hören. Tief, von langer Dauer, dann gesellte sich ein höherer Ton dazu und langsam noch viel mehr Töne, die sich zu einem gewaltigen Erdtönen entfalteten, so überaus reich an Klangfarben, wie kaum ein menschliches Ohr es je vernommen hatte. Tief und hoch, beruhigend und anregend zugleich tönten sie und es kam Bewegung hinein, ein Schwingen, ein Zündeln, ein Drehen, ein Schweben. Es war das Lied der Mutter Erde, es brachte Heilung jedem, der es hörte und sang. In Verbindung mit Atem, Wasser und Licht bildeten sich kristalline Strukturen aus goldgelb-braunen Strahlen, hätte ein Mensch es gesehen, er hätte gewiss beteuert, nie zuvor etwas Schöneres gesehen zu haben. Es bildeten sich stets neue Muster, wie Pflanzen, die ihre Blüten entfalten und immer aus der Mitte heraus, die so hell strahlte, dass man fast nicht hineinblicken konnte. Es dauerte viele Stunden, wobei eigentlich Zeit für sie keine Rolle spielte. Irgendwann begannen sich die Töne und Farben zu ändern. Es wurde leiser, viel leiser und Töne strömten hell und klar, nicht mehr so tief. Ein zartes Rosa mit wenig Violett gebar eine Blüte von unendlicher Schönheit mit goldenen Spitzen. Und das war die Information, die sie in die Welt senden wollten:*

Kein Mensch, kein Tier, keine Pflanze lebt ohne Wasser,

Kein Mensch, kein Tier, keine Pflanze lebt ohne Atem

Kein Mensch, kein Tier, keine Pflanze lebt ohne Licht.

Sie waren alle miteinander verbunden,

Sie wussten es nur nicht mehr.

*Die Sonne schickte ihre ersten Strahlen, die Mondin war schon verschwunden, als sie sich verabschiedeten. Wasser, Atem und Licht würden Mutter Erdes Lied nun in die Welt tragen und mit dem Lied, die Heilung, die möglich geworden war. Es blieb die Hoffnung, dass ein Mensch es verstand und aufnahm. Er würde mitschwingen, mitsingen und tönen. Das könnte der Anfang sein. Das kann ein junger oder alter Mensch sein, eine Frau oder ein Mann, oder vielleicht du. Macht euch aber keine Mühe, diesen Ort am See zu finden, er kann überall sein.*

Lassen Sie den TN die Zeit, die sie brauchen, um in ihrem Tempo zurückzukommen in das Hier und Jetzt des Raumes.

Im Anschluss können die TN:

## Bildnerisches Gestalten

… ihre inneren Bilder in einem Mandalakreis festhalten.

## Natur + Bildnerisches Gestalten

… direkt hinaus in die Natur gehen (oder ins Freie, Klinikpark, o. ä.) und sammeln, was ihnen jetzt ins Auge fällt. Die TN bringen von ihrem Spaziergang in Stille mit, was sie angesprochen hat und womit sie eine gemeinsame Kollage in Stille kreieren können: Blätter, Äste, Weggeworfenes, Fundstücke … Je dichter die TN ihre Beiträge zusammenstellen und miteinander verbinden, umso mehr ist eine gegenseitige Achtsamkeit von Bedeutung. Das fertige Kunstwerk wird eine Weile betrachtet, erst dann gibt jede Teilnehmerin ein Feedback, was sie in dem Gemeinschaftswerk sieht, welche „Bauteile" sie selbst beigetragen hat und warum sie diese angesprochen hatten. Eine musikalische Improvisation schließt diesen Prozess ab.

… gemeinsam ein DIN A2 Plakat gestalten: Halten Sie ein Plakat, Papier in DIN A6 in unterschiedlichen Farben, passende Stifte und einen Klebestift bereit. Laden Sie die TN ein, nach Worten zu suchen. Was sagt das Lied der Mutter Erde für sie aus? Was wünschen sie sich und die Weltengemeinschaft? Was ist den einzelnen TN wichtig, von Bedeutung? Können sie etwas formulieren, was sie selbst sich vornehmen möchten? Schaffen Sie zeitlich genügend Raum für Persönliches, jede TN erhält ihren eigenen „Wunschzettel" zur Beschriftung. Sie können diese Phase mit meditativer Musik leise untermalen. Anschließend klebt jede TN ihren Zettel auf das Plakat. Überlegen Sie gemeinsam einen geeigneten Platz zum Aufhängen und Ausstellen.

## Musik

… gemeinsam tönen und mit der Stimme improvisieren. Als gemeinschaftsbildendes Begleitinstrument eignet sich hier insbesondere eine große Pow Wow oder Tischtrommel.

… die Geschichte musikalisch ausgestalten, einen Sprecher bestimmen und die Geschichte mit passenden Klängen begleiten. Die TN „orchestrieren" die Geschichte gemeinsam und legen im Vorfeld fest, wer welche musikalischen Aufgaben übernimmt.

## Theater

… eine kleine Aufführung planen und ein Bühnenbild gestalten.

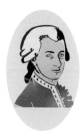

# MozART[65]

## Idee

Kratzbilder kennt jedes Kind aus der Schulzeit: Man bemalt ein Papier mit bunten Wachsmalstiften, übermalt diese Farbfläche anschließend mit schwarzem Wachsmalstift und kratzt mit einem Holzspieß ein Motiv heraus. Alternativ kann man auch mit Wasserfarben arbeiten (Vorsicht, nicht zu viel Wasser verwenden, sonst wird das Papier wellig!) und das getrocknete Papier mit einer dicken Schicht Wachs (farblose Kerze) einreiben und mit schwarzer Farbe (Tusche, Acryl) in zwei Schichten übermalen. Diese Technik wollen wir hier verwenden, um uns mit der Synthese von **Farb**tönen der bildenden Kunst und **Klang**farben im musikalischen Ausdruck zu beschäftigen.

## Ablauf

Lassen Sie die Gruppenteilnehmer zu Mozarts Ouvertüre der „Zauberflöte" intuitiv Farben wählen. Welche Farben passen am besten zu der Musik, die ich höre? Mit diesen Farben bemalen die TN individuell ihr Bild großflächig.

Die nächsten Arbeitsschritte bis zum vollständigen Bedecken mit der schwarzen Farb-/Wachsschicht, erfolgen in Stille. Nun hören die TN die Musik ein zweites Mal und kratzen dabei ein Motiv, ein Muster heraus. Laden Sie ein, sich von Dynamik und Tempo wieder intuitiv führen zu lassen.

Die fertigen Bilder werden gemeinsam betrachtet: Welche Farben haben die TN jeweils verwendet? Welche Formen und Motive wurden damit verknüpft? Welche Gefühle wurden dabei empfunden, welche inneren Bilder tauchten auf?

Spielen Sie als kontrastierende Musik den langsamen Satz aus dem Konzert A-Dur für Klarinette und Orchester und lassen Sie die TN ein zweites Bild gestalten. In der abschließenden gemeinsamen Betrachtung vergleichen die TN ihre Bilder und reflektieren ihre Wahl der Farben und Motive.

## Weitergedacht

Diese Musik erklingt im Film „Jenseits von Afrika". Wenn es thematisch passt, nehmen Sie dies als Anknüpfungspunkt, um sich mit den TN mit den Themen Distanz/Nähe, Angst/Freiheit, Sucht/Sehnsucht zu befassen.

---

65  https://cdn.shopify.com/s/files/1/0284/4276/products/mozart_FB_1024x1024.jpg?v=1457970775.

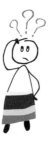

# Enigma

## Idee

Die Enigma Variationen *op.* 36 des britischen Komponisten Edward Elgar geben den Wissenschaftlern heute noch Rätsel auf. Mit diesem großartigen Orchesterwerk gelang ihm 1899 der internationale Durchbruch. Die inspirierende Musik regt zum Malen, Gedichte Schreiben an und bietet aufgrund ihrer emotionalen Tiefe und dem auslösenden Spektrum an Assoziationen die Bearbeitung großer Lebensthemen an. Interessant in diesem Zusammenhang ist die Verwendung dieser Komposition als Filmmusik.

## Vorbereitung

Edward Elgar portraitierte mit seinen Enigma Variationen Freunde, Bekannte, seine Ehefrau, Mitarbeiter und eine Bulldogge – sozusagen eine musikalische Freundesliste, 14 Portraits mit Spitznamen oder Initialen geheimnisvoll betitelt. Dieses Geheimnis ist gelüftet, nach Elgar verbirgt sich jedoch eine weiteres, bis heute noch nicht entschlüsseltes Geheimnis, nämlich ein Thema, das zwar „ertönt, aber nicht gespielt wird". Machen Sie sich mit der Komposition gut vertraut, besonders da einige Variationen nahtlos ineinander übergehen (Thema/Var.1, Var. 5/6, Var. 8/9, Var. 10/11).

## Ablauf

### Bild/Formen

„… another and larger theme, goes', but is not played … So the principal Theme never appears, even as in some late dramas … the chief character is never on the stage."[66] – Stellen Sie das Zitat Edward Elgars einem ersten Hören des ganzen Werkes (eventuell liegend) einleitend voran. Welche inneren Bilder entstehen beim Hören? Die TN halten diese anschließend in einem Mandalakreis fest.

Einen Vorschlag zum Bildnerischen Gestalten finden Sie unter APPmusic und Digitale Medien auf S. 285.

---

66   Turner, P., Elgar's ‚Enigma' Variations – a centenary celebration, London: Thames Publishing 2007, S. 46.

Poesie

Legen Sie die Bilder kreisförmig auf dem Boden aus und laden zur „Vernissage" ein. Jeder TN hinterlässt Begriffe, Assoziationen zu den einzelnen Bildern auf kleinen Zetteln. Die TN sammeln am Ende die Zettel zu ihrem Bild ein, gestalten daraus jeder für sich ein Gedicht und tragen es der Gruppe vor.

Musik

Spielen Sie nun die Variationen einzeln vor und stellen Sie folgende Fragen: Wer könnte hier jeweils portraitiert sein? Welchen Charakter hat dieser Mensch? Wie alt könnte die Person sein? Wie bewegt sie sich? Mit welchen Worten kann man sie beschreiben? Sie können die TN auch einladen, sich die musikalisch dargestellten Personen jeweils vorzustellen und ein Bild zu malen. Anschließend vergleichen die TN ihre Vorstellungen. Aufgrund welcher musikalischen Gestaltungsmittel (Tempo, Dynamik, Klangfarbe) kamen die TN zu ihren Ergebnissen? Betonen Sie, dass es nicht um „richtig oder falsch" geht, sondern jeder TN seine eigenen Assoziationen mit der Musik verbinden darf. Im Anschluss können Sie des Rätsels Lösung anbieten:

*1. Variation „C. A. E." Elgars Frau Alice; umschreibt die Situation, wie Elgar abends beim Nachhause kommen die Melodie pfeift*

*2. Variation „H. D. S.-P." Hew David Steuart-Powell, der gerne Tonleitern auf dem Klavier spielte*

*3. Variation „R. B. T." Richard Baxter Townshend, ein exzentrischer Schauspieler, der gerne Dreirad fuhr*

*4. Variation „W. M. B." Willam Meath Baker, der in den Raum stürzt, um lautstark seine Meinung zu verkünden und ihn anschließend wieder verlässt*

*5. Variation „R. P. A." Richard Arnold, Sohn des Dichters Matthew Arnold*

*6. Variation „Ysobel" Isabell Fitton, die schwerfällig Bratsche spielte*

*7. Variation „Troyte" Arthur Troyte Griffith, der gerne Klavier spielte*

*8. Variation „W. N." Winifred Norbury, die Sekretärin der Worcestershire Philharmony Society*

*9. Variation „Nimrod" August Jaeger, einer der engsten Freunde Elgars; Nimrod = „gewaltiger Jäger vor dem Herrn"*

*10. Variation „Dorabella" Dora Penny, eine enge Freundin Elgars*

*11. Variation „G. R. S." Dr. G. R. Sinclair und seine Bulldogge Dan, die bei einem Spaziergang in den Fluss stürzte und sich ans Ufer retten konnte*

*12. Variation „B. G. N." Basil Nevinson, Cellist und ernster und ergebener Freund von Elgar*

*13. Variation „Romanza" unbekannte Dame, die sich zur Zeit der Komposition auf einer Seereise befand*

*14. Variation „E. D. U." Edward Elgar*

## Theater

Zum Abschluss dieses Arbeitsteils bietet sich eine szenische Interpretation des Werks an: Als Gruppenarbeit können die TN zu einzelnen Variationen eine eigene Handlung entwickeln. Nicht als klassisches Theaterspiel, sondern als einfaches Ausdrucksspiel ohne Textvorlage, mit Gebärden, Gesten und Bewegung. Lassen Sie in kleinen Teams arbeiten. Diese überlegen sich gemeinsam zur von ihnen gewählten Variation eine Szene, die sie darstellen möchten. Jede TN entwickelt oder wählt selbst eine Figur, mit der sie sich identifizieren möchte. Aus der Begegnung der einzelnen Figuren kann die Gruppeninteraktion entstehen. Schaffen Sie eine leistungsfreie Atmosphäre, wo sich die TN angstfrei zeigen und experimentieren können. Wecken Sie Sinnes- und Spielfreude. Fördern Sie Erlebnisfähigkeit und Ausdrucksvermögen. Am Ende präsentieren die Teams ihre Ergebnisse.

## Musik

Die Enigma Variationen wurden als Filmmusik verwendet. Schauen Sie mit den TN die entsprechenden Filmszenen (eventuell auf Youtube) an. Welche Absicht wurde jeweils mit der Untermalung der Szenen durch Elgars Musik verfolgt?

*Var. 9 Nimrod: „Australia" 2008 (Schlussszene)*

*Thema: „Matrix" 1999 „Clubbed to death" Rob Dougan mit elektronischen Klängen bearbeitet.*

## Angemerkt

*Das Gesamtkunstwerk Film lebt von der Kraft der Bilder und der Musik. Musik im Film vertieft unser Empfinden, weckt Emotionen, rührt uns zu Tränen oder lässt uns vor Spannung zittern. Nach Edmund Nick wird Musik eingesetzt, um „die Atmosphäre des Films zu verdichten ... Sie kann Assoziationen wecken, die durch das Bild allein nicht hervorzurufen sind und zusätzliche Gefühlsinhalte in das Filmgeschehen hineintragen.* "[67]

Zeitgenössische Komponisten des Genres wie John Williams oder Hans Zimmer zeigen eine ebenso unverwechselbare kompositorische Handschrift wie Bach oder Mozart und große Sinfonieorchester locken mit Filmmusik ein Millionenpublikum in Livekonzerte. Wo sonst viele Menschen sich wehren und äußern „mit klassischer Musik nichts anfangen zu können", hier lassen sie sich doch begeistern. Neben für den Film eigens komponierter Musik (scores) wird auch „vorhandene" Klassische Musik oder Popularmusik eingesetzt. Nicht nur Jugendliche und Erwachsene sind daher möglicherweise leichter emotional zu berühren und zugänglich für ein rezeptives Arbeiten mit Musik, sondern auch insbesondere Senioren und Hochbetagte, denken wir an die großen Schlager der UFA-Zeit wie „Ein Freund, ein guter Freund", „Ich weiß, es wird einmal ein Wunder gesch'n", „Heut ist der schönste Tag in meinem Leben"… und daran lässt sich wieder gut anschließen: „Wie haben Sie diese Zeit erlebt?" „Waren Sie damals im Kino und haben den Film gesehen?"

---

67   Nick, E., „Filmmusik", in: Blume, F. (Hrsg.): Die Musik in Geschichte und Gegenwart, Bd. 4, München: dtv/ Kassel: Bärenreiter 1989, S. 192.

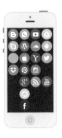

### Idee

Digitale Medien in die therapeutische Arbeit einzubeziehen macht Sinn, um vertraute Klänge bis ans Krankenbett zu bringen, um insbesondere Kindern und Jugendlichen zunächst auf vertrautem Terrain zu begegnen, um schwerst-mehrfachbehinderten Menschen das selbstständige Musizieren oder am Ende sogar die Teilhabe in einer professionellen Musik- und Theaterband[68] zu ermöglichen. Sie sollten sich gut mit dem jeweiligen Medium auskennen, die Handhabung sollte nicht die Begegnung an sich in den Hintergrund drängen. Um Selbstwirksamkeit erfahren und stärken zu können, sollte der Umgang mit dem Medium oder der App für Ihre Klientin eigenständig zu bewältigen sein. Digitale Medien sind wenig geeignet oder mit Bedacht einzusetzen, wo es um das Spüren körperlicher Resonanz geht und wenn die Gefahr besteht, dass Klienten sich der therapeutischen Beziehung oder dem Kontakt zur Gruppe durch das Spielen mit den Medien entziehen.

### APPs

### Musik

Bloom[69], konzipiert für iOS-Geräte, ist eine App, mit der Sie durch einfaches Tippen auf dem Display raffinierte Muster und einzigartige Melodien erschaffen können. Jedes Antippen erzeugt einen farbigen Kreis, der einem Ton zugeordnet ist. Sie können damit leicht eine ambiente trophotrope Musik komponieren. Verschiedene Background Sounds können kombiniert werden. Es empfiehlt sich der Anschluss an eine Tonanlage.

GarageBand[70] ist eine sehr vielseitige App, ebenfalls für iOS-Geräte. Handy oder iPad werden zum voll ausgestatteten Aufnahmestudio – überall verfügbar. Auf dem innovativem Multi-Touch-Keyboard spielen Sie kinderleicht Gitarre, E-Bass, Piano, Keyboard oder lassen mit Smart Strings ein ganzes Streichorchester erklingen – um nur wenige Möglichkeiten zu nennen. Sie können mit Live Loops Musik wie ein DJ kreieren und Performances mit bis zu 32 Spuren aufnehmen. Improvisieren Sie z. B. mit analogen *und* Touch Instrumenten, zeichnen Sie Gesang und Instrumente auf, um sie abzumischen und digital zu transferieren. Man kann sogar die eigene E-Gitarre oder E-Bass und mit Amp klassische Verstärker und Ef-

---

68   https://wemakeit.com/projects/inclusion-by-soundbeam. Projekt Fondazione Provvida Madre, Balerna (CH).
69   https://itunes.apple.com/de/app/bloom/id292792586?mt=8.
70   https://www.apple.com/de/ios/garageband/.

fektpedale nutzen. Auch hier sei ein externer Lautsprecher empfohlen, um auch tieffrequente, energiereiche Klänge erzeugen zu können.

Es gibt sehr viele leistungsfähige Apps und es kommen ständig neue hinzu. Dass man mit dem iPad expressiv musizieren kann, zeigt Matthias Krebs, Appmusiker, Diplom-, Musik- und Medienpädagoge, eindrucksvoll in seinem Blog appmusik[71]. Durch die Kombination von drei parallel laufenden Apps ist es ihm möglich mehrere Klang-Parameter gleichzeitig zu modifizieren und differenzieren. Er zeigt, dass es gelungen ist, durch die Bewegung des iPads im Raum den Körper für ein ausdrucksstarkes Spiel einzubeziehen. Eindrucksvoll die Darbietung des von ihm gegründeten DigiEnsembles Berlin auf youtube[72].

Die Bandbreite ist groß, von der Air Harp mit wenigen Saiten bis zum Symphonieorchester, Notendatenbank, Stimmgerät und Filmstudio. Die Applikationen können sowohl therapeutische Unterstützungs-Angebote (z. B. AutismXpress) und Touch Instrumente bieten als auch Ihre klinische Dokumentation unterstützen und den Arbeitsalltag organisatorisch erleichtern. Wieviel *digital* entscheiden Sie am besten selbst – für sich und die Menschen, die Sie begleiten. Deshalb werden an dieser Stelle „nur" zwei Apps, die ich auch selbst nutze, vorgestellt. Es ist entscheidend wer, warum, mit wem, in welchem Umfeld damit arbeiten möchte.

## Handy ART

### Bildnerisches Gestalten

In meiner Arbeit mit Kindern und Jugendlichen ist der Gebrauch des Handys selbstverständlich, damit sie ihre Lieblingsmusik mitbringen können. Durch das gemeinsame Hören von Liedern mit Texten, mit denen sie sich identifizieren und die ihre Befindlichkeit zeigen, fühlen sie sich wahrgenommen und verstanden (s. auch *Pop und Poesie*, S. 252). Beim gemeinsamen Songwriting nehmen wir die Musik mit ihrem Handy auf und sie nehmen eine wichtige Ressource aus der Begegnung in den (klinischen) Alltag mit, überall abrufbar und mit Familie und Freunden teilbar. Zusammen mit der Fotokamera und einem Filmschneideprogramm (iMovie) ist das Handy ein wichtiges Arbeitswerkzeug, z. B. für die Seelenwanderung (s. S. 257). Ein Kunstprojekt, welches ich Ihnen jetzt noch vorstellen möchte, welches Jugendliche hoch begeistert hat, zeigt einmal mehr, wie es gelingen kann, das Handy umzufunktionieren: Es wird – zurecht – beklagt, dass Menschen, vom Kind bis zum Manager, zu viel mit dem Handy beschäftigt sind und letztendlich geraten sie häufig durch die „Interruptionsquantität der Digitalen Medien" in einen Erschöpfungszustand oder in eine Suchtgefahr. Gerade für diese Klientel ist es sehr erhellend und wertvoll, ihr Smartphone therapieunterstützend und -begleitend einzusetzen, als Musik-Instrument oder als Basis künstlerischen Ausdrucks:

---

71   http://blog.appmusik.de/das-ipad-als-expressives-musikinstrument/.
72   https://youtu.be/wF9h6WEovzk.

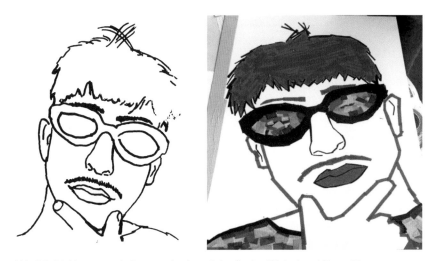

Abb. 35–36: Konturen als Ausgangsbasis und das fertige "Klebeband-Portrait"

## Wie es geht

Fotos auf dem Handy und Screenshots können Sie nutzen als Ausgangsbasis für einen künstlerischen Prozess. Diese Arbeit können Sie gut mit einer großen Gruppe durchführen und sie eignet sich sehr für ein Ressourcen stärkendes Angebot, wobei Ihnen thematisch keine Grenzen gesetzt sind, ob Selbstbildnis, Naturmotive, berühmte Idole, Familie und Freunde, Tiere, Gegenstände, Emotionen – das kann jede TN selbst entscheiden und ihr eigenes Motiv gestalten.

Auf den Bildschirm des Handys wird ein durchsichtige Folie gelegt und die TN zeichnen mit einem geeigneten Stift die Konturen ihres Motivs nach. Die Zeichnung wird auf DIN A4 vergrößert und danach mittels eines Overheadprojektors großflächig an die „Wand geworfen". Dort befestigen Sie ein Papier oder eine Leinwand in der gewünschten Größe, mindestens DIN A3 oder größer. Die nun vergrößerten Konturen zeichnen die TN nach. Ein Jugendlicher wählt hier zum Beispiel sein „Idol" (s. Abb. 35). Nun wird mit farbigem Klebeband gearbeitet, es entstehen durch die begrenzt zur Auswahl stehenden Farben Bilder mit comicartiger Struktur, die TN können ihr Motiv spiegeln, verfremden (s. Abb. 36). Das großformatige Arbeiten zieht die TN leicht in seinen Bann und sie treten ein in einen künstlerischen Dialog mit ihrem Werk. Natürlich können Sie mit dieser Methode[73] auch mit anderen Techniken und Materialien weiterarbeiten. Für das Enigma Projekt (s. S. 279) können auf diese Weise abschließend Selbstportraits der TN entstehen.

---

73  Mit freundlichem Dank: Aus der Praxis des Künstlers und Pädagogen Herrn Rudolf, Fachoberschule Sonthofen.

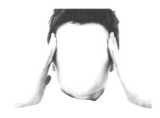

# Achtung Stress!

## Idee

Stress ist eine der Hauptursachen von Krankheiten. Mentaler und emotionaler Stress stellen den größten Energieräuber für unseren Körper dar: Er wird in Alarmbereitschaft versetzt, durch die evolutionsbedingte, automatische Stress-Reaktion werden Stresshormone produziert und er stellt uns die größtmögliche Energie zur Verfügung für Flucht oder Kampf. Nur: Das müssen oder können wir in der Regel nicht – wegrennen oder kämpfen! Stattdessen verbleiben die unverbrauchte Energie und die Hormone im Körper. Je häufiger die Stressreaktion ausgelöst wird, so seltener und unvollständiger klingt sie ab und umso geringer ist unsere Entspannungsfähigkeit. Was können wir tun? Musik bietet uns *ein* sehr gutes Medium zur Schulung der Achtsamkeit auf allen Ebenen, der körperlichen, emotionalen und mentalen Ebene. Ein wertungsfreies Gewahrsein des Augenblicks erleichtert es, sich auf schwierige Situationen einzulassen, man ist gelassener, entspannter. Dies muss allerdings geübt werden wie man einen Muskel trainiert. Sie können dies mit den TN durch das Achtsame Musikhören üben, indem Sie mit verschiedenen Höraufgaben die Aufmerksamkeit auf die Körperwahrnehmung, die Atmung, Gedanken und Gefühle zu lenken.

## Ablauf

Die TN setzen oder legen sich entspannt hin und schließen ihre Augen. Nach einem Moment der Stille, lenken Sie zunächst die Aufmerksamkeit auf eine tiefe, ruhige Atmung und sensibilisieren Sie die TN dann auf ihr Ohr. Die TN können z. B. vorbereitend beide Ohren zunächst kräftig reiben und spüren anschließend die Wärme, die dabei entsteht. Sie können sich nacheinander vorstellen, zuerst das linke Ohr und danach das rechte Ohr „ganz groß zu machen" und jeweils selektiv mit ihm lauschen. Laden Sie nun die TN ein, ihre Aufmerksamkeit mit verschiedenen Höraufgaben auf die Wahrnehmung des Körpers, der Atmung, der Gedanken oder Gefühle zu lenken.

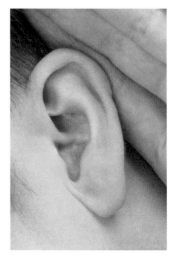

Abb. 37: Achtsam Hören

*Musikstück I*

W. A. Mozart, 2. Satz Konzert für Flöte u. Harfe
Die Teilnehmer mögen sich ganz ihrem Atem widmen, sich vorstellen, die Klänge einzuatmen und Spannungen loszulassen.

*Musikstück II*

J. S. Bach, Orchesterbearbeitung Choral
BWV 645 „Wachet auf ruf uns die Stimme"
Die Musik lebt von Phasen, die mit denen des Einatmens, des Ausatmens und der Atempausen vergleichbar sind. Die TN mögen weiter mit ihrer Aufmerksamkeit bei ihrer Atmung bleiben und versuchen sich auf den Atem der Musik einzuschwingen.

*Musikstück III*

J. S. Bach, Brandenburg. Konzert, 3. Satz
Die TN mögen versuchen, sich vom Rhythmus der Musik mit bewegen zu lassen und dabei möglichst das Denken auszuschalten. Der Körper darf seinem inneren Puls, der durch die Musik ausgelöst wird folgen, dabei kann sich der ganze Körper bewegen.

*Musikstück IV*

Sicilienne, Op. 78 Gabriel Fauré
Die TN mögen sich auf die Melodiestimme im Stück konzentrieren. Wenn die Gedanken abschweifen, lenken sie diese immer wieder liebevoll zurück – das ist bereits ein Moment der Achtsamkeit.

*Musikstück V*

Peer Gynt Suite No. 1 op. 46 Morgenstimmung
Die TN stellen sich weiter vor mit der Musik zu atmen oder gar selbst das Orchester zu sein. Sie können gedanklich die Geigen, Celli, Flöten und Hörner in ihrem Körper platzieren und dorthin fühlen, wo sie sie platziert haben.

Lassen Sie zwischen den Musikstücken den TN Zeit, den Klängen nachzuspüren. Auch am Ende mögen die TN in ihrem Tempo zurückkommen, sich strecken, dehnen und erst dann sich wieder aufrichten für das „Hier und jetzt".

## Anregung

Die Auswahl und Anzahl der Musikstücke hängt sehr von den Hörgewohnheiten Ihrer TN ab. Vielleicht braucht es eine behutsame Hinführung über Naturgeräusche und einfache Instrumentalstücke, bevor Sie mit oben genannter Auswahl an Musikstücken arbeiten können, oder es braucht einfach eine andere Musik, damit Sie Ihre Klienten „da abholen können, wo sie stehen". Interessant ist es, Musikstücke zu wiederholen und mit anderen Höraufgaben neu zu erleben. Zur Vertiefung des Themas Musik und Achtsamkeit empfehle ich das Praxisbuch „Klang als Weg zur Achtsamkeit"[74].

---

74　Röcker, A. E., Klang als Weg zur Achtsamkeit, Buch mit CD, München: Südwest 2010.

# Spirituelle Wanderung

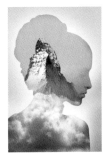

## Idee

Die Spirituelle Wanderung eignet sich als Abschluss-Ritual einer Begegnung, Therapie, Begegnungs- oder Themenwoche. Die TN reflektieren ihren Prozess und werden dabei mit dem Schritt nach außen in die Natur gleichzeitig nach innen geführt: Die Natur als Co-Therapeutin und Raum der Begegnung mit sich selbst bietet eine vertiefte Wahrnehmung mit allen Sinnen. Die Wanderung kann mit Einzelnen oder Gruppen durchgeführt werden.

## Vorbereitung

Teil 1 der Wanderung kann vormittags in ihren Räumen stattfinden und wird anderthalb bis zwei Stunden in Anspruch nehmen. Teil 2 findet in der freien Natur statt. Planen Sie eine für Sie selbst und die TN konditional angepasste Strecke. Das kann mit Steigung und „Gipfelerlebnis" sein, lang oder kurz, das hängt letztlich sowohl von Ihren örtlichen Gegebenheiten als auch ihren TN ab – möglicherweise gibt es mobilitätseingeschränkte Menschen zu berücksichtigen. Von Bedeutung ist vielmehr der Ritual-Platz, den Sie dafür ausfindig machen und mit den TN erreichen wollen. Dieser Ort sollte allen TN genügend Freiraum bieten, um einen Moment ganz für sich zu sein. Für die „Seelenpost" benötigen Sie in Anzahl der TN Blanko-Postkarten zur individuellen Gestaltung und Buntstifte, Pastellkreiden, Wachsmalstifte.

## Ablauf

### Teil 1

Sammeln Sie mit der Klientin oder der Gruppe ihre Themen zu Beginn des gemeinsamen Prozesses (1), die gegenwärtige Befindlichkeit (2) und die sich damit eröffnenden neuen Perspektiven (3): Ob einzeln oder in der Gruppe – laden Sie ein, nochmals zu überdenken, welche Themen es waren, die in dieser Begegnung angeschaut und bearbeitet wurden. Regen Sie an zu überlegen: Wo stehe ich gerade? Welche persönlichen Entwicklungsschritte habe ich gemacht? Welche Perspektiven ergeben sich für mich, da ich bereit war, mich von etwas zu lösen, etwas zu wagen, mich zu öffnen, mich mit all meinen Stärken und Schwächen zu akzeptieren oder mehr auf andere zuzugehen? Kann ich heute dankbar annehmen, was mich ursprünglich belastete, aus der Bahn warf? Dies sind Beispiele – formulieren Sie die Fragen so, dass sich alle TN in ihrer Thematik angesprochen fühlen. Nach einem angemessenen Moment der Stille fragen Sie in der Gruppe, wer sich zuerst mitteilen möchte und bitten dann jeweils, das Wort an den oder die Nächste weiterzugeben. Vereinbaren Sie zuvor eine begrenzte Redezeit, die Sie mit einem Ton einer Klangschale oder der Cymbeln anzeigen. Es geht darum, das Wesentliche, den Kern, die Quintessenz zu formulieren ohne, dass die Aussagen kommentiert werden.

## Musik

Schließen Sie diesen Teil mit einer gemeinsamen Improvisation ab: Die TN suchen sich verschiedene Instrumente, welche sie symbolisch mit ihrem Prozess in Verbindung bringen und womit sie sich jetzt ausdrücken mögen. Es ist auch denkbar, drei verschiedene Plätze im Raum zu vereinbaren und zu markieren, wo die Instrumente als Stellvertreter der Themen zu Beginn (1), als klingende Gegenwart (2) und vo-raushörende Perspektive (3) zugehörig gesammelt werden. Dadurch kommt beim Musizieren auch Bewegung ins Spiel, wenn sich alle gemeinsam und dabei doch individuell aus eigenem Impuls spielend bewegen und die TN können sich als selbst-wirksam erleben: Es ist alles ein Teil von mir, ich bin Regisseurin.

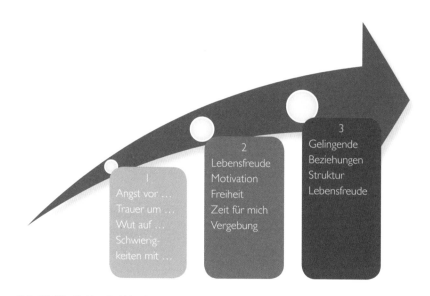

Abb. 38: Die Spirituelle Wanderung als Prozeß

Verzichten Sie auf das Verbalisieren nach der Improvisation und führen die TN weiter auf den Weg in das innere Erleben. Laden Sie stattdessen ein, nach draußen zu gehen und jede möge für sich zu ihren Themen aus dem ersten Feld Steine als Symbole suchen. Die Steine sollten eindeutig durch Form, Größe, Gewicht unterscheidbar und nicht zu schwer sein – schließlich haben sie Symbolwert, die Schwere der Ängste oder der Trauer muss nicht physisch durch eine bestimmte Last dargestellt werden. Die TN können die Steine auch beschriften, betiteln. Sie werden für die bevorstehende Wanderung von den TN in ihren Rucksack gepackt, denn sie mögen vor allem das sich Erleichtern spüren, etwas bewältigt zu haben oder sich von etwas zu trennen und in einem nach außen sichtbaren Ritual greifbar machen.

## Natur

### Teil 2

Nach einer Pause treffen sich alle wieder mit „ihrem Gepäck". Gehen oder fahren Sie gemeinsam zum Startpunkt der Wanderung. Versammeln Sie sich im Kreis und erinnern Sie an die Bedeutung des Vorhabens. Erst dann beginnt die Wanderung – in Stille. Laden Sie ein, langsam und achtsam zu gehen und dabei den Geh-Rhythmus, die Geräusche beim Gehen, den Klang der Natur, den eigenen Atemfluss, Gefühle und Gedanken achtsam wahrzunehmen.

## Poesie

Am Ritual-Platz angekommen, erklären Sie den TN, dass der Augenblick gekommen ist, wo jeder TN sich eine Stelle sucht, um sich dort von den Steinen zu trennen. Sie mögen sich in Ruhe umsehen und jeder seinen Platz finden, der ihn ruft und ihm geeignet erscheint. Geben Sie einen Zeitrahmen von mindestens einer halben Stunde oder länger vor. Die TN sollen nicht das Gefühl haben, „etwas loswerden zu müssen". Als Anregung können Sie ein passendes Gedicht oder eine kleine Geschichte heraussuchen und vorlesen, bevor die TN ihren Platz *suchen*, z. B.:

## Stufen

Wie jede Blüte welkt und jede Jugend
Dem Alter weicht, blüht jede Lebensstufe,
Blüht jede Weisheit auch und jede Tugend
Zu ihrer Zeit und darf nicht ewig dauern.
Es muß das Herz bei jedem Lebensrufe
Bereit zum Abschied sein und Neubeginne,
Um sich in Tapferkeit und ohne Trauern
In andre, neue Bindungen zu geben.

*Und jedem Anfang wohnt ein Zauber inne,*
*Der uns beschützt und der uns hilft, zu leben.*

Wir sollen heiter Raum um Raum durchschreiten,
An keinem wie an einer Heimat hängen,
Der Weltgeist will nicht fesseln uns und engen,
Er will uns Stuf' um Stufe heben, weiten.
Kaum sind wir heimisch einem Lebenskreise
Und traulich eingewohnt, so droht Erschlaffen,
*Nur wer bereit zu Aufbruch ist und Reise,*
*Mag lähmender Gewöhnung sich entraffen.*

Es wird vielleicht auch noch die Todesstunde
Uns neuen Räumen jung entgegen senden,
*Des Lebens Ruf an uns wird niemals enden*
*Wohlan denn, Herz, nimm' Abschied und gesunde!* Hermann Hesse

Sie selbst verbleiben als „Hüterin" an Ort und Stelle. Bitten Sie die TN, sie mögen von ihrem Rückweg etwas mitbringen, was sie auf ihrem Weg finden, mit dem sie die Mitte des Ritualplatzes schmücken können. Blätter, Blüten, Zweige, Äste. Besonders schön ist es, wenn ein Abschiedsfeuer geplant werden kann, zu dem die TN das Holz sammeln.

## Poesie

Seelenpost: Halten Sie für die Rückkehr der TN die Blanko-Postkarten und Buntstifte bereit. Die TN beschriften und bemalen ihre bereits an sie selbst adressierten Karten unter dem Eindruck des heutigen Tages und können sich mit Worten, Symbolen oder Farben ausdrücken – möglichst intuitiv und ohne Verstandesdenken. Sammeln Sie die Karten ein und verschicken Sie diese eine Woche später an die TN.

## Musik, Tanz

Feiern Sie das wieder Zusammenkommen aller mit gemeinsamen Singen und Tanzen. Die TN schmücken die Kreismitte oder sie entzünden ein Feuer mit dem Holz, das sie gesammelt und mitgebracht haben. Es eignen sich besonders die Lieder, die das Loslassen und Weitergehen, das sich Öffnen für Neues und die wiedergewonnene Lebensfreude thematisieren, z. B. Lieder von Mark Fox[75] oder aus dem „Buch der heilsamen Lieder"[76]: Das Segenslied von Christian Bollmann, „Ich lasse los und bin" (W. Bossinger), „Herzensweite" (D. Schradi), „Spirale" (A. Heiden) – um nur einige wenige daraus zu nennen.

---

75  Fox, M., An diesem heiligen Ort, CD 2015 http://www.markfox.de/index.php?content=cds.
76  Bossinger W., Neubronner, K. (Hrsg.), Das Buch der heilsamen Lieder, Battweiler: Traumzeit-Verlag 2010, S. 133ff.

# Alle Wunder werden Wirklichkeit

Musik: Mark Fox
Text: Gaby Wilcke, Mark Fox

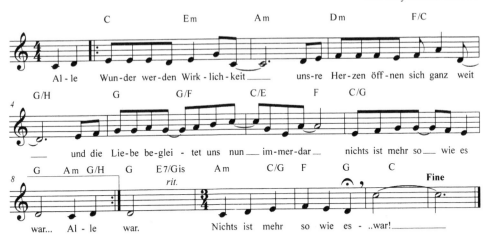

Al - le Wun-der wer-den Wirk - lich-keit___ uns-re Her-zen öff-nen sich ganz weit

___ und die Lie-be be-glei - tet uns nun ___ im-mer-dar ___ nichts ist mehr so ___ wie es

war... Al - le war. Nichts ist mehr so wie es - ..war!___

# Literatur

Baer, U., Frick-Baer, G., Klingen, um in sich zu wohnen, Neukirchen-Vluyn: Affenkönig Verlag 2009

Bossinger W., Neubronner, K. (Hrsg.), Das Buch der heilsamen Lieder, Battweiler: Traumzeit-Verlag 2010

Bossinger, W., Friedrich, W., Chanten. Eintauchen in die Welt des heilsamen Singens, München: Irisiana 2013

Carley, J., Royston Maldoom. Community Dance – Jeder kann tanzen, Leipzig: Henschel Verlag 2010

Dahlke, R., Dahlke, M., Die Hollywood Therapie, Hitzendorf: Edition Einblick 2018

Decker-Voigt, H.-H. (Hrsg.), Knill, P-J., Ausdruckstherapie, Lilienthal/Bremen: Eres Editon 1979

Decker-Voigt, H.-H., Musik und Kommunikation, *Zt. für Medienpädagogik und Medientherapie in der sozialen Praxis* 3(1979)

Eickholt, J., Musiktherapeutisches Songwriting, in: *Musiktherapeutische Umschau* 38(2017), 17–27

Eiring, U., Aktivieren mit Sprichwörtern, Liedern und Musik, Mainz: Schott Music 2013

Frey, D. (Hrsg.), Psychologie der Märchen, Berlin: Springer-Verlag GmbH Deutschland 2017

Frohne Hagemann, I., Pleß-Adamczyk, H., Indikation Musiktherapie bei psychischen Problemen im Kindes- u. Jugendalter, Göttingen: Vandenhoeck & Ruprecht 2005

Johnston, A., Die Frau, die im Mondlicht aß, München: Knaur 2007

Leutkart,C. Wieland, E., Wirtensohn-Baader,I. (Hrsg.), Kunsttherapie aus der Praxis für die Praxis Bd. 2, Dortmund: verlag modernes lernen 2014

Nick, E., Filmmusik, in: Friedrich Blume (Hrsg.): Die Musik in Geschichte und Gegenwart. Bd. 4. München: DTV/Kassel: Bärenreiter 1989, S. 192

Marchand, M., Gib mir mal die große Pauke …, Musikgeragogik Bd. 1, Münster: Waxmann 2012

Muthesius, D., Sonntag, J., Warme, B., Falk, M., Musik – Demenz – Begegnung, Frankfurt: Mabuse 2010

Röcker, A. E., Klang als Weg zur Achtsamkeit, München: Südwest 2010

Röcker, A. E., Musik-Reisen als Heilungsweg, München: Goldmann 2005

Teischel, O., Die Filmdeutung als Weg zum Selbst, Norderstedt: Books on Demand GmbH 2007

Turner, P., Elgar's ‚Enigma' Variations – a centenary celebration, London: Thames Publishing 2007

Wagner, E., Im klingenden Märchenwald, München: Don Bosco 2016

Werner, M., von Braunschweig, R., Praxis Aromatherapie. Grundlagen – Steckbriefe – Indikationen, Stuttgart: Haug 2016

Werner, J., Songwriting als soziales Kompetenztraining, Berlin: epubli 2012

Wierz, J., Große Kunst in Kinderhand, Münster: Ökotopia Verlag 2000

## Links

http://herzton.org

http://aktuell.ruhr-uni-bochum.de/pm2013/pm00058.html.de

https://www.donbosco-medien.de/biografiearbeit-mit-dem-kamishibai/c-553

https://www.youtube.com/watch?v=Kh2T1zELoeQ      (Projekt Tactilus)

http://files.pflegenundwohnen.de/medienberichte/puw-projekt-tactilus-wachkoma-2-2017-s48ff.pdf

https://www.singende-krankenhaeuser.de

http://www.spielen-lernen-bewegen.de/pdf/Schwungtuch-Spiele.pdf

http://www.imagami.de/index.php/wandelwinde/wandelwinde-spielen

https://klinik-sokrates.ch/willkommen.html

http://www.geo.de/geolino/basteln/musikinstrumente-selbst-machen-anleitungen

http://www.fisch-online.info/downloads/jochen-sattler-die-tischtrommelkonferenz-spiel.pdf

http://www.gefuehlsmonster-shop.de

https://www.stuttgarter-zeitung.de/inhalt.ernst-konarek-im-theaterhaus-auf-messers-schneide.bb863cbc-b855-47bb-bd47-12f5d3385bb4.html

http://www.songtexte.com

http://www.wn.de/Welt/Wissenschaft/2017/04/2762517-Anton-Proksch-Institut-Filme-als-Therapie-Komoedien-und-Dramen-gegen-die-Sucht

http://www.einbrieffuerdich.com/index.php?page=media

http://www.fbw-filmbewertung.com/film/alles_steht_kopf

https://www.cinehits.de/film/8587#filmPlotSummary

https://wemakeit.com/projects/inclusion-by-soundbeam

https://itunes.apple.com/de/app/bloom/id292792586?mt=8

https://www.apple.com/de/ios/garageband/

http://blog.appmusik.de/das-ipad-als-expressives-musikinstrument/

https://youtu.be/wF9h6WEovzk (DigiEnsemble Berlin)

http://www.markfox.de/index.php?content=cds (Living mantras)

https://www.facebook/com/KoelnVR360/